Gerhard Pulverer

Medizinische Mikrobiologie und Parasitologie für Krankenpflegeberufe

2., überarbeitete und erweiterte Auflage
58 Abbildungen

1988
Georg Thieme Verlag Stuttgart · New York

Prof. Dr. med univ.
Dr. med. h. c. (Pl)
GERHARD PULVERER
Direktor des Hygiene-Instituts der Universität Köln
Goldenfelsstraße 19–21

5000 Köln 41

CIP-Kurztitelaufnahme der Deutschen Bibliothek

Pulverer, Gerhard:
Medizinische Mikrobiologie und Parasitologie für Krankenpflegeberufe / Gerhard Pulverer. – 2., überarb. u. erw. Aufl. – Stuttgart ; New York : Thieme, 1988

Wichtiger Hinweis: Medizin als Wissenschaft ist ständig im Fluß. Forschung und klinische Erfahrung erweitern unsere Kenntnisse, insbesondere was Behandlung und medikamentöse Therapie anbelangt. Soweit in diesem Werk eine Dosierung oder eine Applikation erwähnt wird, darf der Leser zwar darauf vertrauen, daß Autoren, Herausgeber und Verlag größte Mühe darauf verwandt haben, daß diese Angabe genau dem **Wissensstand bei Fertigstellung des Werkes** entspricht. Dennoch ist jeder Benutzer aufgefordert, die Beipackzettel der verwendeten Präparate zu prüfen, um in eigener Verantwortung festzustellen, ob die dort gegebene Empfehlung für Dosierungen oder die Beachtung von Kontraindikationen gegenüber der Angabe in diesem Buch abweicht. Das gilt besonders bei selten verwendeten oder neu auf den Markt gebrachten Präparaten und bei denjenigen, die vom Bundesgesundheitsamt (BGA) in ihrer Anwendbarkeit eingeschränkt worden sind. Benutzer außerhalb der Bundesrepublik Deutschland müssen sich nach den Vorschriften der für sie zuständigen Behörde richten.

1. Auflage 1982

© 1988 Georg Thieme Verlag
Rüdigerstraße 14,
D-7000 Stuttgart 30
Printed in Germany
Satz: Setzerei Lihs,
D-7140 Ludwigsburg,
gesetzt auf Linotron 202
(System 6)
Druck: aprinta, D-8853 Wemding

ISBN 3-13-625002-8

2 3 4 5 6

Meiner Frau und
meinen Kindern gewidmet

Vorwort zur 2. Auflage

Aufgrund von zwischenzeitlichen Fortschritten in der Wissenschaft war es notwendig, das bereits im September 1981 fertiggestellte Buch über die Mikrobiologie, Mykologie und Parasitologie für den Krankenpflegeberuf extensiv zu überarbeiten, zu ergänzen und zu verbessern. Soweit möglich, habe ich alle mir zugegangenen kritischen Bemerkungen und Anregungen zur ersten Auflage, für die ich mich auch an dieser Stelle bedanke, bei der Abfassung der nun vorliegenden zweiten Auflage berücksichtigt. Dem verständlichen Wunsch auf Aufnahme eines eigenen Kapitels zur Desinfektion und Sterilisation konnte nicht entsprochen werden, da in gleicher Serie von Prof. Dr. R. PREUNER eine Übersicht zur Hygiene für Krankenpflege- und medizinisch-technische Berufe herausgebracht wurde. Diesbezüglich sei auf dieses exzellente Buch verwiesen.

Ich hoffe, daß es mir gelungen ist, einen vernünftigen, vertretbaren Mittelweg zwischen einem nur oberflächlich informativen Buch und einem lediglich akademisch orientierten Nachschlagewerk zu gehen. Auch diesmal bitte ich sehr herzlich, mir kritische Anmerkungen und Stellungnahmen zu schicken. Den Mitarbeitern des Georg Thieme Verlages sei Dank gesagt für ihre freundliche Mithilfe.

Köln, im Januar 1988   GERHARD PULVERER

Vorwort zur 1. Auflage

Das vorliegende Buch über die Mikrobiologie, Mykologie und Parasitologie ist für den Krankenpflegeberuf geschrieben worden. Aufgrund meiner langen Erfahrungen im Unterricht an verschiedenen Krankenpflegeschulen habe ich mich bemüht, das zum Verständnis dieser Gebiete notwendige Basiswissen wie alle für die ärztliche Praxis wesentlichen Spezialaspekte in möglichst kurzer, einfacher und übersichtlicher Form zu bringen. Dem Rahmen dieses Buches entsprechend ist auf tiefgreifendere, wissenschaftliche Diskussionen verzichtet worden, diesbezüglich wird auf die verschiedenen Fachbücher des In- und Auslandes verwiesen.

Infektionskrankheiten durch Bakterien, Viren und Pilze füllen zweifelsohne einen sehr wesentlichen Teil der täglichen Arbeit des Krankenpflegebereichs aus. Gleiches gilt auch für die durch tierische Parasiten verursachten Schäden. Eine erfolgreiche Behandlung dieser zu den wichtigsten Todesursachen zählenden Erkrankungen setzt voraus, daß möglichst schnell die richtige Diagnose gestellt wird. Diese Forderung kann nur erfüllt werden, wenn nicht nur der Arzt, sondern jeder im Krankenpflegeberuf Tätige bestimmte Grundlagen der Infektionskrankheiten kennt und bei Verdacht auf eine bestimmte Infektion auch weiß, welches Material zum optimalen Zeitpunkt entnommen und auf welche Weise zur Untersuchung eingeschickt werden muß.

Ein gewisses Mindestwissen ist auch notwendig, um die von der Untersuchungsstelle zurückkommenden Befunde zu verstehen und richtig zu interpretieren. Ich würde mich sehr freuen, wenn das vorliegende Buch für alle diese Probleme und Fragen eine gewisse Hilfe sein könnte. Weiterhin erbitte ich mir kritische Anmerkungen, Hinweise und Ergänzungen, die zur Verbesserung des Buches bei einer Neuauflage beitragen könnten.

Für ganz entscheidende Mithilfe und Kritik möchte ich mich bei Herrn Professor Dr. H. J. Eggers, Direktor des Instituts für Virologie der Universität Köln, und meinen Mitarbeitern Herrn Prof. Dr. K. P. Schaal, Herrn Priv.-Doz. Dr. G. Mauff, Herrn Priv.-Doz. Dr. R. Lütticken und Frau Dr. H. Schütt-Gerowitt, Frau Glanschneider, Frau Lemke und Frl. Dolaptsi bedanken. Dank gebührt auch den Mitarbeitern des Georg Thieme Verlages für ihre Geduld und Hilfe.

Köln, September 1981   Gerhard Pulverer

Inhaltsverzeichnis

1 Einleitung

Mikrobiologie (Lehre der Bakterien, Viren und Pilze) und *Parasitologie* (Lehre der tierischen Parasiten) sind eher junge Wissenschaften. Erst in den letzten hundert Jahren ist es gelungen, hier Wesentliches zu entdecken und zu erforschen. Auch heute ist unser diesbezügliches Wissen ständig im Fluß. Immer wieder werden neue Erreger und die dazu gehörigen Krankheitsbilder gefunden und beschrieben sowie unser Kenntnisstand über bereits bekannte Mikroben erweitert.

Seuchen kennt man schon seit urdenklicher Zeit, schon aus *Altägypten* und *Babylonien* liegen entsprechende Berichte vor. Die Ursachen der Seuchen kannte man nicht, man sah sie vielmehr als Strafen oder schicksalhafte Übel an, die der Menschheit von überirdischen Mächten, von Göttern, bösen Geistern oder Hexen (Seuchenhexe Nasav der Iranier) auferlegt wurden. Die *Griechen* hinterließen uns die ersten profunden Bücher über die Medizin. HIPPOKRATES, als Vater der Heilkunde bezeichnet, schrieb sieben Bücher über Volkskrankheiten, welche wohl die älteste wissenschaftliche Seuchenlehre darstellen. Während ARISTOTELES bestimmte Sternstellungen für das Auftreten von Seuchen, wie z.B. der Pest, verantwortlich machte, erklärte HIPPOKRATES manche Seuchen durch Luftverunreinigungen (Miasmen).

Die *Römer* setzten die griechische Medizintradition fort. GALENOS, als berühmtester Arzt Altroms, selbst ein Grieche, führte die Seuchen auf zwei Hauptursachen zurück: zum einen würden Seuchen durch Miasmen (üble Ausdünstungen von Sümpfen) hervorgerufen, zum anderen seien sie bedingt durch ein Kontagium (Berührung). Während im *Mittelalter* in Europa das Wissen über die Heilkunde und die Seuchen mehr oder weniger verkümmerte und man eher Dämonen als Ursache von Seuchen ansah, wurden *arabische Ärzte* zu den Hütern und Förderern der Heilkunde. Zu nennen wären hier insbesondere RHAZES (um 900 in Bagdad) und AVICENNA (11. Jahrhundert).

1546 brachte erstmals der Veroneser Arzt FRACASTORO Seuchen mit belebten Ansteckungsstoffen (den sog. Seminaria morbi = Krankheitssamen) in Verbindung. ATHANASIUS KIRCHER aus Tübingen behauptete 1657 als erster, lebende Pesterreger (Vermiculi pestis = Pestwürmchen) im Mikroskop gesehen zu haben. Kurz darauf berichtete ANTONIE VAN LEEUWENHOEK aus Delft über seine ausführlichen mikroskopischen Untersuchungen. Nachdem 1834 die Krätzmilbe wiederentdeckt und 1839 die Soorpilze gefunden worden waren, erneuerte der Anatom JAKOB HENLE 1840 die Lehre vom belebten Ansteckungsstoff und stellte drei Forderungen für den Beweis eines Lebewesens als Krankheitserreger auf:

1. Das Lebewesen muß regelmäßig im infizierten Körper vorkommen.
2. Das Lebewesen muß in Reinkultur aus dem Körper isoliert werden können.
3. Es muß möglich sein, mit dieser Reinkultur dasselbe Krankheitsbild wieder zu erzeugen.

Diese Forderungen werden heute allgemein als *Henle-Kochsche-Postulate* bezeichnet, da es ROBERT KOCH erstmals gelang, die von HENLE aufgestellten Postulate voll zu erfüllen.

1849 beschrieb der Landarzt ALOYS POLLENDER aus Wipperfürth den ersten pathogenen Krankheitserreger, den Milzbrandbazillus. Allerdings gelang ihm noch nicht dessen Reinkultur, welche erst 1876 ROBERT KOCH möglich war. Den Erreger der menschlichen Tuberkulose fand ROBERT KOCH 1882, den Choleravibrio 1883. Zur selben Zeit schuf der Chemiker LOUIS PASTEUR wesentliche Grundlagen zur Mikrobiologie und Immunologie der Seuchenerreger. Schon 1857 konnte er nachweisen, daß die Weingärung durch Hefepilze, das unerwünschte Verderben des Weines zu Essig dagegen durch bestimmte Bakterien verursacht wird. Er fand weiterhin, daß dieses Essigwerden des Weines durch Erhitzen des Mosts verhindert werden kann, daher stammt der Name Pasteurisierung für die entkeimende Hitzebehandlung. LOUIS PASTEUR entwickelte später die Schutzimpfungen gegen Milzbrand und Tollwut. LOUIS PASTEUR und ROBERT KOCH sowie deren Schüler sind als die eigentlichen Begründer der modernen Mikrobiologie anzusehen. 1883/84 isolierten KLEBS u. LÖFFLER erstmals den Diphtherieerreger, 1888 fanden ROUX u. YERSIN im Pariser Pasteur-Institut das Diphtherietoxin, und 1890 stellte EMIL VON BEHRING das Diphtherieheilserum vor.

Die Ära der *Chemotherapie* von Infektionskrankheiten begann mit PAUL EHRLICH, der 1910 das Salvarsan und 1912 das Neosalvarsan in die Luesbehandlung einführte. 1929 entdeckte ALEXANDER FLEMING das Penicillin, welches erstmals 1941 beim Menschen angewandt wurde. 1935 fand GERHARD DOMAGK die Heilwirkung der Sulfonamide. In den 40er Jahren wurden weitere Antibiotika isoliert, wie das Streptomycin (1944), Chloramphenicol (1947) und ab 1948 die Tetracycline.

In den letzten zwei Jahrzehnten sind nicht nur auf dem Gebiet der medizinischen Mikrobiologie gewaltige Fortschritte im Verständnis, in der Erkennung und auch Bekämpfung von Infektionskrankheiten erzielt worden, die Mikroben haben auch einen festen und außerordentlich wichtigen Platz in der Industrie erobert. Dank der Biotechnologie ist es heute möglich, viele wichtige und auch teure Grundsubstanzen, wie Vitamine und Eiweiße, durch Mikroorganismen herstellen zu lassen. Die Vorschau ist nicht abwegig, daß Mikroben in naher Zukunft zu wichtigen Nahrungsmittelproduzenten werden und damit helfen können, den Hunger in aller Welt zu bekämpfen. Diese Entwicklung hat deutlich gezeigt, daß nur ein ganz kleiner Teil von Mikroorganismen für den Menschen und viele Tiere im Sinne von Krankheitserregern gefährlich werden kann. Die überwiegende Mehrheit dieser Mikroben ist für uns ungefährlich und vielfach sogar nützlich.

2 Allgemeine Mikrobiologie

Mikroskopisch kleine, einzellige Lebewesen werden heute unter dem Begriff *Protisten* zusammengefaßt. Dieses Reich der Protisten läßt sich relativ eindeutig von den beiden großen Reichen der irdischen Lebewesen, dem Pflanzen- und Tierreich, abgrenzen und kann weiter in höhere und niedere Protisten untergliedert werden. Zu den höheren Protisten (Eukaryonten) gehören Pilze, Protozoen und viele Algen, zu den niederen Protisten (Prokaryonten) die Blaualgen und Bakterien (Schizomyzeten).

Die Prokaryonten können u. a. von allen übrigen Lebewesen dadurch abgegrenzt werden, daß ihnen ein typischer Zellkern fehlt, die Erbsubstanz (DNS = Desoxyribonucleinsäure) liegt frei im Zytoplasma. Prokaryonten zeigen auch einen sehr charakteristischen Aufbau ihrer Zellwand.

Zu den *Bakterien* im eigentlichen Sinne werden auch die *Rickettsien* und *Chlamydien* gerechnet, welche sich nur innerhalb bestimmter Wirtszellen vermehren können. Von diesen Mikroorganismen völlig abzutrennen sind die *Viren:* Sie parasitieren nur intrazellulär, haben keinen eigenen Stoffwechsel, besitzen als Nucleinsäuretyp entweder DNS *oder* RNS (Ribonucleinsäure) und sind nicht antibiotikaempfindlich. Bakterien haben stets DNS *und* RNS. Die meisten Bakterien können auf künstlichen Nährböden angezüchtet werden, während dies verständlicherweise bei Viren nicht möglich ist. Auch größenmäßig bestehen Unterschiede: Viren sind außerordentlich klein (18–300 nm groß; 1 nm = 0,000001 mm), Bakterien sind meist zwischen 0,5 und 5 µm lang, ihre Dicke liegt meist unter 1 µm (1 µm = 0,001 mm).

2.1 Bakterien

2.1.1 Einteilung der Bakterien

Aufgrund ihrer Morphologie (Form) werden die *Bakterien* eingeteilt in:

1. Kokken = runde bzw. kugelförmige Zellen,
2. Bakterien im engeren Sinne = stäbchenförmige Zellen,
3. Schraubenbakterien = Zellen mit Spiralform.

Bei den Kokken kann man ganz charakteristische Lagerungsformen sehen: Sie können in Haufen gelagert sein (Staphylokokken), paar-

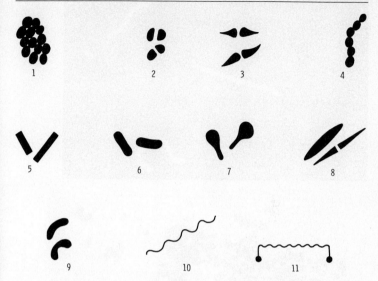

Abb. 1   Schemazeichnungen von Bakterien. 1 = Staphylokokken, 2 = Gonokokken (kaffeebohnenförmige Lagerung), 3 = Pneumokokken (lanzettförmige
Lagerung), 4 = Streptokokken, 5 = Bakterien mit eckigen Enden, 6 = Bakterien mit abgerundeten Enden, 7 = keulenförmige Enden, 8 = Fusobakterien
(zugespitzte Enden), 9 = Vibrionen (kommaförmige, gekrümmte Stäbchen),
10 = Schraubenbakterien, 11 = Leptospira (Kleiderbügelform)

weise auftreten (Diplokokken, wie Pneumokokken und Gonokokken)
oder in Ketten angeordnet sein (Streptokokken). Auch bei den stäb-
chenförmigen Bakterien können typische Merkmale vorhanden sein,
wie z. B. abgerundete, eckige, zugespitzte oder keulenförmige Enden
(s. Abb. 1 u. 2).

Neben diesen morphologischen Unterschieden haben wir in der *Gramfärbung* ein weiteres außerordentlich wichtiges Unterscheidungsmerk-
mal der Bakterien. (Der Däne CHRISTIAN GRAM erfand 1884 zufällig
diese Differenzierungsfärbung.) Die meisten Bakterien lassen sich mit
dieser Färbung in grampositive oder gramnegative Mikroben unterteilen.

Die Unterteilung der Bakterien (Taxonomie) basiert auf weiteren
mikro- und makromorphologischen Unterschieden (z. B. Kolonieform), auf biochemischen und physiologischen Merkmalen (verschiedene Stoffwechselleistungen) sowie auf Unterschieden in der Antigenstruktur (s. 2.3 Immunologie). Unter *Taxonomie* verstehen wir das
Zusammenfassen gleichartiger oder sehr ähnlicher Bakterien in Grup-

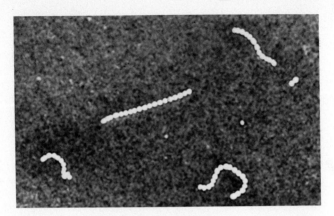

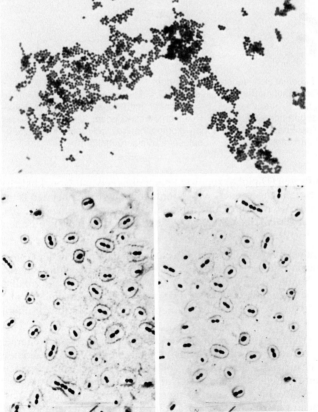

Abb. 2

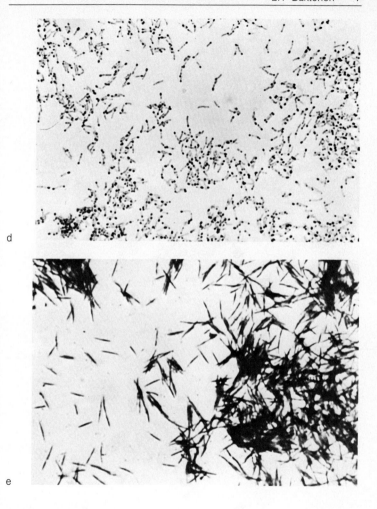

d

e

Abb. 2 Mikroskopische Präparate von Bakterien (a–h) (Vergr. 800–1000fach). a) Streptokokken, b) Staphylokokken, c) Pneumokokken (Schleimkapsel), d) Diphtheriebakterien (Polkörperchen, Darstellung mittels Neisser-Färbung), e) Fusobakterien, f) Luesspirochäten (Darstellung mittels Silberimprägnierung), g) Botulinusbakterien (Sporen), h) Tetanuserreger (Sporen). Elektronenoptische Präparate von Bakterien (i, k) (Vergr. rd. 10000fach), i) Staphylokokken, k) Streptokokken

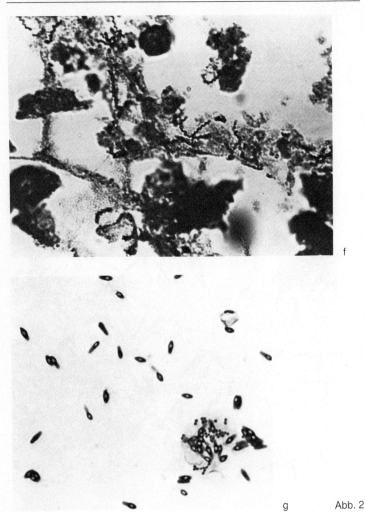

f

g   Abb. 2

pen (Taxa) mit enger biologischer Verwandtschaft und die Einordnung
dieser verschiedenen Taxa in ein hierarchisch gegliedertes System, das
den Grad der wechselseitigen biologischen und entwicklungsgeschicht-
lichen Beziehungen widerspiegeln soll.

Je nach Verwandtschaftsgrad lautet die taxonomische Rangordnung:
Reich, Klasse, Ordnung, Familie, Gattung (Genus) und Art (Spezies).

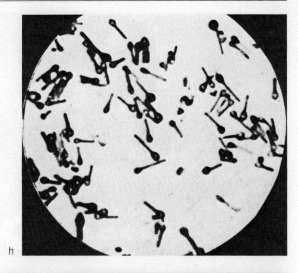

h

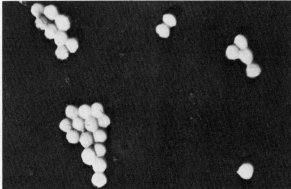

Abb. 2   i

Die Mitglieder einer Bakterienart stimmen in ihren Eigenschaften sehr weitgehend überein. Wenn sich ein Stamm innerhalb einer Bakterienart (Spezies) durch ein besonderes Merkmal von den übrigen Stämmen dieser Art unterscheidet, dann spricht man von einer Varietät. Das Erkennen solcher Varietäten hat epidemiologische Bedeutung (Verfolgen von Infektionsketten). Synonym zum heute gebräuchlichen Begriff Varietät (varietas, abgekürzt var.) wird vielfach noch der Begriff „Typ" verwendet. Verwandte Arten werden dann in einer Gattung zusammengefaßt usw. Diese Unterteilung ist nicht nur außerordentlich wichtig für die Diagnostik, sie ist auch die Verständigungs-

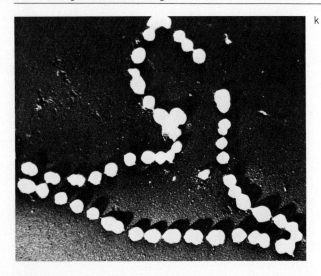

k

Abb. 2

sprache zwischen dem klinisch Tätigen und den Laborärzten. Die Erkennungsnamen der Bakterien geben auch dem Arzt bestimmte therapeutische Hinweise (unterschiedliche Antibiotikaempfindlichkeit, bestimmte klinische Verlaufsformen u. a.). Die Artbezeichnung der Bakterien setzt sich aus zwei Namen zusammen: Der Gattungsbegriff wird mit großen Anfangsbuchstaben geschrieben und bezieht sich oft auf einen Eigennamen (z. B. die Bezeichnung Salmonellen kommt von SALMON, Name des Bakteriologen, der 1885 die Schweinecholerabakterien fand). Der Artbegriff wird demgegenüber klein geschrieben (z. B. Salmonella typhi, Salmonella ist hier der Gattungsbegriff, typhi der Artbegriff). Die Benennung der einzelnen Bakterienarten (Nomenklatur) unterliegt internationalen Regeln.

Die heute international meist verwendete Nomenklatur der Bakterien ist in *Bergey's Manual of Determinative Bacteriolgy* enthalten, das immer wieder auf den neuesten Stand der Wissenschaft gebracht wird. (Zur Zeit gültig ist die 1984 erschienene 9. Neuauflage.) Drei Klassen werden unterschieden:

Klasse I   = freilebende Bakterien, sie lassen sich bis auf ganz wenige Ausnahmen auf unbelebten Nährböden anzüchten,
Klasse II   = obligat intrazellulär sich vermehrende Bakterien,
Klasse III   = Bakterien ohne Zellwand.

In der Tab. 1 ist die Klassifizierung der medizinisch wichtigsten Bakterienarten in vereinfachter Form dargestellt (Auswahl).

Tabelle 1   Klassifizierung der medizinisch wichtigen Bakterien (vereinfacht) nach Bergey's Manual

Grobklassifizierung	Familie	Gattung	Art
Klasse I: **freilebende Bakterien**			
Bakterien mit starrer Zellwand			
Gramnegative Bakterien			
Kokken	Neisseriaceae	Neisseria	N. meningitidis
			N. gonorrhoeae
		Moraxella	M. lacunata
		Acinetobacter	A. calcoaceticus
stäbchenförmige Bakterien	Pseudomonaceae	Pseudomonas	P. aeruginosa
			P. fluorescens
			P. maltophilia
	Legionellaceae	Legionella	L. pneumophila u. a.
	Enterobacteriaceae	Escherichia	E. coli
		Citrobacter	C. freundii
		Salmonella	S. typhi u. a.
		Shigella	S. dysenteriae
			S. flexneri
			S. boydii
			S. sonnei
		Klebsiella	K. pneumoniae
			K. oxytoca
		Enterobacter	E. cloacae
			E. aerogenes
		Serratia	S. marcescens
		Proteus	P. vulgaris
			P. mirabilis
		Morganella	M. morganii
		Providencia	P. rettgeri
			P. alcalifaciens
		Yersinia	Y. pestis
			Y. pseudotuberculosis
			Y. enterocolitica
	Vibrionaceae	Vibrio	V. cholerae und NAG-Vibrionen
			V. parahaemolyticus
		Aeromonas	A. hydrophila
		Plesiomonas	P. shigelloides
	Pasteurellaceae	Pasteurella	P. multocida
		Haemophilus	H. influenzae
			H. ducreyi
			H. aphrophilus u. a.

Tabelle 1   (Fortsetzung)

Grobklassifizierung	Familie	Gattung	Art
	Bacteroidaceae	Bacteroides	B. fragilis
			B. melaninogenicus
			B. vulgatus
			B. thetaiotaomicron
			B. gingivalis u. a.
		Fusobacterium	F. nucleatum
			F. necrophorum
		Leptotrichia	L. buccalis
	(nicht sicher einer Familie zuzuordnen)	Alcaligenes	A. faecalis
		Brucella	B. abortus
			B. melitensis
			B. suis
		Bordetella	B. pertussis
		Francisella	F. tularensis
		Gardnerella	G. vaginalis
		Eikenella	E. corrodens
Bakterien mit Spiralform	Spirillaceae	Campylobacter	C. fetus
			C. jejuni
Grampositive Bakterien			
Kokken	Micrococcaceae	Micrococcus	M. luteus u. a.
		Staphylococcus	S. aureus
			S. epidermidis
			S. saprophyticus u. a.
	Streptococca- ceae	Streptococcus	S. pyogenes
			S. agalactiae
			S. salivarius
			S. pneumoniae u. a.
		Enterococcus	E. faecalis
			E. faecium
	Peptococcaceae	Peptococcus	P. niger
		Peptostrepto- coccus	P. asaccharolyticus
			P. anaerobius
stäbchenförmige Bakterien	Bacillaceae	Bacillus	B. anthracis
			B. subtilis u. a.
		Clostridium	C. perfringens
			C. novyi
			C. histolyticum
			C. septicum
			C. tetani
			C. botulinum
			C. difficile
	Lactobacillaceae	Lactobacillus	L. acidophilus

Tabelle 1   (Fortsetzung)

Grobklassifizierung	Familie	Gattung	Art
	Coryne-bacteriaceae	Coryne-bacterium	C. diphtheriae C. xerosis C. pseudodiphtheriti-cum u. a.
	Propioni-bacteriaceae	Propioni-bacterium	P. acnes P. granulosum P. avidum
	Mycobacteria-ceae	Mycobacterium	M. tuberculosis M. bovis M. avium M. leprae M. kansasii u. a.
	Nocardiaceae	Nocardia	N. asteroides N. brasiliensis u. a.
	Streptomyceta-ceae	Streptomyces	S. griseus u. a.
	Actinomyceta-ceae	Actinomyces	A. israelii A. bovis A. naeslundi u. a.
		Bifidobacterium	B. bifidum
	(nicht sicher einer Familie zuzuordnen)	Listeria Erysipelothrix	L. monocytogenes E. rhusiopathiae
Bakterien mit flexibler Zellwand	Spirochaetaceae	Treponema	T. pallidum T. carateum T. vincentii
		Borrelia	B. recurrentis B. duttoni
		Leptospira	L. interrogans
Klasse II: obligat intrazelluläre Bakterien	Rickettsiaceae	Rickettsia	R. prowazeki R. typhi R. rickettsii R. tsutsugamushi
		Rochalimaea Coxiella	R. quintana C. burnetii
	Bartonellaceae	Bartonella	B. bacilliformis
	Chlamydiaceae	Chlamydia	C. trachomatis C. psittaci
Klasse III: Bakterien ohne Zellwand	Mycoplasmata-ceae	Mycoplasma	M. pneumoniae M. hominis
		Ureaplasma	U. urealyticum

2.1.2 Aufbau der Bakterien

Bakterien sind einzellige Mikroorganismen, aufgebaut aus der Zellwand, der zytoplasmatischen Membran, dem Zytoplasma und dem Kernäquivalent. Ein Teil der Bakterien bildet darüber hinaus Dauerformen, die sogenannten Sporen. Weiterhin können noch vorkommen: Kapseln, Geißeln, Fimbrien und Pili (s. Abb. 2i, k u. 3).

2.1.2.1 Kernäquivalent

Bakterien haben keinen abgegrenzten Zellkern. Das Bakterienchromosom, die Erbsubstanz, besteht aus einem ringförmig geschlossenen doppelsträngigen DNS-Faden, welcher das sogenannte Kernäquivalent (Nucleoid) darstellt. Die gesamte Länge dieses DNS-Fadens beträgt ungefaltet etwa 1–1,5 mm. Neben diesem Bakterienchromosom können im Zytoplasma noch kleine ringförmige Satelliten-DNS-Einheiten vorkommen, die man *Plasmide* nennt.

2.1.2.2 Zytoplasma

Der Inhalt der Bakterienzelle oder das Zytoplasma besteht aus Wasser, Salzen, Proteinen (darunter zahlreichen Fermenten = Enzymen), verschiedenen Stoffwechselprodukten, Reservestoffen und RNS. In den sogenannten Ribosomen erfolgt die Eiweiß-Synthese mit Hilfe von Ribonucleinsäuren. Jede Bakterienzelle besitzt eine Vielzahl von Ribosomen (bis zu 15000 je Zelle). Diese Ribosomen haben eine Sedimentationskonstante von 70 S (S = Svedberg-Einheit) und werden daher als 70-S-Ribosomen bezeichnet.

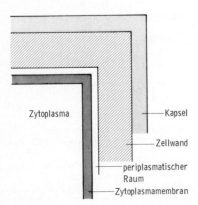

Zytoplasma

Kapsel

Zellwand

periplasmatischer Raum

Zytoplasmamembran

Abb. 3   Aufbau einer Bakterienzelle

2.1.2.3 Zytoplasmatische Membran

Die dreischichtige Zytoplasmamembran liegt nach außen dem Zytoplasma an und setzt sich hauptsächlich aus Proteinen und Lipoiden zusammen. Sie übt folgende lebenswichtige Funktionen aus:

1. Als semipermeable Membran stellt sie eine osmotische Barriere dar, d. h. in einer Umgebung mit niedriger Salzkonzentration verhindert sie zusammen mit der Zellwand das Einströmen von Wasser und damit das Platzen der Zelle.
2. Sie ist Sitz verschiedener wichtiger Enzymsysteme; von hier erfolgt z. B. die Abgabe von Exoenzymen und -toxinen sowie der Aufbau von Zellwand und Kapsel.
3. Sie ist entscheidend für den aktiven Stofftransport in die Bakterienzelle hinein und heraus.

Einstülpungen der zytoplasmatischen Membran in das Zytoplasma hinein werden als Mesosome bezeichnet.

2.1.2.4 Zellwand

Die relativ starre Zellwand bestimmt die Form der Bakterienzelle. Sie liegt außerhalb der zytoplasmatischen Membran, von ihr durch einen periplasmatischen Raum getrennt. Das Grundgerüst der Zellwand besteht aus einer netzartigen Struktur von unverzweigten und geraden Polysaccharidketten (Glykan), die über Aminosäureketten miteinander verbunden sind. Dieses sackförmige Stützskelett nennt man *Murein* (Peptidoglykan). Der Mureinaufbau ist bei allen Bakterien ähnlich, die Mureinschicht ist aber bei den grampositiven Bakterien mehrschichtig und daher bedeutend dicker als bei den gramnegativen Bakterien, wo sie nur einschichtig ist. Im übrigen kommt diese Mureinstruktur nur bei Bakterien vor, nicht dagegen bei tierischen und pflanzlichen Zellen (s. Abb. 4).

Die grampositiven Bakterien haben neben dem mehrschichtigen Peptidoglykan nur relativ wenig Außensubstanz. Dem einschichtigen Murein der gramnegativen Bakterien schließt sich nach außen eine relativ dicke äußere Membran an. Die darin enthaltenen Lipopolysaccharide (LPS) der gramnegativen Bakterien sind toxisch, sie werden deshalb auch als *Endotoxin* bezeichnet. Der Aufbau dieses nur bei Auflösung der Zellen frei werdenden Endotoxins ist bei den verschiedenen gramnegativen Bakterienarten sehr ähnlich, die toxische Wirkung stimmt daher weitgehend überein.

Die Zellwand schützt die Bakterienzelle gegen äußere Einflüsse, sie hält den inneren Druck der Bakterien und gibt ihnen ihre Form. Verschiedene Bestandteile der Zellwand haben pathogenetisch wichtige Funktionen. In der Zellwand kommen verschiedene Strukturen vor, die antigenwirksam sind, d. h. sie lösen im Makroorganismus die Bildung von Antikörpern aus (s. Serologie). Die Zellwand ist auch Angriffspunkt verschiedener Antibiotika (z. B. Penicilline und Cephalosporine) und Enzyme (z. B. Lysozym).

Unter *L-Formen* (der Name kommt vom Lister-Institut in London) versteht man Bakterienformen, bei denen die Zellwand nur teilweise (Sphäroplast) oder überhaupt nicht (Protoplast) ausgebildet ist. Diese L-Formen sind dementsprechend sehr empfindlich gegenüber Umwelteinflüssen.

2.1.2.5 Geißeln

Unter Geißeln verstehen wir sehr dünne Proteinfäden (bis zu 20 μm lang), die in der zytoplasmatischen Membran verankert sind, nach außen reichen und der aktiven Fortbewegung der Bakterien dienen. Diese Geißeln kommen entweder einzeln, zu zweit oder in größerer Zahl vor, sie zeigen rotierende Bewegungen und wirken im Sinne einer Schiffsschraube. Krankmachende Eigenschaften scheinen mit diesen Geißeln nicht verbunden zu sein. Wegen ihrer konstanten Anordnung und ihrer guten antigenen Wirkung haben sie aber große Bedeutung für die Taxonomie der Bakterien (s. Abb. 5 u. 6).

Die Geißeln sind entweder am Bakterienende angeordnet (polare Begeißelung) oder über die gesamte Zelloberfläche verteilt (peritriche Begeißelung). Bei der polaren Begeißelung unterscheiden wir wiederum zwischen monotricher (nur 1 Geißel), lophotricher (Geißelbüschel) und amphitricher (Geißeln an beiden Bakterienpolen) Geißelanordnung. Geißeln lassen sich nur mit Spezialfärbungen oder im Elektronenmikroskop sichtbar machen.

Abb. 4 Elektronenoptische Bilder des Zellwandaufbaues von grampositiven und gramnegativen Bakterien. a) Grampositives, stäbchenförmiges Bakterium, Bacillus megaterium; b) gramnegatives, stäbchenförmiges Bakterium, Escherichia coli. – Elektronenmikroskopische Darstellung mit Hilfe der Dünnstschneidetechnik; mediane Dünnstschnitte durch die Zellen, Dünnstschnittdicke ungefähr 40 nm. Darstellung: im Hellfeld-Durchstrahlungs-Verfahren. Die Pfeile bei H schließen die Zellhüllen ein. Sie sind in den Einschüben, jeweils rechts unten, bei erheblich höherem Abbildungsmaßstab genauer zu erkennen: ZW ist die Zellwand, PM die Zytoplasmamembran; man beachte, daß bei der gramnegativen Zellwand die innen gelegene, aufgelockert erscheinende Feinstruktur zur Zellwand gehört; es handelt sich bei ihr um den Peptidoglycansacculus. Zwischen ZW und PM befindet sich der periplasmatische Raum. P ist das Zytoplasma, in dem sich rund 20 × 20 nm messende Körperchen befinden, die Ribosomen; sie sind hier nicht auf den ersten Blick erkennbar. N ist das Nucleoid, das Kernäquivalent; man beachte, daß es nicht von einer Kernmembran umhüllt ist: daher die Bezeichnung Prokaryonten für Bakterien (und Blaualgen). Die fädigen Feinstrukturen im Nucleoid sind Teile des Ringchromosoms, also

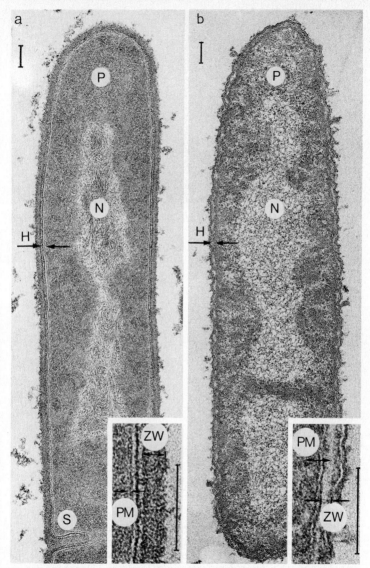

sichtbar gemachte Abschnitte der DNS-Doppelhelix. Bei S ist ein Septum erkennbar, das die Zellteilung (Querteilung) herbeiführt. – In allen Mikrographien entspricht der eingezeichnete Maßstrich der Strecke 0,1 µm = 100 nm (Aufnahme: Prof. Dr. *Lickfeld*, Essen)

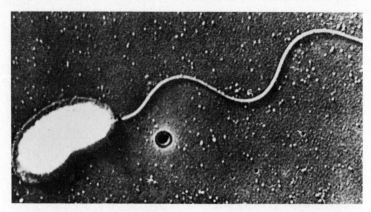

Abb. 5   Elektronenoptisches Bild einer Vibrionenzelle mit monotricher Geißel

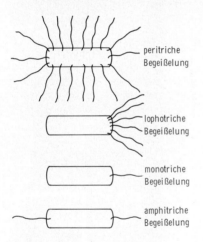

peritriche
Begeißelung

lophotriche
Begeißelung

monotriche
Begeißelung

amphitriche
Begeißelung

Abb. 6   Schema der bakteriellen
Begeißelung

2.1.2.6 Pili und Fimbrien

Unter Pili und Fimbrien verstehen wir sehr zarte unbewegliche und kurze Eiweißfäden, die insbesondere auf der Zelloberfläche gramnegativer Bakterien vorkommen. Mit diesen Pili können Bakterien sich an Oberflächen anheften (Fimbrien), ein sehr wichtiger Faktor für eine Kolonisation oder den Start einer Infektion. Daneben gibt es noch die sogenannten Sexpili: das sind ähnliche, meist längere Fortsätze, über die Erbmaterial zwischen Bakterienzellen ausgetauscht werden kann. (Den Vorgang nennen wir Konjugation.)

2.1.2.7 Kapseln

Bei einigen Bakterienarten befindet sich außerhalb der Zellwand noch eine schleimartige Schicht, die wir Kapsel nennen. Je nach Bakterienart kann diese Schicht aus Polysacchariden (z. B. bei Pneumokokken) oder aus Polypeptiden (bei Milzbrandbazillen) bestehen. Die Kapseln sind für die Bakterien selbst nicht lebenswichtig, sie stellen jedoch einen entscheidenden Pathogenitätsfaktor dar, da sie die Bakterien vor der Phagozytose schützen (s. Immunabwehr). Die Bakterienkapseln lassen sich nur mit Spezialfärbungen oder im Tuschepräparat nachweisen, sie sind ebenfalls wichtig für die Differenzierung der verschiedenen Bakterienarten (s. Abb. 2c). Von dieser gut abgegrenzten Schleimkapsel zu unterscheiden sind amorphe schleimartige Auflagerungen, die von manchen Bakterien (insbesondere von koagulasenegativen Staphylokokken) gebildet werden und die Adhärenz dieser Bakterien an in der praktischen Medizin vielfach verwendete Biomaterialien (z. B. an intravasale Katheter, Herzschrittmacher) erleichtern. Diesen „Schleim"-Substanzen werden aber auch biologische Eigenschaften im Sinne von Pathogenitätsfaktoren zugesprochen.

2.1.2.8 Sporen

Einige Bakterienarten sind durch eine außerordentlich große Widerstandsfähigkeit ausgezeichnet, sie können Dauerformen bilden, die man Endosporen (Kurzsporen) nennt. Bei ungünstigen Umweltbedingungen bildet sich pro Bakterienzelle eine solche Spore, die viele Jahre

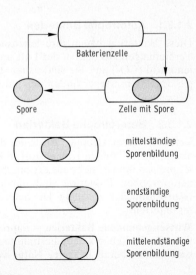

Bakterienzelle

Spore   Zelle mit Spore

mittelständige
Sporenbildung

endständige
Sporenbildung

Abb. 7   Schema der bakteriellen
Sporenbildung

mittelendständige
Sporenbildung

oder sogar Jahrzehnte lebensfähig bleiben kann. Treten wieder günstige Umweltbedingungen ein, dann kann sich aus einer Spore eine neue sogenannte vegetative Bakterienzelle entwickeln. Medizinisch sehr bedeutsam ist, daß diese Sporen außerordentlich widerstandsfähig gegen Hitze, Austrocknung, Desinfektionsmittel und Chemotherapeutika sind. Die Sporenbildung kann entweder endständig (am Bakterienpol), mittelständig oder mittelendständig erfolgen (s. Abb. 7). Aerobe Sporenbildner werden als *Bazillen* bezeichnet (z. B. Bacillus anthracis = Milzbranderreger), anaerobe Sporenbildner dagegen als *Klostridien* (z. B. Clostridium tetani = Erreger des Wundstarrkrampfes; Clostridium perfringens = Gasbranderreger). Sporen lassen sich mit Spezialfärbungen nachweisen, sind aber häufig auch als ungefärbter, runder oder ovaler Bereich in gramgefärbten Präparaten der sporenbildenden Bakterien zu erkennen (s. Abb. 2g, h).

2.1.3 Lebensgewohnheiten der Bakterien

Neben Wasser benötigen Bakterien zum Leben verschiedene Grundelemente, wie C, O, H, N, S, P, K, Na, Ca, Mg, Fe und auch bestimmte Spurenelemente (z. B. Cu, Zn u. a.). Daraus bauen sich die autotrophen Bakterien ihre eigenen Kohlenhydrate, Fette und Proteine auf. Darüber hinaus benötigen manche Bakterienarten noch bestimmte Wachstumsfaktoren (z. B. Vitamine), die für ihr Leben und ihre Vermehrung unbedingt vorhanden sein müssen. Je nach der Verwertung des Kohlenstoffs unterscheiden wir autotrophe und heterotrophe Bakterien.

2.1.3.1 Autotrophe Bakterien

Diese Bakterien bauen ihre lebensnotwendigen kohlenstoffhaltigen Verbindungen aus dem in der Luft und im Wasser vorhandenen Kohlendioxid (CO_2) auf. Sie sind daher stoffwechselmäßig sehr unabhängig. Infektionserreger finden sich unter diesen Bakterien erfreulicherweise nicht.

2.1.3.2 Heterotrophe Bakterien

Vertreter dieser Gruppe, zu denen die krankmachenden Bakterienarten zählen, können Kohlenstoff in Form von CO_2 nicht verwerten, sie müssen ihn vielmehr aus organischen Verbindungen beziehen. Die heterotrophen Bakterien sind daher von bestimmten organischen Nährstoffquellen abhängig. Die heterotrophen Bakterien werden weiter unterteilt:

Wirtsungebundene Bakterien = Saprophyten. Die Saprophyten benötigen für ihr Leben keinen bestimmten Makroorganismus als Wirt, sie sind daher überall in freier Natur verbreitet, wo sie sehr wichtige

Funktionen im Abbau organischer Substanzen ausüben (Totengräber der Natur, sie beseitigen Tierkadaver und abgestorbene Pflanzen). Der Begriff „Saprophyt" hat nichts mit der krankmachenden Wirkung eines Bakteriums zu tun, sondern zeigt nur dessen Lebensform an. Auch unter saprophytären Bakterien finden wir viele für Mensch und Tier außerordentlich gefährliche Krankheitserreger, wie z. B. den Erreger des Wundstarrkrampfes, die Gasbranderreger u. a.

Wirtsgebundene Bakterien. Die wirtsgebundenen Bakterien können nur auf der Oberfläche oder im Inneren bestimmter Makroorganismen gedeihen. In der Außenwelt ohne Wirt ist eine Vermehrung nicht möglich, dort sterben sie früher oder später ab. Je nach ihrer Bedeutung für den Wirt unterscheiden wir:

Kommensalen. Wie der Name sagt, handelt es sich hier um schmarotzende „Mitesser". Sie sind wirtsabhängig, sind für den Wirt nicht nützlich, schädigen ihn aber nicht.

Symbionten. Die Symbionten sind ebenfalls wirtsabhängig und für ihn unschädlich. Im Unterschied zu den Kommensalen sind die Symbionten für den Wirt sehr nützlich, sie können wichtige Nährstoffe oder Vitamine produzieren und dem Wirt in seiner Abwehr äußeren Krankheitserregern gegenüber helfen.

Parasiten. Darunter verstehen wir wirtsgebundene Bakterien, die für den Wirt selbst gefährlich sein können (z. B. Luesspirochäte, Gonokokken, Erreger der Cholera u. a.). Da ein Parasit seinen eigenen Wirt und Nährstofflieferanten schädigt, ist er im Vergleich zu den anderen Mikroorganismen ein Stümper. Nur ein verschwindend kleiner Bruchteil aller Bakterienarten gehört in die Kategorie der Parasiten.

2.1.4 Vermehrung der Bakterien

Eine Bakterienzelle vermehrt sich in der Regel durch Querteilung, wobei aus einer Mutterzelle zwei Tochterzellen entstehen. Als erstes wird der DNS-Faden des Bakterienchromosoms zu zwei exakt übereinstimmenden DNS-Fäden verdoppelt. Danach bildet sich von der Zellwand ausgehend eine Querwand, die die Mutterzelle in zwei gleiche Teile trennt. In jede dieser beiden Tochterzellen kommt ein DNS-Faden. Dieser ganze Teilungsvorgang läuft meistens in wenigen Minuten ab, so z. B. bei Escherichia coli in 20 Minuten. Diese „Generationszeit" kann aber auch Stunden oder sogar Tage betragen, so z. B. beträgt sie bei dem Tuberkelbakterium 18 Stunden. Die Anhäufung von neugebildeten Zellen nennt man *Bakterienkultur*. Diese Bakterienkultur verläuft in einer sehr charakteristischen Kurve (Wachstumskurve) (s. Abb. 8).

In der *Lag-* oder Anlaufphase wird die Teilung der Bakterienzelle vorbereitet, eine Zellvermehrung findet aber noch nicht statt. Diese

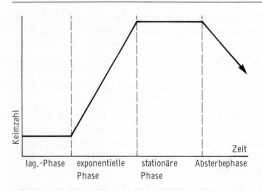

Abb. 8 Bakterielle
Wachstumskurve

Phase dauert ungefähr 1½ bis 3 Stunden. In der *exponentiellen Phase* (Dauer etwa 7 Stunden) erfolgt die eigentliche Zellvermehrung, die Zellzahl steigt logarithmisch an. In der *stationären Phase* hält sich die Zahl der neugebildeten und die der abgestorbenen Bakterienzellen im Gleichgewicht. In der *Absterbephase* überwiegt die Zahl der abgestorbenen Bakterien diejenige der neugebildeten Zellen, die Kultur stirbt langsam ab. Alle Wachstumsphasen hängen in ihrem Zeitablauf sehr von der Bakterienart selbst und auch von den gegebenen Milieubedingungen ab. Zwei Begriffe sind zu unterscheiden: Unter *Lebendzahl* oder *Keimzahl* verstehen wir die Zahl der lebenden Bakterien einer Bakterienkultur, bereits abgestorbene Zellen werden nicht mitgerechnet. Die *Gesamtzellzahl* umfaßt dagegen sowohl die lebenden als auch die toten Zellen einer Bakterienkultur.

Findet die Bakterienvermehrung auf der Oberfläche fester Nährböden statt, nennt man den mit bloßem Auge sichtbar gewordenen Bakterienhaufen eine *Bakterienkolonie.* Dazu ist in etwa eine Zellzahl von rund 10^8 Bakterien notwendig, welche bei den meisten Bakterienarten in rund 24 Stunden erreicht wird. Bei langsamer wachsenden Bakterien dauert diese Koloniebildung entsprechend länger, so z. B. beim Tuberkelbakterium mindestens zwei Wochen. Die Koloniebildung erfolgt in recht charakteristischer Art und Weise. So entstehen ganz unterschiedliche Kolonieformen (s. Abb. 9), ein für die Bakteriendifferenzierung wichtiges Merkmal.

2.1.5 Einflüsse auf das Bakterienwachstum

Vorhandensein von Wasser ist Grundvoraussetzung für das Wachstum aller Bakterien. Wenn Wasser den Bakterien schockweise im tiefgefrorenen Zustand entzogen wird, dann können sie jahrelang lebensfähig aufbewahrt werden (Verfahren der Lyophilisierung). Die Hitzeresistenz der Sporen geht ebenfalls auf den sehr geringen Wassergehalt dieser Dauerformen zurück.

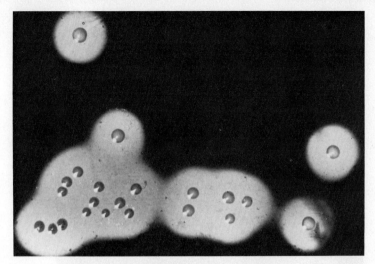

a

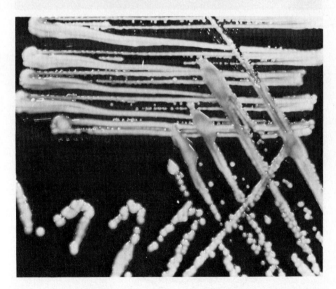

b

Abb. 9   Bakterienkolonieformen. a) β-hämolysierende Streptokokken (Vergr. 5fach), b) Klebsiellen (natürliche Größe), c) Proteus-Bakterien (Vergr. 1,5fach), d) Actinobacillus actinomycetem-comitans (Vergr. 30fach), e) Leptotrichia und in der Bildmitte Actinomyces israelii (Vergr. 30fach)

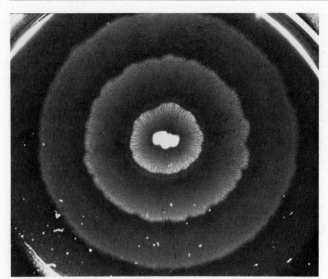

c

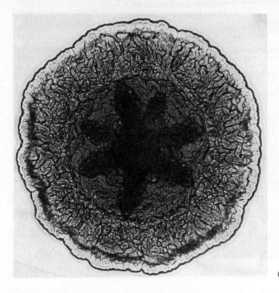

d

Abb. 9

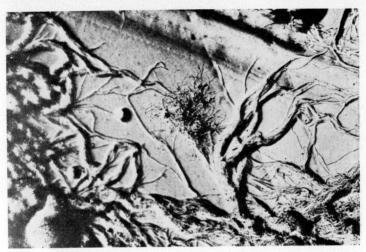

Abb. 9   e

2.1.5.1 Temperatur

Je nach der für die Zellvermehrung benötigten Umgebungstemperatur unterteilt man die Bakterien in *psychrophile* (Temperaturbereich 0–30 °C, Optimum bei 15 °C), *mesophile* (Temperaturbereich 2–50 °C, Optimum 18–45 °C) und *thermophile* (Temperaturbereich 25–>110 °C, Optimum 55 °C und mehr).

Die für den Menschen wichtigen Infektionserreger sind mesophil. Kälte wird von den Bakterien im allgemeinen gut vertragen, bei Kühlschranktemperaturen sterben die meisten Bakterien nur langsam ab, manche können sich im Gegenteil sogar vermehren. (Lebensmittel können im Kühlschrank bakteriell verderben!) In tiefgefrorenem Zustand können Bakterien lange überleben, diese Eigenschaft wird im Labor für die Bakterienkulturkonservierung ausgenutzt. Die Wärme ist dagegen die Achillesferse der Bakterien: Hitze tötet Bakterien, was man für die Pasteurisation und Sterilisation ausnützt.

2.1.5.2 Luftsauerstoff

Im Verhalten der Bakterien dem Luftsauerstoff gegenüber gibt es grundlegende Unterschiede:

Obligat aerobe Bakterien. Diese Bakterien können sich nur bei Anwesenheit von Luftsauerstoff vermehren, wobei eine gewisse Mindestkonzentration nötig ist.

Obligat anaerobe Bakterien. Für diese Bakterien ist der Luftsauerstoff giftig, sie können sich deshalb nur bei Abwesenheit von O_2 vermehren. **Fakultativ anaerobe Bakterien.** Sie sind in ihrem Wachstum mehr oder weniger unabhängig vom Luftsauerstoff und können sich sowohl bei Abwesenheit als auch Anwesenheit von O_2 vermehren. Die meisten Bakterienarten gehören in diese Gruppe. Als Sonderfall grenzt man noch die sogenannten *mikroaerophilen* Bakterien ab, welche für ihr Leben O_2-arme Umgebungsbedingungen bevorzugen. Krankmachende Bakterien findet man in allen drei Gruppen, meist sind sie jedoch fakultativ anaerob.

2.1.5.3 Wasserstoffionenkonzentration (pH)

Der für die Bakterienvermehrung optimale pH-Bereich liegt meistens um den Neutralbereich (pH 7). Die pH-Toleranz der Bakterien umfaßt meist einen weiten Bereich (pH 6,0–9,0). Es gibt Bakterienarten, die noch bei höheren oder niedrigeren pH-Werten lebensfähig bleiben und sich sogar unter diesen Milieubedingungen vermehren.

2.1.5.4 Atmosphärischer und osmotischer Druck

Gegen atmosphärischen Druck sind die Bakterien außerordentlich widerstandsfähig. Die meisten Bakterien haben auch eine recht gute osmotische Drucktoleranz, sie können Salzgehalte bis zu 10 % in der Umgebung vertragen. Halophile Bakterien leben z. B. in den großen Salzseen von Amerika bei noch viel höheren Salzkonzentrationen, krankmachende Vertreter sind jedoch nicht bekannt. Die Zellwand und (weniger) die zytoplasmatische Membran schützen die Bakterien bei osmotischem Druckgefälle. Protoplasten und Sphäroplasten sind daher osmotisch sehr labil: Wenn in der Bakterienumgebung die Salzkonzentration höher ist als im Zellinneren, dann schrumpfen diese zellwandlosen bzw. -armen Bakterienformen. Ist dagegen die Außensalzkonzentration niedriger, dann platzen die Bakterienzellen.

2.1.5.5 Licht

Sonnenlicht wird von den medizinisch bedeutsamen Bakterien für ihr Wachstum nicht benötigt, da bei ihnen keine Photosynthese stattfindet. Der kurzwellige Bereich im UV-Licht ist für Bakterien toxisch, die DNS wird denaturiert. Die UV-Toleranz der verschiedenen Bakterienarten ist unterschiedlich.

2.1.6 Stoffwechsel der Bakterien

Wie bereits erwähnt, ist die Zytoplasmamembran das entscheidende Sperrfilter für die Substanzaufnahme und -abgabe einer Bakterienzelle, sie hat damit großen Einfluß auf den Stoffwechsel der Zelle. Die verschiedensten Substanzen werden entweder *aktiv* mit Hilfe bestimmter Enzyme oder aber *passiv* entlang eines Konzentrationsgefälles durch die Zytoplasmamembran transportiert. Ziel des Stoffwechsels ist die Erhaltung und das Wachstum der Bakterienzelle.

Unter *Anabolismus* verstehen wir die Vorgänge des Aufbaus. Die für den Anabolismus benötigte Energie holt sich die Bakterienzelle aus dem Katabolismus (Energiestoffwechsel), insbesondere aus dem Kohlenhydratabbau. Proteine, Fette und Kohlenhydrate werden von bakteriellen Exoenzymen (nach außen abgegebene Enzyme = Fermente) aufgeschlüsselt, die daraus erhaltenen Abbauprodukte werden von der Zelle aufgenommen und für den Aufbau ihrer eigenen Zellbestandteile und für die Energiegewinnung verwendet.

Es ist phantastisch, über welche vielfältigen und unterschiedlichen Enzymsysteme eine solch kleine Bakterienzelle verfügt. Viele Enzyme wirken nur im Zellinneren, andere werden nach außen abgegeben (Exoenzyme) und sind manchmal gleichzeitig sehr gefährliche Angriffswaffen der Bakterien. Bestimmte Regulationsmechanismen sorgen dafür, daß nur die gerade benötigten Enzyme reaktionsbereit sind, die anderen werden durch Repressoren unterdrückt.

Drei unterschiedliche Möglichkeiten des Energiestoffwechsels kennen wir, wobei die Zytoplasmamembran als Sitz der am Stoffwechsel beteiligten Enzyme anzusehen ist:

Gärung. Bei fehlenden Atmungsketten läuft der Stoffwechsel anaerob, ohne Beteiligung des Luftsauerstoffes ab. Terminale Elektronen werden organischen Elektronenakzeptoren angelagert. Kohlenhydrate stellen bei dieser energetisch relativ wenig ergiebigen Gärung das wichtigste Ausgangssubstrat dar. Die terminalen Elektronenakzeptoren werden dann als organische Stoffwechselprodukte ausgeschieden, z.B. der bei der Hefegärung entstehende Alkohol oder die durch Laktobakterien gebildete Milchsäure.

Aerobe Atmung. Bei der aeroben Atmung wird das organische Ausgangssubstrat meist vollständig zu CO_2 und H_2O oxidiert. Die terminalen Elektronen werden mit Hilfe von Cytochromoxidasen auf den Luftsauerstoff übertragen. Die Atmung läuft als stufenweise kontrollierte Reaktion ab, die dabei tätigen Enzyme werden als Atmungskette bezeichnet.

Anaerobe Atmung. Die entstehenden Elektronen werden an verschiedene anorganische Elektronenakzeptoren, wie z.B. Nitrat, angelagert, wobei Nitrat bis zum N_2 oder NH_3 reduziert wird (Nitratatmung).

Obligat anaerobe Bakterien können ihren Energiebedarf nur über die Gärung gewinnen. Obligat aerobe Bakterien haben demgegenüber nur die aerobe Atmung zur Verfügung, während fakultativ anaerobe Bakterien beide Stoffwechselmöglichkeiten anwenden können. Auf eine ausführliche Darstellung der eigentlichen biochemischen Stoffwechselvorgänge muß hier verzichtet werden. Je 3 Nucleotide (Tripletts) bilden eine Einheit, die den Aufbau einer Aminosäure genetisch steuert.

2.1.7 Genetik der Bakterien

Zum besseren Verständnis der Mikroorganismen sind auch einige Erläuterungen zur Genetik (Erblehre) notwendig. Die DNS (Desoxyribonucleinsäure = DNA) des Bakterienchromosoms ist der Träger der bakteriellen Erbfaktoren. Im Unterschied zu den Eukaryonten liegt die DNS als *haploides* Element vor, das heißt von den genetischen Informationen existiert nur ein Satz.

Die DNS besteht aus einer langen Kette von Nucleotiden (Phosphat + Desoxyribose + Purinbase [Adenin oder Guanin] oder Pyrimidinbase [Cytosin oder Thymin]). Im DNS-Faden sind zwei Polynucleotidstränge exakt komplementär in Form einer Doppelspirale (Doppelhelix) angeordnet, rund $3-4 \times 10^6$ solcher komplementärer Nucleotidpaare sind in einem Bakterienchromosomen enthalten. Der genetische Code beruht auf der Sequenz (Folge) dieser Nucleotide. Unter einem Gen versteht man den DNS-Abschnitt, der ein bestimmtes Erbmerkmal wie z. B. die Aminosäuresequenz eines Proteins kodiert. Werden mehrere Gene zu einer Funktionseinheit zusammengeschlossen, dann bezeichnet man diese als Operon. Mit Hilfe der Messenger-RNS (mRNS oder Boten-RNS) wird die genetische Information vom Chromosom auf die Ribosomen, den Ort der Proteinsynthese, übertragen, wobei noch zwei weitere RNS-Arten (RNS oder RNA = Ribonucleinsäure) eingeschaltet werden (Transfer-RNS und ribosomale RNS).

Die beiden Polynucleotidstränge der DNS werden vor der Zellteilung voneinander getrennt. Gleichzeitig wird zu jedem dieser beiden Einzelstränge ein exakt dazu passender komplementär aufgebauter neuer Strang gebildet. Ist dieser Aufbau fertig, so daß zwei neue dem ursprünglichen DNS-Faden genau entsprechende DNS-Doppelstränge vorliegen, dann wird bei der Zellteilung je einer dieser DNS-Doppelstränge in eine der beiden Tochterzellen eingebracht.

Unter *Mutation* verstehen wir eine sprunghafte, weiter vererbbare Änderungen eines Gens. Solche Mutationen können spontan auftreten, die Ursachen hierfür sind nicht bekannt. Eine *spontane Mutation* tritt in einer Bakterienkultur in einer Häufigkeit von rund einer mutierten auf 10^7-10^9 unveränderten Zellen auf. Von einer *künstlichen Mutation* spricht man dann, wenn durch äußere Einflüsse (z. B. durch bestimmte Chemikalien) die Mutationsfrequenz drastisch erhöht wird.

Die Geneigenschaften können auch von Zelle zu Zelle übertragen werden. Dieser *Genaustausch* kann in Form einer *Transformation*,

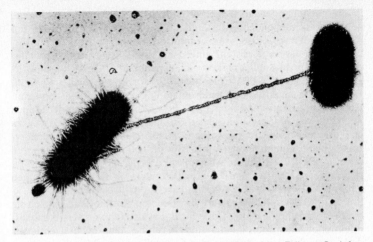

Abb. 10 Elektronenoptisches Bild einer Konjugation (aus *Falkow, S.:* Infectious multiple drug resistance. Pion. Ltd., London 1975)

einer *Transduktion* oder einer *Konjugation* erfolgen. Bei einer *Transformation* wird die DNS von Zelle zu Zelle übertragen, ohne daß ein Überträger eingeschaltet wird oder ein Zellkontakt erforderlich ist. Bei der *Transduktion* wird das Gen mit Hilfe eines Bakteriophagen (bakterienspezifisches Virus) von Zelle zu Zelle übertragen. Innerhalb der Spenderzelle nimmt der Bakteriophage das Gen auf, er dringt dann in eine Empfängerzelle ein, wo das Gen der Spenderzelle frei wird und in die Erbanlage der Empfängerzelle eingebaut werden kann. Bei der *Konjugation* wird dagegen die Erbeigenschaft durch direkten Kontakt (über eine direkte Zytoplasmaverbindung) von der als männlich bezeichneten Spenderzelle auf die als weiblich geltende Empfängerzelle übertragen (s. Abb. 10). Eine Konjugation ist nur möglich, wenn in der Spenderzelle der sogenannte *F-Faktor* (Fertilitätsfaktor) vorhanden ist. Dieser Gentransfer hat insbesondere für die Ausbreitung der Antibiotikaresistenz große Bedeutung.

2.1.8 Plasmide

Darunter verstehen wir außerhalb der Chromosomen-DNS, also extrachromosomal liegende, kleine, ebenfalls doppelsträngige DNS-Moleküle, die eine oder mehrere bestimmte Eigenschaften der Zelle (z. B. Bildung eines Enterotoxins bei Escherichia coli) steuern können. Diese Plasmide vermehren sich unabhängig vom Chromosom. Sie können bei der Zellteilung spontan verlorengehen, sie können aber auch in die entstehenden Tochterzellen eingebaut werden. Plasmide sind keine lebensnotwendigen Bestandteile der Bakterienzellen, man findet sie bei den verschiedensten grampositiven und gramnegativen Bakterienarten. Ist die Resistenz eines Bakteriums gegen ein bestimmtes Antibiotikum plasmidverankert, dann nennt man dieses Plasmid *R-Faktor* (Resistenzfaktor). Auch der F-Faktor ist ein solches Plasmid. Wenn ein Plasmid in die chromosomale DNS eingebaut werden kann, dann spricht man von einem *Episom* (s. Abb. 11). Plasmide können mit Hilfe der Konjugation oder Transduktion von Bakterienzelle zu Bakterienzelle übertragen werden, wobei Spender- und Empfängerzellen nicht unbedingt derselben Spezies oder Gattung angehören müssen (z. B. kann ein Resistenzplasmid von P. aeruginosa auf Klebsiellen übertragen werden). Da es besonders im Krankenhausmilieu ein großes Reservoir von Antibiotikaresistenz-Plasmiden gibt (Selektionsdruck der im Krankenhaus verwendeten Antibiotika), spielen sie sicherlich auch eine große Rolle für das Auftreten von Krankenhausinfektionen. Darüber hinaus sind Plasmide aber auch wichtig als Transportvehikel im Rahmen der Gentechnologie: Man kann damit fremde Gene (z. B. menschliche DNS, welche die Bildung von Insulin steuert) in Bakterien einschleusen, die dann das von diesen Genen gesteuerte Substrat in großer Menge produzieren.

2.1.9 Bakteriophagen

Unter Bakteriophagen (auch kurz Phagen genannt) verstehen wir Viren, die sich in ihrer Lebensweise auf Bakterien fixiert haben. Diese Phagen können daher nur Bakterien befallen und sich in ihnen vermehren, nicht dagegen tierische oder pflanzliche Zellen (s. Abb. 12 u. 13).

Wie in der Abb. 12 schematisch dargestellt, besteht der Bakteriophage aus einer Eiweißhülle (Kopf, Schwanz und Endplatte mit Schwanzfasern) und einem im Inneren des Kopfes befindlichen DNS- oder RNS-Faden (Erbanlage des Phagen). Der Kopf hat einen Durchmesser von ca. 25–95 nm, der Schwanz ist 15–150 nm lang. Man unterscheidet je nach vorhandener Erbsubstanz zwischen *DNS-* und *RNS*-Phagen. Auch ihr Aussehen kann sehr unterschiedlich sein: Die Köpfe können polyedrisch oder kugelig aussehen, der Schwanz kann kurz oder lang sein. Da das Wirtsspektrum der Phagen meist auf eine Bakterienart beschränkt ist, spricht man auch von Salmonellenphagen, Staphylokokkenphagen u. a. Das Wirtsspektrum ist aber auch innerhalb einer Bakterienart unterschiedlich.

2.1.9.1 Vermehrung der Bakteriophagen

Der Phage setzt sich mit seiner Endplatte auf einen bestimmten und dazu passenden Rezeptor in der Bakterienzellwand (Adsorptions-

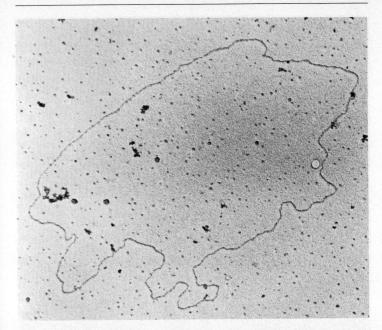

Abb. 11 Elektronenoptische Aufnahme einer Plasmid-DNS (Vergr. 47 000fach)

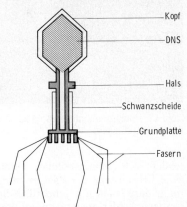

Kopf

DNS

Hals

Schwanzscheide

Grundplatte

Fasern

Abb. 12 Aufbau eines Bakteriophagen

phase). Danach wird mit Hilfe des wie eine Injektionsspritze fungierenden Schwanzteiles DNS oder RNS aus dem Köpfchen in das Bakterieninnere hineingeschossen (Penetrationsphase), während die Phagenhülle draußen bleibt. Ist der Phage aktiv *(virulenter Phage),* dann

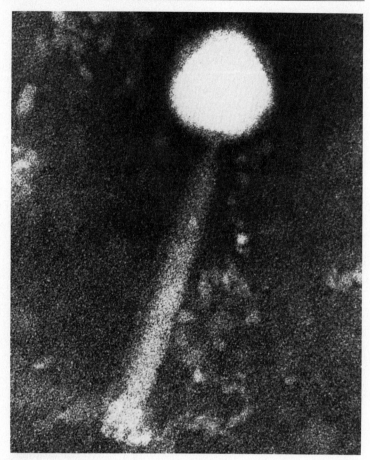

Abb. 13 Elektronenoptisches Bild eines Staphylokokkenbakteriophagen
(Vergr. 200 000fach)

schließt sich die intrazelluläre Vermehrungsphase an. Die eingedrungene Erbsubstanz des Phagen zwingt die Enzymsysteme des Bakteriums dazu, neue Phagenpartikel herzustellen. Hüllenteile und Erbsubstanz werden zuerst getrennt produziert und erst dann zusammen-
gebaut. Aus einem eingedrungenen Phagen entstehen somit rund
100–300 neue Phagen. Abschließend bewirken die neugebildeten Phagen, daß die Bakterienzelle von innen aus aufgelöst und die Phagen
freigesetzt werden (Ausschleusphase).

Ist der in ein Bakterium eingedrungene Phage nicht aktiv (*temperierter oder abgeschwächter Phage*), dann schließt sich der Penetrationsphase keine Vermehrungsphase an. Die Phagen-DNS (Prophage) wird vielmehr in die chromosomale DNS des Bakteriums integriert und so an die Bakterientochterzelle weitervererbt. Ein Bakterium, das Prophagen in seinem Chromosom besitzt, nennt man *lysogen*. Dieser lysogene Zustand kann nun länger bestehen bleiben, es kann aber auch passieren (besonders auf äußere Reize durch bestimmte Chemikalien oder UV-Strahlen hin), daß der Prophage sich wieder von der Bakterien-DNS loslöst und sich dann weiter wie ein virulenter Phage verhält (das heißt, es werden neue Phagen gebildet). Da im lysogenen Zustand Eigenschaften, die von der Prophagen-DNS kontrolliert werden, sozusagen Merkmale des Bakteriums selbst werden, ist dieser Vorgang (s. Transduktion) für die Verbreitung bestimmter Bakterienmerkmale, wie z. B. Antibiotikaresistenzen, bedeutsam.

2.1.9.2 Lysotypie

Unter Lysotypie verstehen wir eine Unterteilung oder Typisierung der Bakterien mit Hilfe von Bakteriophagen. Prinzip: Innerhalb einer Bakterienart sind nicht alle Stämme gegen bestimmte Phagen gleichermaßen empfindlich, d. h. einige Stämme sind resistent (sie können vom virulenten Phagen nicht lysiert werden), andere sind empfindlich (sie werden vom Phagen lysiert). Hat man nun einen Satz von Phagen mit unterschiedlichen Wirtsspektren und prüft damit Bakterienstämme, dann kann man verschiedene Lysismuster erhalten, welche als Lyso- oder Phagtyp bezeichnet werden. In der Praxis wird das so getestet, daß man auf die Kulturoberfläche des zu testenden Bakterienstammes die verschiedenen Phagen auftropft. Ist der Phage wirksam, dann entsteht nach Bebrütung an der Stelle seines Tropfens ein Loch. Ist der Phage dagegen unwirksam, dann bleibt das Bakterienwachstum im Bereich des Phagentropfens gegenüber dem umgebenden Bakterienrasen unverändert (s. Abb. 14).

Eine Lysotypie ist heute bei den verschiedensten aeroben und anaeroben Bakterienarten möglich (z. B. Lysotypie der Typhusbakterien, Lysotypie der Staphylokokken usw.). Die Lysotypie hat sich für epidemiologische Untersuchungen als außerordentlich wertvoll erwiesen. Damit kann man eine Identität oder Nichtidentität verschiedenster Stämme aufzeigen und Infektionsquelle sowie Infektionsweg aufspüren.

2.1.10   Bacteriocine

Schon vor längerer Zeit wurde festgestellt, daß nicht nur Pilze Antibiotika bilden. Auch Bakterien können antibiotisch wirksame Substanzen

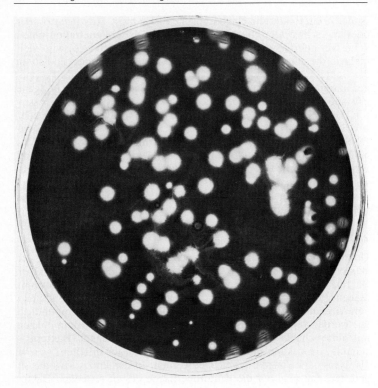

Abb. 14   Bakteriophagenbedingte „Löcher" (sog. Plaques) im Bakterienrasen

aufbauen und an die Umgebung abgeben, einige dieser Substanzen nennen wir *Bacteriocine*.

Die Bacteriocine sind stets Eiweißstoffe, sie sind gewöhnlich unwirksam gegen das sie bildende Bakterium, sie töten aber verschiedenste andere Bakterien ab. Solche Bacteriocine schaffen den Produzenten einen Lebensraumvorteil, da sie die Konkurrenten zurückdrängen bzw. ausschalten. Das Wirkungsspektrum der Bacteriocine ist meist eng. Die Bacteriocine werden so benannt, daß man an den Namen der bildenden Bakterienart die Silbe „cin" anhängt (z. B. heißen von E. coli gebildete Bacteriocine Colicine). Die Bacteriocin-Bildung ist häufig Plasmidgesteuert. Unter Bacteriocinotypie verstehen wir die Differenzierung von Bakterienstämmen aufgrund ihrer Bacteriocin-Empfindlichkeit oder ihrer Bacteriocin-Bildungsfähigkeit.

2.2 Gast-Wirt-Beziehungen

Wenn Mikroben auf einen Makroorganismus (z. B. den Menschen) treffen, dann sind Vorgänge zu beobachten, die man unter dem Begriff Gast-Wirt-Beziehungen zusammenfaßt. Die Mikroben werden hierbei als Gast, der Mensch als Wirt bezeichnet. Für den Ausgang dieses Zusammentreffens sind Eigenschaften beider Teile entscheidend. Für das Verständnis der Infektionskrankheiten wäre es verhängnisvoll, würde man nur den Wirt oder den Gast allein betrachten. Im folgenden soll zuerst die Rolle der Mikroben besprochen werden, anschließend die des Wirtes und dann die verschiedenen Möglichkeiten der Gast-Wirt-Beziehungen.

2.2.1 Mikroorganismus (Gast)

Gelangen Bakterien mit einem ganz bestimmten Wirtsorganismus in Verbindung, dann sind für die Bakterienart die in der Abb. 15 aufgezeigten Reaktionsmöglichkeiten gegeben.

Bestimmte Mikroben können für den Makroorganismus *pathogen,* d. h. krankmachend sein, andere verhalten sich dagegen *apathogen,* d. h. nichtkrankmachend. Diese Eigenschaft der Pathogenität ist ein vererbliches Merkmal einer Bakterienart. Sind die Bakterien pathogen, dann kann das Ausmaß ihrer Pathogenität variieren. Diesen Grad der Pathogenität umschreiben wir mit dem Begriff der *Virulenz.* Eine pathogene Bakterienart kann hochvirulent sein: Einige wenige Bakterien genügen schon, um z. B. beim Menschen eine tödliche Infektionskrankheit auszulösen. Die pathogene Bakterienart kann aber auch avirulent sein: Auch Millionen von eingedrungenen Bakterien machen den Menschen nicht krank. Der Unterschied zwischen apathogen und avirulent besteht darin, daß eine apathogene Bakterienart für gewöhnlich keine Erkrankung hervorruft, ein avirulentes Bakterium kann dagegen durchaus wieder virulent werden. Beispiel: Unbekapselte

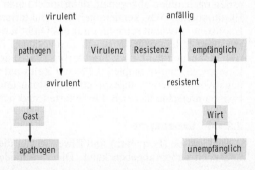

Abb. 15   Schema der Gast-Wirt-Beziehungen

Pneumokokken sind avirulent, sie können einer weißen Maus millionenfach in den Bauchraum injiziert werden, und es passiert nichts. Erwirbt derselbe Pneumokokkenstamm die Fähigkeit zur Bildung einer Schleimkapsel, dann genügen schon einige wenige Kokken, um bei derselben weißen Maus eine tödliche Sepsis auszulösen. In diesem Fall ist die Schleimkapsel der entscheidende Virulenzfaktor. Weitere Beispiele von solchen *Virulenzfaktoren* werden in den folgenden Kapiteln beschrieben.

2.2.1.1 Zellwand

Wie schon erwähnt, können bestimmte Bestandteile der Zellwand (z. B. O-Antigene bei Salmonellen und Coli-Bakterien) als Virulenzfaktoren angesprochen werden. Normalerweise sind sie vorhanden, die betreffende Bakterienart ist virulent. Fehlen sie dagegen oder sind sie verändert (z. B. bei gestörtem Zellwandaufbau), dann ist das Bakterium avirulent.

2.2.1.2 Bakterienkapsel

Die von einigen Bakterienarten gebildete Kapsel schützt sie vor der Phagozytose. Das Kapselmaterial kann aus Mukopolysacchariden bestehen, welche den Kolonien von bekapselten Bakterien ein schleimiges Aussehen vermitteln; daher spricht man auch von Schleimkapsel. Die Schleimkapsel verleiht also den Bakterien einen zusätzlichen wichtigen Schutz gegen die Abwehrmechanismen des Wirtes. Als Beispiel wurde schon das Virulenzverhalten der bekapselten und unbekapselten Pneumokokken angeführt.

2.2.1.3 Toxine

Unter Toxinen verstehen wir Produkte der Bakterien, welche den Wirt schädigen. Chemisch handelt es sich meist um Proteine, oft zeigen sie komplexe organische Strukturen. Werden diese Toxine von den Bakterien nach außen abgegeben, dann spricht man von *Exotoxinen* (oder Ektotoxinen). Wir kennen bei den Bakterien die verschiedensten Exotoxine, erwähnt seien hier nur das Diphtherietoxin, das Tetanustoxin, das Choleratoxin. Wird das Toxin erst bei Zerfall des Bakteriums frei, dann nennt man es *Endotoxin*. Als Endotoxin wird heute ein Lipopolysaccharidkomplex (LPS) der Zellwand verschiedenster gramnegativer Bakterien angesprochen. Aufbau und Wirkung der Endotoxine unterschiedlicher Bakterienarten sind sich ähnlich.

2.2.1.4 Exoenzyme

Auch Enzyme (Fermente) sind Eiweißstoffe, die ein Bakterium bildet und nach außen abgeben kann. Die verschiedensten Enzyme haben die Aufgabe, durch Spalten entsprechender Wirtssubstanzen dem Bakterium Wachstumsfaktoren und Nährstoffe zu erschließen und sie eventuell auch vor Abwehrmechanismen des Wirtes zu schützen. Im folgenden sind einige Beispiele aufgeführt.

Hyaluronidasen: Spalten die Hyaluronsäure auf, welche eine Kittsubstanz zwischen den Säugerzellen darstellt. Die Hyaluronidasen bewirken dadurch eine Zersetzung des Gewebes, wodurch die Ausbreitung der Bakterien gefördert wird. Man nennt dieses Enzym daher auch den Ausbreitungsfaktor (englisch: „spreading factor");

Leukocidin: schädigt und zerstört weiße Blutkörperchen, verhindert damit die Phagozytose und die intrazelluläre Vernichtung der Bakterien;

Proteasen: spalten Eiweißstoffe, sie sind sowohl als Nährstofflieferanten als auch als schädigende Faktoren wirksam (z. B. Auslösung der Blutgerinnung bei Staphylokokken);

Fibrinolysine: lösen Fibrin auf;

Hämolysine: lösen rote Blutkörperchen auf;

Koagulase: greift ins Gerinnungssystem des Menschen ein und bringt Plasma zur Verklumpung.

Es ist naheliegend, daß ein Bakterium, welches viele verschiedene Enzyme in großer Menge produziert, virulenter ist als ein solches, das nur über wenige Exoenzyme mit geringen Aktivitäten verfügt.

2.2.1.5 Haftvermögen

Das Haftvermögen eines Bakteriums auf Körperoberflächen ist eine wesentliche Voraussetzung für das Angehen einer Infektion, z. B. bei den kariesverursachenden Streptokokken bedingt das aus Saccharose gebildete Dextran dieses Haftvermögen. Enteropathogene Coli-Bakterien, Klebsiellen und auch Gonokokken lagern sich wiederum mit Hilfe bestimmter Pili (oder Fimbrien) an Epithelzellen an. Dabei spielen *Lektine* (Proteine, die bestimmte Zucker spezifisch erkennen und sich daran anlagern, sie werden auch Adhäsine genannt) eine wichtige Rolle. Auf die Bedeutung der „Schleim"-Substanz für die Anlagerung von Staphylokokken an die Oberfläche von Biomaterialien sei auch hier hingewiesen.

2.2.1.6 Überlebensfähigkeit in Phagozyten

Auch wenn Bakterien von Phagozyten (Freßzellen) aufgenommen worden sind, können sie manchmal relativ lange intrazellulär überleben (z. B. Tuberkelbakterien oder Brucellen). Die Bakterien sind damit gegen die ausschließlich extrazellulär wirkenden Abwehrmechanismen des Wirtes geschützt.

2.2.2 Makroorganismus (Wirt)

Kommt der Mensch mit bestimmten Mikroorganismen in Kontakt, so spielen *Resistenzfaktoren* für die Abwehr, wie in Abb. 15 dargestellt, eine wichtige Rolle. Der Mensch kann für das betreffende Bakterium *unempfindlich* sein, auch das ist eine vererbte und unveränderliche Eigenschaft. Wenn der Mirkoorganismus beim Menschen eine Krankheit hervorrufen kann, dann ist der Mensch *empfänglich*. Den Grad dieser Empfänglichkeit umschreibt der Begriff *Resistenz*. Die Resistenz ist eine veränderliche Eigenschaft, sie kann schwanken zwischen resistent (auch sehr viele Mikroben führen nicht zur Krankheit) und *anfällig* (schon wenige Mikroben lösen eine Infektion aus). Für dieses unterschiedliche Reaktionsverhalten des Wirtes werden auch andere Begriffe verwendet (z. B. „angeborene Resistenz" für Unempfänglichkeit oder „Disposition" für Resistenz). Mir erscheint jedoch die gewählte Nomenklatur einleuchtender und verständlicher.

Die Resistenz des Menschen wird durch folgende Faktoren (Resistenzfaktoren) bestimmt:

2.2.2.1 Allgemeine Resistenzfaktoren

Schon sehr lange weiß man, daß bestimmte Infcktionskrankheiten besonders in der Jugend oder im Alter vorkommen, sie zeigen eine *Altersdisposition*. Auch psychische oder physische Einflüsse können die Empfänglichkeit des Menschen verändern, z. B. kommt es bei starker Erschöpfung zu einem häufigeren Auftreten der Kinderlähmung.

Abkühlung kann ebenfalls infektionsauslösend sein, als Beispiel sei hier auf den banalen Schnupfen nach Durchnässung und Abkühlung hingewiesen. Auch eine *Unterernährung* mindert die Resistenz (s. Tuberkulose, Ruhr). *Streßsituationen* beeinflussen die Resistenz durch ACTH- und Cortisonausschüttung. Auch *konsumierende Krankheiten* (z. B. bösartige Tumoren), *Diabetes mellitus* oder bestimmte *Therapieformen* (Verabreichung von Cortison, Zytostatika, Bestrahlung) können zu einer Resistenzminderung führen.

Wird die Zusammensetzung der physiologischen bakteriellen Körperflora gestört, dann kann auch das zu einer lokalen Resistenzschwäche führen (z. B. Folgen der Breitbandantibiotikatherapie).

2.2.2.2 Natürliche Resistenz

Die *natürliche Resistenz* wird häufig auch als *unspezifische Körperabwehr* bezeichnet, sie beruht auf *humoralen* und *zellulären* Komponenten.

Humorale Abwehrmechanismen. Schon Ende des vergangenen Jahrhunderts wurde die bakterientötende Wirkung des Serums (Serumbakterizidie) entdeckt. Die Serumbakterizidie stellt ein sehr komplexes System miteinander verbundener Enzym- und Proteinsysteme dar, wie z. B. Komplement- und Properdinsystem, Lipasen, Lysozym, Gerinnungsfaktoren, gefäßaktive Substanzen u. a. Unter diesen Systemen spielt das *Komplementsystem* eine herausragende Rolle. Es besteht aus mehr als 20 Plasmaproteinen sowie aus Faktoren des Properdinsystems. Die wichtigsten Komplementfaktoren werden als C1 (mit den drei Untereinheiten C1q, C1r und C1s) und C2 bis C9 bezeichnet. Der Name „Complement" stammt von PAUL EHRLICH, der damit ausdrükken wollte, daß das Komplement die Reaktion von Antikörpern mit ihren Antigenen komplementiert, also ergänzt. Die Bezeichnung Properdin wurde dagegen von LOUIS PILLEMER geprägt. Heute weiß man, daß Komplement- und Properdinsystem sowohl unspezifisch durch Bakterien und andere körperfremde Substanzen als auch spezifisch durch Antigen-Antikörper-Komplexe aktiviert werden können. Diese Aktivierung kann durch Immunkomplexe über die klassische Kaskadenreaktion oder über die sogenannte Nebenschlußreaktion (englisch: „alternate pathway") ablaufen (s. Abb. 16), wobei die klassische Komplementaktivierung durch die Nebenschlußaktivierung verstärkt wird. Nicht nur in der unspezifischen Infektabwehr, auch bei vielen anderen Vorgängen kommt diesem System eine zentrale Bedeutung zu (Entfernung von Immunkomplexen, Einleitung der Immunantwort, Ausschüttung biogener Amine).

Die klassische Kaskadenreaktion ist Antikörper-abhängig (C1q als Untereinheit der 1. Komplementkomponente bindet sich an das Fc-Stück des Antikörpers im Immunkomplex; nur Antikörper der Klassen IgM, IgG1 und IgG3 aktivieren C1, nicht dagegen IgA, IgD oder IgE). Diese klassische Komplementaktivierung kann daher erst nach einigen Tagen (Latenzzeit rund 5–7 Tage) nach erfolgter Antikörperbildung wirksam werden. Die Nebenschlußreaktion, die ohne Zwischenschaltung von Immunkomplexen anläuft, kann dagegen sofort ausgelöst werden (z. B. durch Endotoxin oder Polysaccharide bakterieller Herkunft), C3 wird direkt aktiviert (s. Abb. 16).

Zelluläre Abwehrmechanismen. METSCHNIKOFF entdeckte 1881, daß bestimmte Zellen in der Lage sind, Fremdstoffe aufzunehmen und sie dann innerhalb der Zelle aufzulösen. Diesen Vorgang nennen wir *Phagozytose*. Die zur Phagozytose befähigten Zellen sind die polymorphkernigen neutrophilen *Granulozyten* und die *mononukleären Phagozyten*. Während Granulozyten Endzellen mit einer kurzen Lebensdauer im peripheren Blut sind, entwickeln sich die mononukleären Phagozyten zu Monozyten, welche aus dem zirkulierenden Blut ins Gewebe auswandern und sich zu *Makrophagen* differenzieren (s. Abb. 17). Je nach Standort werden sie dann als Kupffersche Sternzellen (Leber), Histiozyten, Milz-, Lymphknoten-, Alveolar- oder Hautmakrophagen

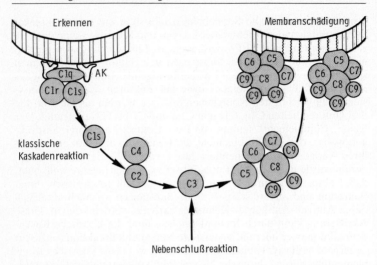

Abb. 16   Aktivierung des Komplementsystems (klassische Kaskadenreaktion und Nebenschlußreaktion)

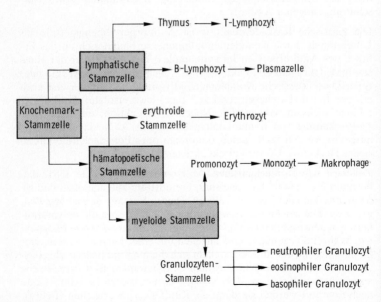

Abb. 17   Entwicklungsschema der roten und weißen Blutzellen

bezeichnet. Insgesamt stellen sie das *mononukleär-phagozytäre System* (MPS) dar, das früher auch retikuloendotheliales System (RES) hieß.

Granulozyten und Makrophagen sind in der Lage, in den Körper eingedrungene Fremdstoffe belebter und unbelebter Natur durch Chemotaxis (Hinführen zum Fremdstoff) zu orten. Unter Beteiligung von *Opsoninen* (z. B. Fc-Stück von Immunglobulinen der Subklassen IgG1 und IgG3 sowie die aktivierte 3. Komplementkomponente C3b) wird der Fremdstoff nach Kontakt durch Einstülpung der Zellmembran aufgenommen, umschlossen und dann intrazellulär in einer Vakuole mit Hilfe verschiedenster Fermente aufgelöst. Die Phagozytose ist sicherlich die entscheidende Abwehrfunktion des Wirtes gegen eingedrungene Mikroorganismen. Ein Absinken der weißen Blutzellen auf Werte unter 700/mm^3 gilt daher als lebensbedrohlich.

2.2.2.3 Immunität

Unter Immunität verstehen wir die spezifische oder erworbene Körperabwehr, sie beruht auf der Anwesenheit von gezielt wirkenden humoralen und zellulären Schutzmechanismen (Antikörper, T-Lymphozyten). Die Immunität ist „erworben", weil sie im Makroorganismus erst im Laufe des Lebens induziert wird. Sie ist „spezifisch", da sie meist nur gegen einen oder wenige, in ihrer Struktur ähnliche Fremdsubstanzen gerichtet ist. Unter *aktiver Immunität* verstehen wir, daß der Mensch die spezifischen Schutzfaktoren selbst bildet. *Passive Immunität* bedeutet in der Medizin, daß dem Menschen bereits vorgebildete spezifische Schutzfaktoren prophylaktisch oder therapeutisch zugeführt werden (z. B. Gabe von Diphtherieantitoxin). Die Mechanismen, welche der spezifischen Abwehr zugrunde liegen, werden im Kapitel „Grundlagen der Immunologie" (s. 2.3) ausführlicher besprochen.

2.2.3 Ablauf der Gast-Wirt-Auseinandersetzung

Der Ausgang der Auseinandersetzung zwischen Mikroben und Wirtorganismus läßt prinzipiell 3 Möglichkeiten zu:

1. Der Wirt siegt über die Mikroben, die Mikroben werden vernichtet, der Wirt wird nicht geschädigt.
2. Es stellt sich ein ausgewogenes Gleichgewicht zwischen Gast und Wirt ein. Die Mikroben etablieren sich in bestimmten Nischen der Körperoberfläche bzw. Schleimhäute und werden dort als Kommensalen oder Symbionten Bestandteil der physiologischen Körperflora (s. 2.5).
3. Die Mikroben überwinden die Abwehrmechanismen des Makroorganismus. Es kommt zur Infektionskrankheit.

Während die Gast-Wirt-Auseinandersetzung bei den ersten zwei Möglichkeiten unbemerkt, d. h. *inapparent* bleibt, kommt es im letzteren Fall meist zu klinisch *manifesten* Erscheinungen von seiten des Wirtsorganismus. Von *Infektion* sprechen wir, wenn der Mikroorganismus sich an der Oberfläche des Körpers festsetzt oder in den Wirt eindringt und sich dort vermehrt. Erst bei Vorliegen von klinischen Symptomen spricht man von einer *Infektionskrankheit*. Es kommt zu Enzündungserscheinungen wie erhöhte Temperatur, vermehrte Durchblutung mit Schwellung und Schmerz. Als *Inkubationszeit* wird dabei die Zeit zwischen Eindringen der Bakterien und Auftreten von klinischen Erscheinungen verstanden.

Eine Infektion kann lokal begrenzt bleiben, sie kann aber auch in die nähere Umgebung fortschreiten oder über den Lymph- und Blutweg zur Generalisierung führen. Von einer *Bakteriämie* sprechen wir dann, wenn Bakterien in der Blutbahn kreisen, ohne daß klinische Symptome auftreten. Besteht eine Bakteriämie mit klinischen Symptomen, dann nennen wir das *Sepsis*. Bei einer *Septikopyämie* kommt es neben der Sepsis noch zu Ansiedlungen (Metastasen) in den verschiedensten Organen, wie z. B. in der Niere, in der Leber u. a. Verursachen mehrere Erregerarten gleichzeitig eine Infektion, dann sprechen wir von einer *Mischinfektion*. Eine *Superinfektion* liegt dagegen dann vor, wenn mehrere Erregerarten nacheinander einen Infektionsprozeß unterhalten.

Die Infektabwehr des Menschen ist generell in drei *Abwehrlinien* organisiert und gestaffelt: Haut und Schleimhäute stellen die *erste Abwehrlinie* dar. Hier wirkt nicht nur die intakte Oberfläche als mechanische Barriere, es werden auch verschiedenste antibakterielle Schutzmechanismen ausgelöst. Die Hautoberfläche weist einen physiologischen Säuremantel auf, wodurch säureempfindliche Anflugkeime geschädigt werden. Die in den Talgdrüsen der Haut gebildeten Fettsäuren sind ebenfalls antibakteriell wirksam. Auf den Schleimhäuten wird versucht, mit einem nach außen gerichteten Flüssigkeits- und Schleimstrom die Eindringlinge wieder nach außen zu befördern. Auch die auf der Haut und Schleimhaut jeweils vorhandene und dort angepaßte physiologische Standortflora bekämpft die ankommenden Fremdkeime.

Gelingt es einem Mikroorganismus, diese erste Barriere zu überwinden, dann wird er mit der *zweiten Abwehrlinie* konfrontiert: Hierzu gehören alle unspezifischen im Blut vorhandenen Abwehrfaktoren, wie Serumbakterizide, Phagozytose u. a. Auch mit Entzündungsreaktionen und Fieber kämpft der Körper gegen die Eindringlinge an. Die nützliche Seite einer Entzündungsreaktion besteht darin, daß humorale und zelluläre Abwehrstoffe an das eingedrungene Bakterium herangebracht werden. Die Auseinandersetzungen zwischen Phagozyten und Bakterien führen zu Zelltrümmern, Bakterien- und Granulozyten-resten, was als *Eiter* in Erscheinung tritt. Durch die Eiterbildung wird der Infektionsprozeß häufig begrenzt. Die Eiterbildung kann für den Körper auch schädlich sein, indem dadurch Antikörper und Antibiotika schlechter an die umschlossenen Bakterien herankommen. Das von Bakterien freigesetzte Endotoxin und die verschiedenen Zerfalls-produkte rufen eine Fieberreaktion hervor. Da menschenpathogene Bakterien auf Temperaturen über 37 °C mehr oder weniger empfindlich reagieren, erfüllt wahrscheinlich auch das Fieber eine positive Aufgabe in der Infektabwehr.

Erst auf der *dritten Ebene* werden die Mechanismen der spezifischen humoralen und zellulären Abwehr aktiviert. Bei erstmaligem Kontakt des Gastorganismus mit einem Mikroorganismus vergehen einige Tage, bis spezifische Antikörper und spezifische T-Lymphozyten gebildet werden. Bei wiederholtem Zusammentreffen mit dem gleichen Erreger kann die spezifische Abwehr aufgrund des immunologischen Gedächtnisses (s. 2.3) sofort verfügbar sein: Es besteht eine *Immunität*.

Die unspezifischen Mechanismen der Infektabwehr (die ersten beiden Abwehrlinien) sind somit kurzfristig für die Auseinandersetzung mit dem eingedrungenen Erreger einsatzbereit. Die spezifischen Mechanismen bedingen einen längerfristigen Schutz, kommen aber erst verzögert zur Wirkung.

2.3 Grundlagen der Immunologie

Immunologie ist die Lehre von der durch belebte und unbelebte Fremdstoffe (Antigene) ausgelösten, spezifischen Abwehr (Immunantwort) des Körpers von Mensch und höheren Tieren. Diese veränderte Reaktionslage ist an das Vorhandensein von immunkompetenten Zellen (Lymphozyten) und von Antikörpern gebunden. Immunologische Reaktionen sind einerseits von zentraler Bedeutung für die Infektabwehr (s. 2.2.3), andererseits stellen allergische und immunpathologische Vorgänge eine überschießende und für den Makroorganismus schädliche Folge dar.

2.3.1 Antigen

Antigene sind lösliche oder korpuskuläre Substanzen, welche im Menschen oder in höheren Tieren die Bildung von *Antikörpern* (Schutzstoffen) und sensibilisierten *Lymphozyten* auslösen und sich mit ihnen verbinden können. *Haptene* sind unvollkommene, meist niedermolekulare Antigene, die sich wohl mit den entsprechenden spezifischen Antikörpern verbinden können, dagegen für gewöhnlich nicht in der Lage sind, selbst eine Immunreaktion zu induzieren. Chemisch sind

Antigene meist Eiweiße (Proteine), höhermolekulare Polysaccharide (Zucker) oder deren Kombinationen; reine Lipide (Fettstoffe) wirken meist nicht antigen. Die Spezifität eines Antigens ist sowohl durch seine chemische Beschaffenheit als auch durch seine Oberflächenstruktur bestimmt. Antigene können gelöst vorkommen, oder sie sitzen an der Oberfläche von Zellen, wie z. B. an Bakterien und roten Blutkörperchen. Kommt die gleiche antigene Struktur, auch *Epitop* genannt, in verschiedenen Molekülen oder auf verschiedenen Zellen vor, dann spricht man von einer *Antigengemeinschaft*. Große Moleküle oder Zellen können andererseits auf ihrer Oberfläche auch eine Vielzahl unterschiedlicher Antigene tragen. Die Intensität, mit der ein Antigen die Synthese von Antikörpern induziert und sich mit ihnen verbindet, ist von Antigen zu Antigen verschieden, man nennt dies *Immunogenität*. Sie kann durch bestimmte, die Immunreaktion unterstützende Substanzen, die sogenannten Adjuvantien, erhöht werden (z. B. Adjuvans nach Freund).

2.3.2   Ablauf einer Immunreaktion

In den Organismus hineingelangte oder eingebrachte Antigene sowie im Organismus selbst entstandene, als fremd erkannte Stoffe (Autoantigene) werden, soweit sie nicht sofort durch neutrophile Granulozyten eliminiert wurden, von *Makrophagen* phagozytiert und aufgeschlüsselt. Die Makrophagen geben die antigene Information an *Lymphozyten* weiter.

Bei den für Immunreaktionen wichtigen Lymphozyten unterscheiden wir zwei Arten von Zellen, nämlich die *T-* und die *B-Lymphozyten*. Die *T-Lymphozyten* sind thymusabhängig (daher der Name) und sind Träger der *zellgebundenen Immunität*. Die *B-Lymphozyten* (der Name kommt von der bei Vögeln im Enddarm gelegenen Bursa fabricii) werden bereits im Knochenmark geprägt und differenzieren sich unter Antigeneinwirkung zu *Plasmazellen,* welche dann die humoralen Antikörper bilden. Sowohl bei den T- als auch bei den B-Lymphozyten werden im Laufe einer Immunisierung (durch Antigene) sogenannte *Gedächtniszellen* gebildet, welche nicht direkt an den immunologischen Reaktionen beteiligt sind, jedoch das immunologische Erinnerungsvermögen darstellen und Monate bis Jahre bestehenbleiben können. Diese Gedächtniszellen bewirken, daß der Organismus bei wiederholtem Antigenkontakt schneller und stärker mit der Bildung sensibilisierter T- oder B-Lymphozyten reagiert als beim ersten Kontakt. Man nennt dieses Phänomen *Boostereffekt*. Makrophagen, T- und B-Lymphozyten zusammen bilden ein komplexes System von Zellen, welche in allen Phasen der Immunantwort miteinander kooperieren.

2.3.3 Humorale und zellgebundene Immunität

2.3.3.1 Humorale Immunität

Die *humorale Immunität* beruht auf der Anwesenheit von *Antikörpern,* die man als *Immunglobuline* bezeichnet. Diese Immunglobuline bestehen chemisch aus mindestens vier Polypeptidketten: zwei sogenannten *H-Ketten* (heavy = schwer) und zwei *L-Ketten* (light = leicht). Der typische Aufbau eines Immunglobulins ist in der Abb. 18 dargestellt. Es gibt 5 unterschiedliche H-Ketten, nach denen die Immunglobuline in entsprechende Klassen unterteilt sind (γ-, μ- α-, ϵ- und δ-Ketten), und 2 verschiedene L-Ketten (Kappa- und Lambda-Ketten), die in allen 5 Klassen der Immunglobuline vorkommen.

Die beiden H-Ketten sind miteinander und mit den beiden L-Ketten über Disulfidbrücken verbunden. Mit Hilfe bestimmter Enzyme kann man Immunglobuline aufspalten, es entstehen dabei zwei *Fab*-Fragmente (antigenbindend) und das immunologisch nichtspezifische *Fc*-Stück. Die antigenspezifische Bindungsstelle (Paratop) befindet sich am äußeren, hypervariablen Ende der beiden *Fab*-Fragmente. Wie aus der Abb. 18 zu ersehen, hat ein Immunglobulin üblicherweise zwei *Fab*-Fragmente mit zwei identischen Antigenbindungsstellen, es ist *bivalent* und kann daher zwei identische antigene Strukturen binden. Die *Fab*-Fragmente sind variabel, daher können im Makroorganismus

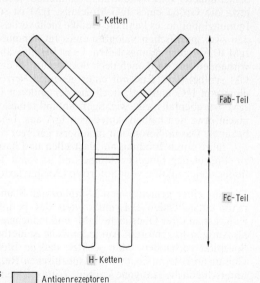

Abb. 18   Struktur eines Immunglobulins

Antigenrezeptoren

spezifische Antikörper gegen eine unendliche Vielzahl von Antigenen gebildet werden. Das *Fc*-Stück eines Immunglobulins ist dagegen unveränderlich. An ihm können Antigene nicht spezifisch gebunden werden, trotzdem ist dieses Endstück von großer Bedeutung: Hier können sich Bindungsstellen für humorale Faktoren und Zellmembranen befinden, so z. B. für die erste Komplementkomponente oder für Makrophagen.

Den verschiedenen H-Ketten entsprechend kennen wir fünf Klassen von *Immunglobulinen*, die als *IgA, IgD, IgE, IgG* und *IgM* bezeichnet werden. Das *IgG* macht den weitaus größten Anteil an gebildeten Immunglobulinen aus (rund 80 %). Es besteht aus einer Grundstruktur mit zwei leichten und zwei schweren Ketten (s. Abb. 18) und kommt innerhalb und außerhalb der Gefäße vor, es kann als einziges der fünf Immunglobuline die Plazentarschranke passieren. IgG ist ein wichtiger antimikrobieller Antikörper, es stellt ähnlich wie das C3 ein wichtiges Opsonin für die Phagozytose durch Makrophagen dar. Der zweitgrößte Antikörperanteil entfällt auf das *IgA*, welches insbesondere an die verschiedenen Körperausscheidungen wie Kolostrum, Tränenflüssigkeit, Nasensekret, Speichel, Bronchial- und Intestinalsekret abgegeben und dort als antiinfektiöser Antikörper wirksam wird. IgA besteht aus zwei Grundeinheiten, die über eine J-Kette verbunden sind, und es gelangt erst über eine sekretorische Komponente auf die Schleimhäute. *IgM* besteht aus 5 Einheiten, jede von ihnen besitzt in etwa die Größe eines IgG-Moleküls. IgM ist somit das größte der Immunglobuline, es kann die Gefäße nicht verlassen. Im Gegensatz zu den zwei spezifischen Valenzen eines IgG-Immunglobulins besitzt das IgM 10 Antigenbindungsstellen. Es ist bereits während des Fetallebens vorhanden und wird auch nach der Geburt als erstes bei Antigenkontakt synthetisiert. Erst mit einer gewissen Verzögerung tritt die Bildung von IgG und evtl. noch die der anderen Immunglobuline ein. IgM ist ebenfalls ein wichtiger antimikrobieller Schutzfaktor und macht etwa den halben Anteil von IgA aus. Über das *IgD* ist wenig bekannt. Das im Serum nur in äußerst geringer Menge vorkommende *IgE* führt durch Bindung an Mastzellen und basophile Granulozyten zur Freisetzung biogener Amine und ist somit Träger der Überempfindlichkeitsreaktion vom Soforttyp (Anaphylaxie) (s. Tab. 2).

Die aus einer gemeinsamen Lymphozyten-Stammzelle im Knochenmark entstehenden B-Lymphozyten des peripheren Blutes tragen zunächst an ihrer Oberfläche IgM- und manchmal auch IgG-Moleküle als Antigen-Rezeptoren. Auf jeder Zelle ist hierbei nur eine Rezeptor-Spezifität vorhanden. Man schätzt, daß im Blut des Menschen von Geburt an B-Lymphozyten mit spezifischen Rezeptoren für über 10^8 unterschiedliche Antigene kreisen. Trifft solch ein B-Lymphozyt zufällig auf das zu ihm passende Antigen, dann wird dieses an seinen

Tabelle 2 Eigenschaften und biologische Aktivitäten der menschlichen Immunglobuline

	Immunglobulinklassen				
	IgG	IgM	IgA	IgE	IgD
Molekulargewicht in Dalton	150000	950000	160000	190000	180000
Subklassen	4	–	2	–	–
Antigenbindende Valenzen	2	10*)	2**)	2	2
%-Anteil am Gesamt-Plasma-Immunglobulin	80%	6%	13%	0,002%	0,2%
Halbwertszeit in Tagen	18–23	5	2–3	2	3
Hitzestabilität (30 Min. bei 56 °C)	+	+	+	–	–
Komplementaktivierung – klassisch – alternativ	+ +/–	++ –	– –	– –	– –
Reaktion mit Fc-Rezeptoren auf – Granulozyten – Monozyten – Mastzellen	++ + –	– – –	– – –	– – ++	– – –
Plazenta-Gängigkeit	++	–	–	–	–
Vorkommen in exokrinen Sekreten	–	–	++	–	–
Beteiligung an pathologischen Reaktionen	Immunkomplex-Erkrankungen		–	Ana-phylaxie	–
Beteiligung an – Agglutination – Präzipitation – Neutralisation	+ ++ +	+ (+) +	+ – +	– – –	– – –

(+), –, ++ = vorhanden   – = nicht vorhanden
*) Zellmembrangebundenes IgM besitzt nur 2 Valenzen.
**) In Sekreten liegt IgA in dimerer Form mit 4 Valenzen vor.

Rezeptor gebunden. Durch den Reiz dieser spezifischen Bindung wird die betreffende B-Lymphozyten-Zelle zur Vermehrung angeregt (klonale Selektionstheorie nach Burnet) und anschließend die kurzlebigen Plasmazellen gebildet. Tatsächlich sind die Ursachen für die Antikörpervielfalt, wie man heute weiß, wesentlich komplexer, da viele Gene für die Synthese einer variablen F_{ab}-Region verantwortlich sind. Eine zusätzliche und u. U. sehr individuelle Diversität der Antikörperspezifitäten entsteht darüber hinaus durch Mutation und Rekombination der Gene der variablen Region. Die Plasmazellen bilden dann Immunglobuline einer Klasse und derselben Spezifität, die der Antigenerkennende B-Lymphozyt auf seiner Zelloberfläche trug. Daneben werden aber auch langlebige B-Lymphozyten-Gedächtniszellen produziert, die nicht mehr in Plasmazellen überführt werden.

Antikörper, die aus einer einzigen Zellinie („Klon") stammen, nennt man *monoklonal*. Sie sind hinsichtlich ihres Paratops und ihrer Immunglobulinklassenzugehörigkeit völlig identisch. Solche Antikörper können bei maligner Entartung eines Zellklons (Myelom) in großer Menge entstehen. Diese Erkenntnis und die Tatsache, daß man Myelomzellen mit normalen B-Lymphozyten zu einer Zelle fusionieren kann, hat zur Entdeckung der Hybriden-Technologie geführt, die seit mehr als 10 Jahren zur Herstellung künstlicher monoklonaler Antikörper genutzt wird. Dabei werden Tumorzellen mit Antikörperbildenden B-Lymphozyten durch Zellfusion verschmolzen. Die so erzeugte Hybridzelle besitzt von der Tumorzelle her eine unbegrenzte Wachstumstendenz (sie läßt sich also relativ leicht züchten) und vom B-Lymphozyten hat sie die Fähigkeit geerbt, absolut identische Antikörper zu produzieren. Da man mit dieser Technik sehr spezifische, eng gerichtete Antikörper gegen die unterschiedlichsten Antigene herstellen kann, ist das Anwendungsspektrum der monoklonalen Antikörper sehr breit, sie sind auch für die Humanmedizin von größter Bedeutung.

2.3.3.2   Zellvermittelte Immunität

Die zellvermittelte Immunität basiert auf den sogenannten T-Lymphozyten, welche sich ebenfalls im Knochenmark aus einer gemeinsamen Stammzelle entwickeln. Nach Verlassen des Knochenmarkes als unreife Zellen müssen T-Lymphozyten (daher auch ihr Name) noch eine entscheidende Reifung im Thymus durchlaufen. T-Lymphozyten unterscheiden sich von den B-Lymphozyten aber noch in anderen Punkten:

Antigen-Erkennungsstruktur an der Zelloberfläche der T-Lymphozyten (T-Zellrezeptor = Tr). Tr ist kein Immunglobulin, es reagiert aber ebenfalls sehr spezifisch, nur mit einer einzigen antigenen Struktur. Man schätzt, daß im Blut des Menschen T-Lymphozyten mit mehr als 10^7 unterschiedlichen Tr-Rezeptoren vorkommen. Auf jeder T-Lymphozytenzelle wird aber nur ein Tr-Rezeptor einer einzigen Spezifität exprimiert.

Funktionelle Spezialisierung: Während der B-Lymphozyt sich nur in eine Plasmazelle oder eine Gedächtniszelle (Memory-Zelle) weiterentwickeln kann, gibt es bei den T-Lymphozyten eine sehr vielschichtige funktionelle Spezialisierung. Dementsprechend unterscheiden wir:

a) **Regulatorische T-Lymphozyten:** Der Ausfall der Immunantwort ist das Ergebnis eines wohldosierten Wechselspieles von hemmenden und fördernden Beeinflussungen zwischen Makrophagen, T- und B-Lymphozyten.

    aa) *T-Helfer-Zelle* (T_H-Zelle): Rd. 60% der peripheren T-Lymphozyten tragen an ihrer Zelloberfläche das Zell-Differenzierungsmerkmal CD4 (CD = cluster designation), auch als T_4 bekannt. Diese T-Helfer-Zellen bewerkstelligen die primäre Antigen-Erkennung auf der Oberfläche von Makrophagen und auch Monozyten, sie aktivieren andere T-Lymphozyten (besonders T_K- und T_{DTH}-Zellen) und B-Lymphozyten.

    ab) *T-Suppressor-Zelle* (T_S-Zelle): Etwa 20 bis 30% der peripheren T-Lymphozyten besitzen beim Menschen auf ihrer Oberfläche das Differenzierungsmerkmal CD8, daher auch T_8-Zellen genannt. Diese Suppressorzellen hemmen andere T- und B-Lymphozyten in ihrer Aktivität.

Beim gesunden Menschen besteht also normalerweise zwischen T_H-Zellen und T_S-Zellen das Verhältnis 2:1. Wird dieses Verhältnis gestört (wie z. B. bei AIDS), kann es zu lebensgefährlichen Erkrankungen kommen.

b) **Effektor-T-Lymphozyten:** Sie sind die Träger der eigentlichen zellvermittelten Immunantwort.

    ba) *Zytotoxische T-Zellen* (T_K-Zellen): Diese Zellen sind in der Lage, sich spezifisch mit antigentragenden Zellen zu verbinden und diese Zellen damit abzutöten.

    bb) *T_{DTH}-Zellen* (DTH = delayed type hypersensitivity = Allergie vom verzögerten Typ): Diese T-Lymphozyten wirken im Rahmen der Allergie des verzögerten Typs.

c) **Natürliche Killerzellen** (NK-Zellen, früher auch als „Null"-Zellen bekannt): Diese Zellen gehören ebenfalls zu den T-Lymphozyten. Rd. 5% der peripheren T-Lymphozyten sind beim Menschen NK-Zellen. Diese NK-Zellen sind in der Lage, sich an Zellen unspezifisch anzulagern und sie damit abzutöten. Da NK-Zellen somit sofort verfügbar sind, stellen sie eine außerordentlich wichtige Abwehrwaffe, z. B. gegen Tumorzellen, dar.

MHC-Restriktion: Zusätzlich zum spezifischen Tr-Rezeptor benötigen T-Lymphozyten zur Erkennung des dazu passenden Antigens noch die Mithilfe eines weiteren Rezeptors, der MHC-Histokompatibilitätsantigene erkennen kann. Die Ausbildung dieser Histokompatibilitätsantigene (HLA = „human leukocyte antigens") wird durch Gene des MHC (MHC = „major histocompatibility complex") kodiert, welche auf dem kurzen Arm des Chromosom 6 sitzen. Alle Zellen eines Individuums haben identische MHC-Regionen, d. h. übereinstimmende

HLA-Gene (Visitenkarte eines Menschen). Der Antigen-erkennende T-Lymphozyt trägt also an seiner Oberfläche den spezifischen Tr-Rezeptor für das Antigen und einen Rezeptor für die MHC-Region der antigenanbietenden Makrophagenzelle. Beide Rezeptoren müssen gleichzeitig eine einzige Makrophagenzelle binden können. Der T-Lymphozyt kann also nur dann das passende Antigen erkennen, wenn es von einer Makrophagenzelle seiner eigenen MHC-Ausprägung angeboten wird. Auch zytotoxische T-Zellen bedürfen der Mitwirkung der MHC-Rezeptoren.

Interleukine: Diese biologisch hochaktiven, jedoch immunologisch nicht spezifischen Polypeptide werden von Zellen des Immunsystems (besonders von Makrophagen und von B- und T-Lymphozyten), besonders nach einer vorangegangenen Antigen-spezifischen Stimulierung, gebildet. Sie sind nichts anderes als Informationsübermittler zwischen den Zellen des Immunsystems und werden daher auch als lymphozytotrope Hormone oder als **Lymphokine** bezeichnet, wenn sie von Lymphozyten gebildet werden. Es gibt eine ganze Reihe solcher Mediatoren, die beiden wichtigsten sind:

Interleukin 1 (IL-1): IL-1 wird von Monozyten und Makrophagen nach T_H-Zell-Kontakt abgegeben. Aber auch exogene Faktoren wie z. B. das Endotoxin oder bakterielle Zellwandstoffe (z. B. MDP = Muramyldipeptid oder Zellwände von Propionibakterien) können eine IL-1-Produktion anregen, ebenso endogene Aktivatoren wie z. B. die Komplementfaktoren C3a und C5a. Auch durch die Phagozytose von Immunkomplexen kann eine IL-1-Ausschüttung bedingt sein. Soweit man es heute weiß, kommen dem IL-1 systemische Effekte (z. B. endogenes Fieber durch Reizung des ZNS) ebenso zu wie viele mehr lokale Aktivitäten: IL-1 stimuliert T-Lymphozyten zur Abgabe von IL-2; es regt die Bildung von Gamma-Interferon (γ-IF) an; chemotaktische Faktoren (CF) werden ebenfalls aktiviert wie auch der Makrophagen-Inhibitionsfaktor (MIF); neutrophile Granulozyten und NK-Zellen werden gefördert, B-Lymphozyten werden zur Weiterentwicklung und zur Bildung von Antikörpern angeregt u. a.

Interleukin 2 (IL-2): Viele stimulierte T-Lymphozyten bilden nach IL-1-Reiz IL-2, welches dann die weitere Proliferation der T-Lymphozyten steuert.

2.3.4 Antigen-Antikörper-Reaktion

Antigene und dazu passende Antikörper bilden Immunkomplexe. Die gegenseitige, reversible Bindung beruht auf physikochemischen Kräften, wie z. B. auf den Van-der-Waalschen-Kräften, entgegengesetzten Ionenladungen u. a. Antigene und Antikörper passen zueinander wie „der Schlüssel zum Schloß".

Immunkomplexe bestehen mindestens aus je einem Antigen- und Antikörpermolekül. Die Bildung von Immunkomplexen kann sowohl experimentell in vitro als auch in vivo im Körper nachgewiesen werden (s. auch 2.3.5). Der In-vitro-Nachweis von Immunkomplexen hat große diagnostische Bedeutung, seine wichtigsten Reaktionsformen sind (s. auch 4.1.5.3, S. 167):

2.3.4.1 Präzipitation

Lösliche Antigene mit mehreren Bindungsstellen können durch eine dreidimensionale Vernetzung mit ihren Antikörpern Immunkomplexe bilden, die schließlich so groß werden, daß sie nicht mehr in Lösung bleiben und als weißlicher Niederschlag (Präzipitat) ausfallen. In halbfesten Gelen (z. B. Agargelen) kann man durch geeignete Versuchsbedingungen erreichen, daß lösliche Antigene und Antikörper aufeinander zu diffundieren. In der Zone des günstigsten Konzentrationsverhältnisses von Antigen und Antikörper (Äquivalenzbereich) kommt es zu präzipitierenden Immunkomplexen, die als weißliche Präzipitationslinien sichtbar werden (Agargel-Doppeldiffusionsmethode nach OUCHTERLONY). Bei der sogenannten *Immunelektrophorese* wird ein Antigengemisch zunächst in einem Agargel mit Hilfe einer Elektrophorese aufgetrennt, so daß die verschiedenen Antigenfraktionen einzeln im Gel vorliegen. Anschließend führt man im rechten Winkel zur Elektrophorese-Aufrichtung eine Immundiffusion mit dem antikörperhaltigen Antiserum durch.

2.3.4.2 Agglutination

Liegt das Antigen in korpuskulärer Form vor (z. B. auf Erythrozyten oder Bakterien), so kommt es durch die Antikörper ebenfalls zur dreidimensionalen Verbindung der einzelnen Antigenpartikel. Dadurch tritt eine sichtbare Verklumpung oder „Agglutination" ein. Auch lösliche Antigene können zu einer Agglutinationsreaktion führen, wenn diese Antigene vorher an Partikel wie Erythrozyten oder Latexteilchen angelagert werden. Wenn Erythrozyten Träger des Antigens sind, dann nennt man diese Reaktion eine *passive Hämagglutination*.

2.3.4.3 Komplementbindungsreaktion (KBR)

Bestimmte IgG- und IgM-Antikörper sind in der Lage, nach ihrer Fixierung an das Antigen über das Fc-Stück C1 und damit auch Komplement zu aktivieren. Diese Eigenschaft ist die Grundlage der in der Laboratoriumsdiagnostik häufig verwendeten Komplementbindungsreaktion. Das Schema dieser Komplementbindungsreaktion (KBR) ist in der Abb. 19 dargestellt.

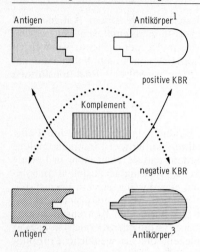

Antigen   Antikörper[1]

positive KBR

Komplement

negative KBR

Antigen[2]   Antikörper[3]

1 inaktiviertes Patientenserum
  (keine Komplementaktivität)
2 Schaferythrozyten
3 Antikörper gegen Schaferythrozyten

Abb. 19   Schema der Komplementbindungsreaktion (KBR)

Meist sollen mit der KBR die im Patientenserum zu einem bestimmten Infektionserreger passenden Antikörper nachgewiesen und damit die Diagnose einer Infektionskrankheit gesichert werden. Da auch Patientenserum Komplement enthält, muß es vor dem Test durch Erhitzen auf 56 °C inaktiviert werden. (Die hitzeempfindlichen Komponenten des Komplementsystems werden dadurch zerstört.) Inaktiviertes Patientenserum, Antigen und genau dosiert zugegebenes Komplement (vom Meerschweinchen) werden miteinander vermischt. Wenn spezifische Antikörper vorhanden sind, dann wird Komplement durch den gebildeten Immunkomplex aktiviert. Bei der Komplement„bindungs"-reaktion handelt es sich eigentlich um eine Komplement„verbrauchs"-reaktion. Diese Reaktion bleibt jedoch optisch unsichtbar. Um sie sichtbar und damit ablesbar zu machen, gibt man nach Ablauf der ersten Reaktion ein Indikatorsystem zu, das aus Schaferythrozyten und komplementaktivierenden Antikörpern gegen Schaferythrozyten, die vom Kaninchen stammen, besteht. Ist das Komplement in der ersten Reaktion schon verbraucht worden, so bleibt für das Indikatorsystem kein Komplement mehr übrig, die Schaferythrozyten werden nicht aufgelöst. (Erythrozyten werden in Gegenwart von spezifischen Antikörpern und Komplement lysiert, d. h. aufgelöst.) Wurde das Komplement in der ersten Reaktion nicht verbraucht, dann kommt es

im Indikatorsystem zur optisch gut sichtbaren Lyse der Schaferythrozyten. Die fehlende Lyse der Schaferythrozyten zeigt somit an, daß im
Patientenserum die gesuchten Antikörper vorhanden sind, die Komplementbindungsreaktion ist positiv.

2.3.4.4 Neutralisationstest

Wenn Antikörper und Antigene miteinander reagieren, so können
dadurch auch andere Eigenschaften des Antigens, wie seine *toxischen*
Wirkungen (z. B. beim Diphtherietoxin) oder seine *zellzerstörenden,*
zytotoxischen Aktivitäten (z. B. bei den verschiedenen Viren), neutralisiert werden. Bei dieser Art von Inaktivierung werden als Indikator
Versuchstiere oder Zellkulturen eingesetzt. Sind spezifische Antikörper gegen das Antigen vorhanden, ist der Neutralisationstest also positiv, dann bleibt die toxische Reaktion beim Versuchstier oder in der
Zellkultur aus. Auch *enzymatische* Aktivitäten lassen sich durch spezifische Antikörper neutralisieren, darauf beruhen moderne, hochempf-
findliche Labortests (ELISA-Test, ELISA = *enzyme-linked-immuno-
sorbent-assay*).

2.3.4.5 Weitere Testverfahren

Zu den empfindlichsten Nachweismöglichkeiten humoraler Antikörper gehören auch *radioimmunologische Methoden* (RIA-Test = *radio-
immuno-assay*), bei denen entweder das Antigen oder der Antikörper
radioaktiv markiert werden. *Fluoreszenzserologische* Verfahren
benutzen Antikörper, welche mit fluoreszierenden Farbstoffen gekoppelt sind.

2.3.5 Immunität und Allergie

Wie schon erwähnt, erfüllen *humorale* und *zelluläre Immunität* die
Aufgaben der spezifischen Abwehr des Organismus gegenüber schädlichen Fremdstoffen. Humorale und zelluläre Immunität können dabei
jeweils für sich allein, in der Regel aber gemeinsam wirksam werden.
Humorale Antikörper und Komplement binden sich an schädliche
Antigene und führen sie durch Opsonisierung der Phagozytose zu. T-
Lymphozyten als Träger der zellulären Immunität veranlassen die Phagozytose von korpuskulären Antigenen, sie können auch selbst zyto-
toxisch wirken. Eine *Immunität* ist erworben, spezifisch gegen ein
bestimmtes Antigen gerichtet, und sie ist eine individuelle Eigenschaft
des betreffenden Organismus. Sie entwickelt sich relativ langsam und
ist erst nach zwei bis drei Wochen voll ausgebildet. Die Immunität hält
dann Monate bis Jahre, unter Umständen sogar lebenslang an.

Man spricht von *Immuntoleranz,* wenn ein Makroorganismus ein Antigen nicht als Fremdkörper erkennt und deshalb keine spezifische

Immunität dagegen entwickelt. Die Ursachen dieser Immuntoleranz sind, je nach Lebensalter, vielschichtig und bestehen in der Eliminierung oder Erschöpfung von Populationen spezifischer immunkompetenter Zellen, die gegen ein bestimmtes Antigen gerichtet sind, in der fehlenden Kooperation der Lymphozyten durch funktionelle Beeinträchtigung einzelner Lymphozytenpopulationen (z. B. T-Helfer-Zellen), oder in der Bindung der Antikörper durch im Überschuß vorhandene Antigene. Die Immuntoleranz kann sich schon im Fetalleben entwickeln und nach der Geburt lebenslang erhalten bleiben. Der positive Aspekt dieser Immuntoleranz liegt darin, daß sich damit der Makroorganismus gegenüber körpereigenen Antigenen abschirmt und somit eine Selbstzerstörung durch Immunreaktionen verhindert. Ein Verlust dieser Toleranz führt zur Autoimmunisierung (Immunisierung gegen körpereigene Antigene) und damit zum Auftreten von Autoimmunerkrankungen (s. Lehrbücher für Innere Medizin!). Die Immuntoleranz kann für den Körper aber auch gefährlich sein, wenn sie nämlich gegen hochvirulente Infektionserreger ausgebildet wird. Im Rahmen einer immunsuppressiven Therapie (z. B. im Zusammenhang mit einer Organtransplantation) kann es ebenfalls zu einer Immuntoleranz kommen, die dann aber nicht spezifisch gegen ganz bestimmte Antigene gerichtet ist.

Unter *Allergie* oder Überempfindlichkeit verstehen wir eine aktive, spezifische und unter Umständen veränderte immunologische Reaktion des Körpers. Die Allergie kann im Gegensatz zur Immuntoleranz als übermäßige oder fehlgeleitete Immunantwort verstanden werden, die unter Umständen gefährliche, ja sogar tödliche Folgen haben kann. Solche Allergien treten bei rund 5–10 % der Bevölkerung auf. Sie sind an einen Zweitkontakt mit dem Antigen gebunden; die dabei ablaufenden pathologischen Vorgänge beruhen auf der In-vivo-Bildung von Immunkomplexen. Wir unterscheiden zumindest vier Formen von pathologischen Allergiereaktionen:

2.3.5.1 Immunreaktion vom Soforttyp (Anaphylaxie, Typ I)

Bei bestimmten Personen kommt es bei der Immunisierung gegen lösliche Antigene (meist Eiweißstoffe) auch zur überschießenden Bildung von *IgE-Antikörpern*. Diese IgE-Antikörper haben die Eigenschaft, daß sie sich mit ihrem Fc-Stück auf Gewebsmastzellen und zirkulierende basophile Granulozyten festsetzen. Ist die Zelloberfläche dicht mit solchen IgE-Molekülen besetzt, dann können Antigene mit zwei oder mehreren spezifischen Determinanten sich an Fab-Fragmente von zwei oder mehreren IgE-Molekülen binden. Dadurch kommt es zur sofortigen Freisetzung von vasoaktiven Aminen wie Histamin aus den Mastzellen und basophilen Granulozyten. Histamin ist eine pharmakologisch hochaktive Substanz, die lokale Ödeme (Quaddeln) oder das Krankheitsbild der Anaphylaxie bedingt. Diese Anaphylaxie tritt innerhalb von Minuten auf. Sie kann begrenzt bleiben oder allgemein zum Schock führen. Solche spezifischen IgE-Antikörper werden auch als Reagine bezeichnet.

Zu den typischen Antigenen, die eine Typ-I-Immunreaktion auslösen, gehört das Penicillin. Mit Penicillin sind auch erfolgreiche Versuche unternommen worden, die Anaphylaxie durch eine Desensibilisierung zu bekämpfen. Die Mechanismen, die der Desensibilisierung zugrunde liegen, sind auch heute nicht vollständig bekannt. Mögliche Wege sind die Blockierung von IgE-Antikörpern durch monovalente Antigene, die kompetitive Hemmung durch Allergen-spezifisches IgG und die Stimulierung eines IgE-Suppressor-Faktors.

2.3.5.2 Zytotoxische Immunreaktion (Typ II)

Hier reagieren zirkulierende Antikörper mit Antigenen oder Haptenen, die auf körpereigenen Gewebs- und Blutzellen vorkommen oder aufgelagert sind. Im Gegensatz zur zellvermittelten Zytotoxizität kommt es zur Aktivierung des Komplementsystems und damit zur Zell-Lyse, was sich klinisch je nach den betroffenen Zellen in Form einer hämolytischen Anämie, einer Leukopenie oder einer Thrombopenie manifestieren kann. Dieser Reaktionstyp kommt besonders bei Arzneimittelüberempfindlichkeiten, hämolytischen Transfusionsreaktionen, Immunthyreoiditis, u. a. vor.

2.3.5.3 Immunkomplexreaktion (Arthus-Phänomen, Typ III)

Gelöste Antigene reagieren mit zirkulierenden Antikörpern unter Bildung von Immunkomplexen, die sich bei einer bestimmten Größe an Strukturen wie Gefäßwände oder Basalmembranen der Glomeruli ablagern. Die Folgereaktionen sind mannigfaltiger Natur, an ihnen sind sowohl Granulozyten, Thrombozyten, Komplement als auch gefäßaktive Substanzen wie das Histamin oder Serotonin beteiligt. Eine besondere Rolle scheint hierbei das Gerinnungssystem zu spielen. Je nach dem Ort der Ablagerung dieser Immunkomplexe kommt es zu klinischen Erscheinungen wie Glomerulonephritis, Arteriitis, Arthritis, Myokarditis u. a. Obwohl die auslösenden Allergene meist nicht bekannt sind, werden bakterielle und virale Antigene, aber auch Immunglobuline selbst als Auslöser dieser Immunreaktion angenommen.

2.3.5.4 Immunreaktion oder Allergie vom verzögerten Typ (Typ IV)

An der Allergie vom verzögerten Typ (DTH) sind Makrophagen und sensibilisierte T-Lymphozyten (bes. T_K- und T_{DTH}-Zellen) beteiligt.

Prototyp einer solchen Reaktion ist die tuberkulöse Infektionsreaktion mit Granulom-Bildung (das lokalisierte Antigen ist von Makrophagen und T-Lymphozyten umgeben). Kommt es dagegen nicht zur Granulom-Bildung, dann kann es zu massiven, flächenhaften Reaktionen mit Gefäßverschluß und Nekrose kommen. Eine solche überschießende Reaktion ist für den Menschen schädlich. Die DTH tritt zwischen 24 Stunden und 4 Wochen nach Antigen-Kontakt auf, sie manifestiert sich häufig in der Haut. Histologisch sind an der DTH (DTH = delayed type hypersensitivity) mononukleäre Zellen beteiligt (basophile Granulozyten, Makrophagen, Epitheloidzellen, Riesenzellen). Typische DTH-auslösende Antigene sind Ovalbumin, Nickel, Tuberkulin oder persistierende Antigen/Antikörper-Komplexe. Einige chronische Infektionskrankheiten werden in ihrem Verlauf ebenfalls durch die DTH bestimmt: Tuberkulose, Lepra, Leishmaniose, Listeriose, u. a.

2.4 Epidemiologie

2.4.1 Grundlagen

Unter Epidemiologie im engeren Sinne verstehen wir die Lehre von den übertragbaren Infektionskrankheiten, die Seuchenlehre. Im weiteren Sinne kann man Epidemiologie aber auch allgemein als die Wissenschaft vom Auftreten und der Verbreitung infektiöser und nichtinfektiöser Krankheiten in der Bevölkerung definieren.

Infektionskrankheiten können beim Menschen sporadisch in Form von Einzelfällen auftreten. Stellt man jedoch eine im zeitlichen und örtlichen Zusammenhang stehende Häufung (mindestens 3 Fälle) einer bestimmten Infektionskrankheit fest, dann sprechen wir von *Epidemie*. Wenn eine Epidemie sich über die ganze Welt erstreckt, wie es z. B. bei der Cholera der Fall ist, dann ist das eine *Pandemie*. Eine Epidemie kann plötzlich und massiv auftreten (z. B. bei Lebensmittelvergiftungen), wir sprechen von einer *Explosionsepidemie*. Nimmt die Zahl der Erkrankungsfälle dagegen langsam und stetig zu, so nennen wir dies eine *Kontaktepidemie* (bei Tröpfchen- oder Schmutz- und Schmierinfektionen).

Kennzeichen einer Epidemie ist auch, daß sie nach einer gewissen Zeit wieder verschwindet. Eine Infektionskrankheit kann jedoch in einem bestimmten Gebiet jahraus und jahrein immer wieder auftreten, wir bezeichnen dieses Phänomen als *Endemie*.

Um die Häufigkeit und Gefährlichkeit einer Krankheit anzuzeigen, wurden weitere Begriffe geschaffen:

Unter *Morbidität* verstehen wir die Häufigkeit einer Krankheit bezogen auf die gesamte Bevölkerung (meist auf 10000 Einwohner pro Jahr bezogen). *Mortalität* gibt die Zahl der Todesfälle an einer bestimmten Krankheit in Relation zur Gesamtbevölkerung an. *Letalität* ist dagegen die Zahl der Todesopfer, bezogen auf die Zahl der tatsächlich Erkrankten (meist in Prozenten ausgedrückt).

Infektionskrankheiten können entweder von Mensch zu Mensch übertragen werden, sie können aber auch aus dem Tierreich auf den Menschen gelangen. Den letzteren Fall bezeichnen wir als *Anthropozoonose* (Anthroponose = Erkrankung beim Menschen, Zoonose = Erkrankung im Tierreich). Der Mensch stellt dabei meist nur das Endglied einer zufällig zu ihm gelangten Infektkette dar, von Mensch zu Mensch erfolgt dann keine weitere Verbreitung. Die Übertragung eines Krankheitserregers kann direkt oder indirekt erfolgen. Von einer *direkten Übertragung* sprechen wir dann, wenn ein Erreger durch persönlichen Kontakt (Kontaktinfektion, Schmutz- und Schmierinfektion, z. B. durch Händegeben) oder über eine Tröpfcheninfektion (aerogene Infektion, Anhusten) von Mensch zu Mensch weitergegeben wird. Aber auch *indirekt* kann ein Infektionserreger übertragen werden: über infizierte Lebensmittel, kontaminierte Handtücher, Bettwäsche und viele andere, besonders im Krankenhaus verwendete Gegenstände und Apparate wird der Erreger weitergegeben. Eine besondere Form der indirekten Übertragung stellt die Verbreitung von Infektionserregern durch Fliegen und Mücken dar. Die Erreger werden hierbei entweder in Form der Luftpost (Hausfliege) weiterbefördert, oder es findet im Zwischenträger eine Reifung bzw. Vermehrung des Erregers statt (z. B. bei der Malaria und beim Gelbfieber).

Als *Erregerreservoir* bezeichnen wir den normalen Aufenthalts- und Vermehrungsort eines bestimmten Infektionserregers. Dieser Ort kann belebter oder unbelebter Natur sein. Manche Infektionserreger kommen nur beim Menschen vor (z. B. Gonokokken, Luesspirochäten), die meisten Bakterien findet man aber auch bei verschiedenen Tieren oder in der Außenwelt. *Infektionsquelle* ist der Ausgangspunkt einer *Infektkette* oder eines *Infektionsweges,* das heißt des Weges, den ein Krankheitserreger von der Infektionsquelle bis zum Infizierten nimmt.

Keimträger ist ein Mensch, der einen Krankheitserreger beherbergt und ausscheidet, ohne selbst daran erkrankt gewesen zu sein. Diese Keimträger sind für ihre Umgebung besonders gefährlich, da sie als gesunde Menschen hochvirulente Erreger abgeben. Ein *Dauerausscheider* scheidet Erreger nach der selbst durchgestandenen Krankheit aus, dies kann sehr lange, sogar lebenslang anhalten.

2.4.2 Bekämpfung und Verhütung von Infektionskrankheiten

Im Vordergrund aller Maßnahmen steht die *Erkennung* einer Infektionskrankheit; neben einer typischen klinischen Symptomatik ist hierfür der Erregernachweis sehr wichtig. Eine Infektionskrankheit kann nur dann mit ausreichender Sicherheit und in möglichst kurzer Zeit erkannt werden, wenn Kliniker oder praktischer Arzt und Mikrobiologe eng zusammenarbeiten. Der behandelnde Arzt muß an die Möglichkeit einer Infektionskrankheit denken, und er muß das geeignete Untersuchungsmaterial dem Mikrobiologen zur Prüfung übermitteln. Der Mikrobiologe hat dann die Aufgabe, mit Hilfe einer optimalen Untersuchungstechnik den Erreger zu identifizieren, d. h. ihn schnellstmöglich anzuzüchten und seine Artzugehörigkeit zu bestimmen. Eine Differenzierung der Bakterien zumindest bis zur Speziesebene ist notwendig, da oft das gleiche Krankheitsbild von ganz verschiedenen Bakterienarten verursacht werden kann. Gehören alle im Zusammenhang mit einer vermuteten Seuche angezüchteten Bakterienstämme derselben Art (Spezies) an, so sollte eine weitere Feindifferenzierung (Typisierung) mit Hilfe der Lysotypie, der Serologie, des Antibiogramms und verschiedener biochemischer Merkmale durchgeführt werden. Das Vorliegen einer Seuche wird durch den Nachweis der Identität der angezüchteten Bakterienstämme bestätigt.

Voraussetzung einer erfolgreichen Epidemiologie ist, daß auftretende übertragbare Infektionskrankheiten zentral gemeldet und diese Meldungen entsprechend ausgewertet werden. Auf lokaler Ebene ist das zuständige Gesundheitsamt die Anlaufstelle für Meldungen. Für die BRD insgesamt werden dann alle Daten im Bundesgesundheitsamt gesammelt und als Übersichten zur epidemiologischen Situation publiziert. Diese epidemiologischen Übersichten sind allerdings nur dann nützlich, wenn die Meldungen auch wirklich lückenlos erfolgen. Entsprechende Vorschriften sind im *Bundesseuchengesetz* (BSeuchG) geregelt.

Ist das Vorliegen einer Epidemie erkannt worden, dann muß die Infektionsquelle ausfindig gemacht und saniert werden. Gleichzeitig müssen Maßnahmen zur *Verhütung* anlaufen. Damit muß verhindert werden, daß noch nicht infizierte Menschen an dieser Seuche erkranken. Für die Maßnahmen der Verhütung (Prophylaxe) können die folgenden zwei Möglichkeiten beschritten werden.

Dispositionsprophylaxe: Das einzelne Individuum wird durch Schutzimpfungen oder durch eine Chemoprophylaxe (z. B. bei der Malaria) gegen einen bestimmten Seuchenerreger geschützt.

Expositionsprophylaxe: Die an einer übertragbaren Seuche Erkrankten werden bis zur Gesundung *isoliert* (Isolierabteilungen in Krankenhäusern). Dasselbe muß bei gefährlichen Seuchen (z. B. bei Pocken) auch mit Personen gemacht werden, die noch nicht erkrankt sind, bei denen aber durch stattgefundenen Kontakt eine nachfolgende Erkrankung wahrscheinlich ist (Quarantäne). Diese schon infizierten, aber noch nicht erkrankten Menschen befinden sich in der Inkubationszeit. In diesem Stadium kann es bereits zur Ausscheidung von Seuchenerregern kommen (z. B. bei Pocken über ausgehustete Rachentröpfchen). Wirksame Desinfektionsmaßnahmen müssen sicherstellen, daß keine Seuchenerreger von diesen isolierten Kranken und Krankheitsverdächtigen über Exkremente, beschmutzte Wäsche, Gebrauchsgegenstände, Lebensmittel usw. nach außen gelangen, um dort eventuell neue Infektionen zu setzen.

Auch *Krankenhausinfektionen* (nosokomiale Infektionen) müssen epidemiologisch erfaßt und bekämpft werden. Eine Krankenhausinfektion liegt dann vor, wenn der Patient durch seinen Krankenhausaufenthalt eine Infektionskrankheit erwirbt. Im deutschen Sprachraum hat sich hierfür leider das Wort Hospitalismus eingebürgert. Unter Hospitalismus versteht man einen Schaden jeglicher Art (infektiös, psychisch, u. a. m.), den ein Patient durch seinen Krankenhausaufenthalt erleiden kann. Um Mißverständnisse zu vermeiden, sollte man besser nur von Krankenhausinfektionen oder von nosokomialen Infektionen sprechen. Vom Bundesgesundheitsamt sind Empfehlungen zur Verhütung und Bekämpfung von Krankenhausinfektionen mit entsprechenden Anlagen veröffentlicht worden.

2.5 Normale Körperflora

Schon normalerweise ist die innere und äußere Körperoberfläche des Menschen mit Mikroorganismen besiedelt, wobei die Zusammensetzung der Mikroflora von Körperregion zu Körperregion sehr unterschiedlich ist. Fast stets finden wir Kommensalen oder Symbionten; obligat pathogene Mikroorganismen können sich, ohne dort selbst Kankheitserscheinungen hervorzurufen, in der physiologischen Standortflora nicht halten. Es muß jedoch nochmals betont werden, daß die Einstufung eines Mikroorganismus als „Kommensale" oder „Symbiont" nur für eine ganz bestimmte Körperregion gilt.

Die Besiedlung der Körperoberfläche des Menschen beginnt mit der Geburt. Vieles spricht dafür, daß das Kind auch die Normalflora von seiner Mutter erbt. Die für einen bestimmten Standort sehr charakteristische Mikroflora kann sich aber im Laufe des Lebens ändern (s. 2.5.5.2 Scheidenflora).

Ist die Zusammensetzung der Standortflora einer Körperregion deren Norm entsprechend, dann bezeichnen wir dies als *Eubiose* oder

Eubakterie. Zweifellos ist dieser Zustand der Eubiose für den Menschen nützlich, wenn nicht sogar notwendig. Wie schon erwähnt, stellt die Normalflora einen wichtigen Faktor innerhalb der Infektabwehr des Menschen dar. Wird diese Standortflora aus irgendeinem äußeren (z. B. durch Antibiotikatherapie) oder inneren Anlaß gestört, entspricht ihre Zusammensetzung nicht mehr dem Normalzustand, so nennen wir das *Dysbiose* oder *Dysbakterie.* Eine solche Dysbiose kann für den Menschen direkt oder indirekt schädlich sein, z. B. können sich nun im freien Raum gefährliche Anflugkeime festsetzen und zu einer Infektion führen (z. B. Candida-Infektion des Darmtraktes nach Breitbandantibiotikatherapie). Der unselige Wirbel um die „Stuhldysbakterie" hat gezeigt, daß der Versuch sinnlos ist, die Dysbiose einer Standortflora nur durch Bekämpfung der nicht zur betreffenden Standortflora gehörigen Mikroben zu beseitigen. Man muß vielmehr die Ursachen der Dysbiose auffinden und ausschalten. Leider müssen wir gestehen, daß wir über die exakte Zusammensetzung der verschiedenen Standortflorabereiche und über die Aufgaben der vielen Mitglieder noch relativ wenig wissen. Das hängt mit den enormen Schwierigkeiten solcher Untersuchungen zusammen. Im folgenden wird versucht, die für die Standortflora der einzelnen Körperregionen bekannten Fakten aufzuzeigen.

2.5.1 Hautflora

Die Haut und ihre Anhangsgebilde beherbergen eine Bakterienflora, in der Mikrokokken, Staphylokokken, Korynebakterien und in den Ausführungsgängen der Talgdrüsen auch anaerobe Propionibakterien vorherrschen. Die ständig hier siedelnden Mikroorganismen werden als *Residentflora* bezeichnet. Diese Residentflora läßt sich mittels Waschen und Desinfizieren wohl stark zurückdrängen, sie bleibt aber immer noch existent. Da die Hautoberfläche besonders stark Anflugkeimen ausgesetzt ist, können sich vorübergehend noch andere, normalerweise nicht der Residentflora zugehörige Keime festsetzen. Diese Mikroben zählen wir zur sogenannten *Transientflora* (nichthaftende Mikroflora). Mitglieder der Transientflora verschwinden von selbst wieder, sie können aber auch durch Waschen und Desinfizieren beseitigt werden.

2.5.2 Mundflora

Der Mundbereich ist von einer Vielzahl verschiedenster aerober und anaerober Mikroorganismen besiedelt. Die α-hämolysierenden (vergrünenden) und nichthämolysierenden Streptokokken sind besonders typische Mitglieder der Mundflora, nicht zu Unrecht spricht man von der „grünen Polizei" der Mundhöhle. Anaerobier findet man im nennenswerten Umfang mit Beginn der Bezahnung.

Bei der exponierten Lage der Mundhöhle ist es nur verständlich, wenn hier oft Fremdkeime ankommen. Meist gelingt es bereits der normalen Mundflora, diese Eindringlinge abzufangen bzw. sie wieder zu verdrängen. Es kann aber auch geschehen, daß für diesen Standort wenig virulente Krankheitserreger, wie z. B. Pneumokokken, Staphylococcus aureus, Candida albicans, Influenzabakterien und bestimmte Viren, einige Zeit in der Mundhöhle überleben. Im gesunden Normalzustand sind diese fakultativ pathogenen Mikroorganismen aber nur in sehr spärlicher Zahl vorhanden. *Fakultativ pathogen* bedeutet, daß das Bakterium nur unter bestimmten Umständen eine Erkrankung auslösen kann. Fällt die Kontrollfunktion der normalen Mundflora weg, dann können sich allerdings solche Keime ungehemmt vermehren und zu Infektionen führen.

Die Ätiologie der *Zahnkaries* hängt sicherlich ursächlich mit der Anwesenheit und Aktivität bestimmter Bakterien zusammen. Besonders sind hier bestimmte Streptokokkenarten zu nennen, die der normalen Mundflora angehören. Welche Rolle hierbei die übrige normale Mundflora spielt, ist noch mehr oder weniger unklar. Die Kariesentstehung ist zweifellos ein sehr komplexes Geschehen, wo neben den als Karieserregern anzusprechenden Bakterienarten auch noch andere äußere (z. B. Fluoridmangel, rohrzuckerhaltige Nahrung) und innere Faktoren mit zu berücksichtigen sind.

2.5.3 Respirationstrakt

2.5.3.1 Nasenflora

Besonders die vordere Nasenpartie ist stark bakterienbesiedelt. In der Zusammensetzung ähnelt die Nasenflora der Hautflora, auch hier sind Mikrokokken, Korynebakterien und Staphylokokken die hauptsächlichen Vertreter. Im vorderen Nasenbereich kann sich leider auch die fakultativ pathogene Bakterienart *Staphylococcus aureus* festsetzen und dort relativ lange nachweisbar bleiben. Die für den Nasenbereich praktisch avirulenten *Staphylococcus-aureus*-Stämme können von dort über Schmutz- oder Schmierinfektion oder Tröpfcheninfektion in andere Körperbereiche und insbesondere in Wunden gelangen, wo sie dann als hochvirulente Erreger Infekte verursachen. *Staphylococcus-aureus*-Keimträger in der Nasenflora sind häufig Infektionsquellen von staphylokokkenbedingten Krankenhausinfektionen.

2.5.3.2 Rachenflora

Rachenflora und Mundflora ähneln sich in ihrer Zusammensetzung. Auch in der Rachenflora (besonders in den Tonsillen) können vereinzelt Infektionserreger wie Staphylococcus aureus, Pneumokokken, Diphtheriebakterien, Meningokokken, β-hämolysierende Streptokokken, Viren und Candida-Pilze vorkommen, sie werden jedoch auch hier im Normalfall von den übrigen Mitgliedern der Rachenflora unter Kontrolle gehalten. Bei Wegfall dieser Kontrolle kann es allerdings passieren, daß diese Bakterienarten die Maske ihrer Harmlosigkeit ablegen und zu Infektionen führen.

2.5.3.3 Kehlkopf und Trachea

In diesen Bereichen kann man noch Teile der Rachen-Mund-Flora antreffen. Unterhalb der Stimmbänder kommt eine Bakterienbesiedlung aber nur unregelmäßig und spärlich vor. Bei verschiedenen Störungen und im Gefolge eines virulenten Krankheitserregers (z. B. Grippeviren) können allerdings potentiell gefährliche Bakterienarten mit in den unteren Respirationstrakt eindringen und dort Infektionen verursachen oder unterhalten (Beispiel Pneumokokken, Staphylococcus aureus und Influenzabakterien).

2.5.3.4 Bronchien

Die Bronchien und Alveolen sind normalerweise nicht bakteriell besiedelt.

2.5.4 Darmflora

Im *Ösophagus* kommen noch Teile der Mund-Rachen-Flora vor. Der *Magen* ist dank der vorhandenen Säure keimarm, ähnliches gilt für das *Duodenum*. Im weiteren *Dünndarm* wird die Bakterienbesiedlung intensiver, sie nimmt in Richtung Zökum zu. Als Hauptbestandteil sind Bifidobakterien und Enterokokken zu nennen. Coli-Bakterien und Anaerobier kommen nur in der Flora des unteren Ileums vor.

Der *Dickdarm* ist massiv mit Keimen besiedelt, auch hier nimmt die Besiedlungsstärke in Richtung Rektum zu. Man schätzt, daß hier 10^8–10^{11} Keime pro Gramm Dickdarminhalt vorkommen. Ausdrücklich muß hier vermerkt werden, daß Coli-Bakterien, andere Enterobakterien und Enterokokken nur einen geringen Anteil (rd. 5 %) der Dickdarmflora ausmachen. Rund 95 % der Dickdarmflora entfallen auf *Anaerobier,* insbesondere auf gramnegative Stäbchen der Bacteroides-Gattung, Bifidobakterien, Klostridien und anaerobe Kokken. Candida-Pilze, Staphylococcus aureus, Pseudomonas aeruginosa und andere fakultativ pathogene Bakterienarten können vorhanden sein, aber nur in geringer Zahl.

Die Keimbesiedlung des Darmes setzt mit der Geburt ein. Solange das Kind rein muttermilchernährt wird, finden wir fast nur Bifidobakterien. Man nimmt an, daß diese Bifidusflora für das Gedeihen des Neugeborenen nützlich ist. Bei Beginn einer Mischernährung kommt es zum Auftreten der verschiedenen Anaerobier und der Coli-Bakterien, es stellt sich langsam die gesamte Palette der Stuhlflora ein.

2.5.5 Urogenitaltrakt

2.5.5.1 Harnwege

Die *Harnwege* sind bis einschließlich *Harnblase* normalerweise nicht keimbesiedelt. In der äußeren Hälfte der *Urethra,* insbesondere aber am *äußeren Genitale,* findet man aber eine sehr vielfältige Mischflora aus Aerobiern (Mikrokokken, Staphylokokken, Enterokokken, apathogenen Treponemen und apathogenen Mykobakterien, verschiedenen Enterobakterien) und Anaerobiern (anaerobe Kokken und Bacteroides-Arten). Es ist verständlich, daß von hier aus stets die Gefahr einer aufsteigenden Keimverschleppung gegeben ist, insbesondere bei mechanischen Manipulationen wie Katheterisieren. Manche der in der äußeren Urethra als harmlos geltenden Bakterienarten können in der Harnblase und in den oberen Harnwegen Infektionen verursachen.

2.5.5.2 Scheidenflora

Die Scheide ist massiv mit Mikroorganismen besiedelt, wobei die Zusammensetzung je nach Lebensalter variiert.

Im Kindesalter liegt eine Mischflora vor, mit Beginn der Pubertät übernehmen die Laktobakterien die Hauptposition. Diese Laktobakterien werden auch als Milchsäurebakterien oder als Döderleinsche Stäbchen bezeichnet; sie setzen aus Glykogen Milchsäure frei. Bei der geschlechtsreifen Frau finden wir daher ein stark saures Scheidenmilieu (pH 4–4,7), wodurch manche anderen Mikroben unterdrückt werden.

Auch hier kann es zur Störung der Standortflora und dementsprechend zu klinischen Symptomen kommen. Je nach Zusammensetzung der Scheidenflora sprechen wir von unterschiedlichen *Reinheitsgraden* (RG).

RG I: ausschließlich Laktobakterien und Epithelzellen;

RG II: überwiegend Laktobakterien, vereinzelt andere Bakterien, einige Epithelzellen und spärlich Leukozyten;

RG III: kaum noch Laktobakterien, überwiegend Mischflora aus den verschiedensten grampositiven und gramnegativen Bakterienarten, vermehrt Leukozyten, keine Epithelzellen;

RG IV: keine Laktobakterien, massive Mischflora, massiv Leukozyten.

RG I der Scheidenflora liegt bei der gesunden Frau vor. Bei RG II, besonders aber bei RG III, beginnt der Zustand der Dysbiose, klinisch kommt es zum Ausfluß.

Während der *Schwangerschaft* kann es zu einer Verschiebung der Scheidenflora kommen. Gefährlich für das Neugeborene kann dabei das eventuelle Auftreten von möglichen Krankheitserregern sein, wie z. B. das der Candida-Pilze. Jenseits der *Menopause* geht die Besiedlung der Scheide mit Laktobakterien langsam zurück, es etabliert sich wieder eine Mischflora.

2.6 Mikrobiologische Untersuchungstechnik

Die medizinische Mikrobiologie erfüllt eine für die Klinik und Praxis gleichermaßen wichtige Funktion bei der Erkennung, Bekämpfung und Behandlung von Infektionskrankheiten. Grundvoraussetzung für eine erfolgreiche und für den Patienten nutzbringende medizinisch-mikrobiologische Diagnostik ist, daß der Mikrobiologe selbst Arzt ist oder zumindest über eine langjährige medizinisch orientierte Ausbildung verfügt. Er muß die Funktion des gesunden und kranken menschlichen Körpers kennen, er muß die vom behandelnden Arzt mitgeteilten klinischen und anamnestischen Daten verstehen. Nur dann vermag der Mikrobiologe die erforderliche Untersuchungsrichtung einzuschlagen und die Resultate seiner mikrobiologischen Untersuchungen in eine medizinisch brauchbare Diagnose und Interpretationsformel umzusetzen. Aber auch der einsendende Arzt und das medizinische Pflegepersonal müssen über gewisse Grundkenntnisse in der medizinischen Mikrobiologie verfügen, damit sie die Möglichkeiten und Grenzen der mikrobiologischen Diagnostik kennen und in der Lage sind, die Befunde des Mikrobiologen und seine Interpretationen zu verstehen. Weiterhin sollten sie wissen, welche Erregerarten bei welchen Krankheiten zu erwarten sind und welches Untersuchungsmaterial zu welcher Zeit einzusenden ist. Die Entnahmetechnik und der richtige Transport des Untersuchungsmaterials sind außerordentlich wichtige Voraussetzungen für eine optimale mikrobiologische Diagnostik.

2.6.1 Mikrobiologische Technik

Die im Labor eintreffenden Materialproben müssen verschiedene mikroskopische, kulturelle, serologische und biochemische Untersuchungsgänge durchlaufen (manchmal ist auch ein Tierversuch erforderlich), bevor eine fachgerechte Beurteilung abgegeben werden kann. Man versucht, die eventuell in der Untersuchungsprobe vorhandenen Erreger mikroskopisch nachzuweisen sie über Kultur und/oder Tierversuch anzuzüchten und zu identifizieren. Da Mikroben eine gewisse Vermehrungszeit benötigen, bevor sie makroskopisch sichtbare Kolonien oder Kulturveränderungen zeigen, ist verständlich, daß die mikrobiologische Untersuchung eine gewisse Mindestzeit benötigt (je nach Erreger Stunden bis Wochen). Bei den meisten aeroben Bakterienarten kann ein Untersuchungsergebnis üblicherweise 1–2 Tage nach Eintreffen der Probe im Labor vorliegen.

2.6.1.1 Mikroskopische Untersuchung

Vom Untersuchungsmaterial wird manchmal ein ungefärbtes *Nativpräparat* hergestellt und mikroskopiert. Für die mikrobiologische Untersuchung wichtiger ist die Beurteilung gefärbter Präparate: Als Orientierungshilfe hat sich eine Einfachfärbung mit *Methylenblau* bewährt, damit kann die Zellmorphologie recht gut erkannt werden. Eine Differenzierung der Bakterien wird dann entweder mit der *Gramfärbung* oder mit anderen Spezialfärbungen wie der nach ZIEHL-NEELSEN (Tuberkelbakterien) durchgeführt. Darüber hinaus können Spezialverfahren wie *Elektronenmikroskopie* (wichtig für den Virusnachweis), *Dunkelfeld-, Phasenkontrast-* und *Fluoreszenzmikroskopie* eingesetzt werden.

Der mikroskopische Befund vermag wohl gewisse Hinweise auf die Art der im Untersuchungsmaterial vorhandenen Mikroorganismen zu geben, eine exakte Diagnose allein aufgrund der Mikroskopie ist nur in wenigen Ausnahmefällen möglich. Für den behandelnden Arzt kann aber die mikroskopische Verdachtsdiagnose eine sehr wertvolle Hilfe in der Diagnose, vor allem aber für die Therapieauswahl sein.

2.6.1.2 Kultur

Die überwiegende Mehrzahl der für die Medizin wichtigen bakteriellen Erreger kann auf künstlichen Nährböden angezüchtet werden. Voraussetzung ist, daß die verwendeten Nährmedien die für das Wachstum und die Vermehrung der Mikroorganismen notwendigen Nährstoffe und Wachstumsfaktoren enthalten. Auch müssen die erforderlichen Wachstumsbedingungen (Temperatur, Feuchtigkeit, Luft, pH) gewährleistet sein. Viren werden in sogenannten Zellkulturen angezüchtet (s. 4 Virologie), Bakterien und Pilze versucht man auf festen und in flüssigen Nährböden zur Vermehrung zu bringen.

Den zumeist verwendeten festen Nährmedien wird die gelartige Substanz Agar aus Rotalgen als Stützsubstanz beigegeben, die dem Nährboden (Nähragar) die benötigte Festigkeit verleiht. Da diese Agarnährböden in Schalen ausgegossen werden, spricht man im Labor ganz allgemein von Agarplatten.

Sollen bestimmte Bakterien aus einem stark mischinfizierten Material (z. B. aus eine Stuhlprobe) angezüchtet werden, so verwendet man häufig *Selektivmedien:* Dem Nährboden zugegebene Hemmstoffe unterdrücken das Wachstum nicht erwünschter Bakterien, die nachzuweisenden Erreger werden dagegen nicht oder nur gering beeinträchtigt. Unter *Anreicherungsmedien* versteht man solche Nährlösungen, welche dank ihrer besonderen Zusammensetzung in der Lage sind, auch nur spärlich vorhandene oder geschädigte Keime noch zum Anwachsen zu bringen. Man kann einem Nährboden auch Substanzen zusetzen, deren Abbauprodukte auf das Vorhandensein gewisser Bakterienarten hinweisen (Differenzierungsmedien).

Das *Wachstumsverhalten* und die *Kolonieform* der angezüchteten Bakterien und Pilze sind wichtige Merkmale für die Artbestimmung. Meist kommt man damit aber nicht aus, es folgen dann noch weitere Differenzierungen mit Hilfe biochemischer Reaktionen und mit Hilfe der Serologie. Je nach vermuteter Bakterienart wird ein Satz mehrerer Nährmedien mit unterschiedlichen Inhaltsstoffen (meist verschiedenen Zuckerarten) beimpft, und man liest nach Bebrütung die einzelnen Reaktionen ab. Da diese Nährbodensätze wegen der zugegebenen Reaktionsindikatoren ein sehr buntes Bild abgeben, spricht man von der „Bunten Reihe". Mit der Serologie wird das Antigenspektrum der untersuchten Mikroben bestimmt.

2.6.1.3 Tierversuch

Der Tierversuch zum Zwecke der mikrobiologischen Diagnostik soll nur dann eingesetzt werden, wenn Mikroskopie und/oder Kultur keine verläßlichen Untersuchungsbefunde liefern können. Man verwendet hierzu meist Mäuse, Meerschweinchen oder Kaninchen. Entweder soll im Tierversuch der Mikroorganismus angezüchtet werden (z. B. Tuberkelbakterien), oder man weist im Tierversuch das Vorhandensein bestimmter Toxine nach (z. B. beim Tetanus).

2.6.2 Serologische Technik

Unter *Serologie* verstehen wir die Lehre von Antigen- und Antikörperreaktionen, welche in vitro im Labor durchgeführt werden können und deren sichtbarer Reaktionsausfall entweder zum Nachweis von Antikörpern oder zur Differenzierung von Antigenen verwendet wird. Wie schon erwähnt, kommt es beim Zusammentreffen von Antigenen und den dazu passenden Antikörpern zu einer sehr spezifischen, aber reversiblen Bindung. Die Empfindlichkeit und Genauigkeit einer solchen serologischen Reaktion ist vielfach höher als die anderer Reaktionssysteme. In bestimmten flüssigen oder halbfesten Medien kann dieser zumeist unsichtbar bleibenden ersten Phase der Antigen-Antikörper-Reaktion eine zweite Phase mit einem auch makroskopisch erkennbaren Reaktionsausfall folgen (z. B. *Präzipitations-* und *Agglutinationsreaktionen*). Kommt es zu keiner sichtbaren Reaktion, so kann man die erfolgte Antigen-Antikörper-Reaktion trotzdem mit Hilfe von bestimmten Indikatorsystemen ablesbar machen *(Komplementbindungsreaktion, Neutralisationstest)*. Die verschiedenen serologischen Reaktionen sind sehr störempfindlich, ihre Durchführung erfordert Spezialkenntnisse und große Erfahrung.

Neben einer *qualitativen* serologischen Reaktion (Nachweis von Antikörper oder Antigen) gibt es auch den *quantitativen* Test. Es wird damit die Menge eines der beiden Reaktionspartner nachgewiesen. Meist wird nach der Antikörpermenge im menschlichen Serum gefragt. Man verdünnt das zu untersuchende Serum stufenweise (z. B. 1:2, 1:4, 1:8 usw.) und gibt jedem Röhrchen die gleiche Menge Antigen zu. Dasjenige Röhrchen in der Verdünnungsreihe, in dem gerade noch ein Reaktionsausfall sichtbar ist, wird als Endpunkt der Reaktion oder *Titer* bezeichnet. Die Verdünnungsreihe nennen wir entsprechend *Titerreihe*. Wenn es z. B. in der Serumverdünnung 1:8 noch zu einer sichtbaren Reaktion kommt, nicht mehr dagegen in der Verdünnungsstufe 1:16, dann wird als *Reaktionstiter* 1:8 oder einfach 8 angegeben. Je größer die Antikörpermenge im Serum ist, um so höher wird der Titer der serologischen Reaktion sein.

Eine positive serologische Reaktion kann makroskopisch unsichtbar bleiben, wenn die mit dem Antigen reagierenden Antikörper „inkomplett" sind. Wie schon erwähnt, kann man diese Reaktion mit Hilfe der Komplementbindungsreaktion oder des Neutralisationstestes sichtbar machen. Es gibt jedoch noch eine dritte Möglichkeit des Reaktionsnachweises, nämlich den *Coombs-Test*. Prinzip des Coombs-Testes: Auch Antikörper wirken antigen, wenn man sie dem Makroorganismus einer anderen Spezies einspritzt. Wenn man die vom Menschen gebildeten Immunglobuline einem Kaninchen injiziert, dann bildet das Kaninchen Antikörper gegen die menschlichen Immunglobuline. Beispiel für die Anwendung des Coombs-Testes: Ein bekanntes Antigen reagiert mit dem zu untersuchenden Patientenserum, eine sichtbare Reaktion bleibt aus. Man will nun nachprüfen, ob nicht eventuell „inkomplette" Antikörper, die man auch blockierende Antikörper nennt, vorhanden sind und sich mit dem Antigen verbunden haben. Deshalb gibt man Kaninchenserum zu, das Antikörper gegen menschliche Immunglobuline enthält (sogenanntes Coombs-Serum). Wenn am Antigen gebundene Antikörper da sind, dann reagieren diese mit den nunmehr zugeführten Kaninchenantikörpern und es kommt zur sichtbaren Agglutination. Diese serologische Reaktion bezeichnet man als *indirekten Coombs-Test*. Vermutet man, daß die Erythrozyten eines Neugeborenen schon mit diaplazentar übergetretenen mütterlichen Antikörpern beladen sind (z. B. bei der Rhesusunverträglichkeit), dann bringt man das Coombs-Serum unmittelbar mit den Erythrozyten des Neugeborenen zusammen. Diese Reaktion nennt man den *direkten Coombs-Test*.

Bezüglich Agglutinationsreaktion unterscheiden wir die Reaktionen nach GRUBER und nach WIDAL. Bei der *Gruberschen Reaktion* wird ein unbekanntes Antigen mit Hilfe eines bekannten Antikörpers gesucht und differenziert. Die *Widal-Reaktion* weist mit Hilfe eines bekannten Antigens einen im Patientenserum vermuteten unbekannten Antikörper nach. Während die *Grubersche Reaktion* zur serologischen Differenzierung von Mikroorganismen verwendet wird, ist die *Widal-Reaktion* für die Diagnose von Infektionskrankheiten von großer Bedeutung (z. B. Widal-Reaktion zum Nachweis einer Typhuserkrankung).

2.6.3 Entnahme und Transport von Untersuchungsmaterial

Stets muß bedacht werden, daß auch die beste mikrobiologische Untersuchungstechnik durch Fehler bei der Entnahme und beim Transport des Untersuchungsmaterials so beeinträchtigt werden kann, daß die Untersuchung wertlos wird. Leider sind gerade hier Unzulänglichkeiten, Versäumnisse und fehlendes Wissen keine Seltenheit.

2.6.3.1 Transportgefäße

Gefäße zur Aufnahme von Untersuchungsmaterial für die mikrobiologische und serologische Diagnostik müssen steril, chemisch inert, korrosionsbeständig und sicher verschließbar sein. Im allgemeinen werden die folgenden Gefäßtypen verwendet:

1. Röhrchen mit einem Fassungsvermögen von 5–10 ml für flüssige Untersuchungsstoffe (Liquor, Blut, Urin, Punktate);
2. gleiche Röhrchen, an deren Deckel oder Stopfen ein Löffelchen angebracht ist, für Stuhlproben;
3. größere Röhrchen mit einem Fassungsvermögen von rund 20 ml für Sputumproben;
4. Röhrchen, die Abstrichtupfer enthalten.

2.6.3.2 Transportmedien

Manche Krankheitserreger sind so anfällig für Umwelteinflüsse, daß sie beim Transport des Untersuchungsmaterials sehr leicht absterben. Um auch diese empfindlichen Erreger noch vermehrungsfähig ins Labor zu bringen, verwendet man verschiedene Transportmedien:

Reichhaltiges Medium. Das Untersuchungsmaterial wird sofort nach der Entnahme in besonders reichhaltige flüssige Nährlösungen eingebracht und dann ins Labor geschickt (z. B. Blutkulturflaschen). Schon während des Transports kann eine Keimvermehrung stattfinden.

Selektives Medium. Dieses soll ein Überwuchern der nachzuweisenden Erreger durch andere Bakterien verhindern (z. B. Transgrowmedium für die Gonokokkenkultur).

Eintauchmedium. Mit Nähragar beschichtete Eintauchobjektträger zum Nachweis der im Ausgangsmaterial vorhandenen Keimzahl (z. B. Feststellung der Urinkeimzahl).

Konstanzmedium. Medien, welche schädliche Milieuverschiebungen verhindern (z. B.Stuart-Medium).

Je nach Untersuchungsziel, Material und Transportzeit soll das günstigste Transportmedium ausgesucht werden. Auch bei Verwendung solcher Transportmedien soll die Transportzeit möglichst kurz sein.

2.6.3.3 Gewinnung von Untersuchungsmaterial

Das Material soll möglichst direkt aus dem Infektionsprozeß entnommen werden, wobei eine sekundäre Verunreinigung des Materials insbesondere durch die normale Körperflora des Menschen vermieden werden muß. Um eine negative Beeinflussung durch eine antibakterielle Chemotherapie auszuschließen, soll die Materialentnahme möglichst vor Beginn einer solchen erfolgen.

Operations- und Biopsiematerial. Sofort nach der Entnahme wird das Material *ohne Zusätze* (kein Formalin!) in ein steriles Gefäß gegeben und möglichst umgehend ins Labor gebracht (Gefahr autolytischer Veränderungen).

Blut und Sternalmark. Für *serologische Untersuchungen* werden etwa 5–10 ml Venenblut entnommen und ohne Zusätze in ein Blutröhrchen gefüllt. Der Transport ist meist nicht kritisch.

Der *Erregernachweis* im Blut und Sternalmark ist dagegen nicht unproblematisch: Die Gefahr einer sekundären Verunreinigung bei der Entnahme ist groß; die Erreger sind meist nur intermittierend und in geringer Zahl vorhanden. Als günstigster Entnahmezeitpunkt gilt der Beginn eines Fieberanstiegs. Wenn man diesen Fieberanstieg nicht bestimmen oder ausnutzen kann, sollte man über 1–2 Tage verteilt regelmäßig alle 4–6 Stunden Blutproben entnehmen. Als Transportmedien können *Blutkulturflaschen* (enthalten bereits eine hochwertige Nährlösung) Verwendung finden. Blutkulturflaschen werden bei 37 °C vorbebrütet oder bis zur Ankunft im Labor bei Umgebungstemperatur (Raumtemperatur) belassen.

Liquor und seröse Punktate. Die Punktion muß unter besonders sterilen Voraussetzungen durchgeführt werden, eine sorgfältige Desinfektion der Einstichstelle ist notwendig. Insbesondere den Liquor umgehend zum Labor bringen, da einige Meningitiserreger, wie Meningokokken, sehr umweltempfindlich sind und innerhalb weniger Stunden absterben können. Bei Meningitisverdacht bringt das Direktpräparat aus dem Liquorzentrifugat oft schon wichtige Hinweise auf die vorliegende Erregerart.

Eiter und Wundsekret. Nach Möglichkeit sollen Eiter und Sekret eingeschickt werden, Abstriche bringen stets schlechtere Ergebnisse. Bei geschlossenen Prozessen sollte das Material vor der Eröffnung unter aseptischen Bedingungen durch Punktion und Aspiration mit einer Spritze gewonnen werden. Das Material wird in ein steriles Röhrchen gefüllt oder die Spritze kann direkt ins Labor geschickt werden. (Vorsicht, Nadelspitze mit einem sterilen Gummistopfen abdecken!) Bei Verdacht auf Anaerobier sollte ein spezielles Anaerobiertransportmedium verwendet werden.

Material aus dem Respirationstrakt. Bei Mund- und Rachenprozessen ist ein Tupferabstrich angezeigt. Bei Nasennebenhöhlenprozessen wird entweder Punktat oder Spülflüssigkeit eingeschickt. (Da Kochsalzlösung für manche Bakterien schädlich ist, sollte besser ein steriler neutraler Puffer oder Ringersche Lösung verwendet werden.) Bei *Sputum* (nicht Speichel!) soll morgens der erste Auswurf in ein entsprechendes Röhrchen gefüllt werden. Um eine Verunreinigung von seiten der Mundflora zu verhindern, kann man das Material auch durch Bronchoskopie oder transkutane Trachealpunktion gewinnen.

Untersuchungsmaterial aus dem Verdauungstrakt. *Magensaft* wird bakteriologisch nur auf eventuell vorhandene Tuberkelbakterien untersucht. *Duodenalsaft* und *Galle* (A-, B- und C-Galle) werden in sterilen Röhrchen verschickt. (Lamblien können nur sofort nach Materialentnahme mikroskopisch nachgewiesen werden!) Bei *Stuhluntersuchungen* wird eine etwa bohnengroße Portion in Stuhlröhrchen eingefüllt, oder man fertigt einen Rektalabstrich an. Die Stuhlentleerung, aus der die Probe entnommen wird, muß in eine sterile Leibschüssel erfolgen, nicht in die Toilette. Ein Rektalabstrich ist bei manchen Bakterien vorteilhaft, da sie hierbei besser überleben können (z. B. Shigellen).

Urin. Bei Urinuntersuchungen muß stets bedacht werden, daß der Urin bei seiner Ausscheidung in der vorderen Harnröhre mikrobiell besiedeltes Gebiet passiert. Eine Kontamination mit Schleimhautbakterien ist daher oft gegeben.

Mittelstrahlurin: Nach Säuberung des äußeren Genitales (bei der Frau auch die Labien spreizen) wird die mittlere Portion aus dem Harnstrahl ohne Anhalten in ein steriles Röhrchen gefüllt, die erste Urinportion spült die Urethra.

Katheterurin: Ist im Ergebnis nicht wesentlich besser als Mittelstrahlurin, jedoch ist die Gefahr einer durch das Kathetereinschieben bedingten aufsteigenden Blaseninfektion gegeben. Die mikrobiologischen Untersuchungsergebnisse sowohl von Mittelstrahlurin als auch von Katheterurin müssen stets mit Vorsicht interpretiert werden, da immer die Möglichkeit einer sekundären Verunreinigung gegeben ist.

Als Suchreaktion sind diese Untersuchungen jedoch sehr brauchbar. Bei einem positiven Kulturergebnis sollte der Befund durch eine *suprapubische Blasenpunktion* oder einen *Keimzahlnachweis* im Morgenurin überprüft werden. Infekte der Harnwege haben in der Regel mehr als 10^5 pro ml Mittelstrahlurin (signifikante Urinkeimzahl).

Genitalsekret. Bei Verdacht auf Gonorrhoe verwendet man ein spezielles Transportmedium, oder das Material wird direkt auf Kulturplatten ausgeimpft. Trichomonaden lassen sich nur sofort nach der Materialentnahme im Nativpräparat (am besten Dunkelfeld oder Phasenkontrast) nachweisen.

2.7 Grundlagen der antibakteriellen Chemotherapie

Unter antibakterieller *Chemotherapie* verstehen wir die Behandlung einer Infektionskrankheit mit Substanzen, welche die Erreger schädigen und vernichten können. Die verwendeten Substanzen werden als *Chemotherapeutika* bezeichnet. Es handelt sich hier um synthetisierte chemische Stoffe oder um von Schimmelpilzen, Streptomyzeten und Bakterien abgegebene Stoffwechselprodukte. Diese biologischen Stoffwechselprodukte werden auch als *Antibiotika* bezeichnet. Ziel einer antibakteriellen Chemotherapie ist es, die mikrobiellen Erreger abzutöten, ohne daß der Mensch Schaden erleidet. Diese optimalen Vorstellungen sind leider nicht immer gegeben, da eine Chemotherapie auch Nebenwirkungen hervorrufen kann. Weiterhin muß man sich darüber im klaren sein, daß es kein Allheilmittel gegen alle Erreger gibt. Jedes Chemotherapeutikum hat seine Vor- und Nachteile, insbesondere im Wirkungsspektrum.

Die erfolgreiche Anwendung einer Chemotherapie setzt voraus, daß der behandelnde Arzt die benutzten Präparate gut kennt. Er muß auch genau Bescheid wissen über notwendige Dosierung, erforderliche Dauer der Therapie, Indikation, Verträglichkeit und Nebenwirkungen. Mikrobiologische Kenntnisse über das Wechselspiel zwischen Erreger und Chemotherapeutikum sind ebenfalls nötig. Nicht nur zwischen den verschiedenen Erregerarten gibt es Unterschiede in der Wirksamkeit eines Chemotherapeutikums, auch innerhalb einer Erregerart kann es von Stamm zu Stamm Abweichungen geben. Diese Tatsachen sollten allen behandelnden Ärzten stets bewußt sein.

Bevor ein Chemotherapeutikum in die Therapie eingeführt werden darf, müssen eingehende In-vitro- und In-vivo-Untersuchungen zum Wirkungsspektrum, zur Pharmakokinetik und zur Toxikologie durchgeführt werden. In Deutschland wird das Präparat beim Bundesgesundheitsamt registriert.

2.7.1 Chemotherapeutika

In Tab. 3 sind die wichtigsten der heute gebräuchlichen antibakteriellen Chemotherapeutika in Gruppen zusammengestellt. Diese Übersicht kann und soll nicht vollständig sein, ein solches Vorhaben würde den Rahmen dieses Buches sprengen.

2.7.1.1 Penicilline

FLEMING fand 1929 das *Penicillin G* (Benzylpenicillin) als Stoffwechselprodukt des Schimmelpilzes *Penicillium notatum*. Seine Beobachtung wurde aber erst später wieder aufgenommen; 1941 wurde Penicillin G erstmals am Patienten angewandt. Als nächstes wurde das auch oral verabreichbare *Penicillin V* (Phenoxymethylpenicillin) entdeckt. Weitere oral wirksame Penicilline sind Pheneticillin, Propicillin und Azidocillin. Nach der 1957 gelungenen Isolierung des Grundgerüstes, der *6-Aminopenicillansäure*, wurden viele neue Präparate entwickelt, wie die *penicillinasefesten Penicilline* (Methicillin, Oxacillin, Cloxacillin, Dicloxacillin, Flucloxacillin). Die sogenannten *Breitbandpenicilline* (Ampicillin, Amoxicillin) und die z. T. auch gegen *Pseudomas aeruginosa wirksamen Penicilline* folgten danach (Carbenicillin, Ticarcillin, Acylaminopenicilline, wie Azlocillin und Mezlocillin, sowie Piperacillin).

Die Penicilline gehören auch heute noch zu den bestwirksamen und verträglichsten Antibiotika. Die Penicilline mit einem schmalen Wirkungsspektrum treffen besonders grampositive Keime (Ausnahme: Enterokokken). Die β-hämolysierenden Streptokokken und Pneumokokken, aber auch die gramnegativen Neisserien sind noch weitgehend Penicillin-G-empfindlich geblieben. Penicilline mit einem erweiterten Wirkungsspektrum, wie Ampicillin, treffen auch Enterokokken und verschiedene gramnegative Bakterien, wie z. B. Enterobakterien. Carbenicillin und die Acylaminopenicilline haben darüber hinaus auch eine gewisse Wirksamkeit gegen Pseudomonas aeruginosa. Staphylokokken, welche eine *Penicillinase* (β-Lactamase) produzieren können, sind gegen beide Gruppen von Penicillinen resistent. Hier kommen dann die sogenannten penicillinasefesten Penicilline zur Anwendung. Die Aktivität der β-Lactamase kann auch durch bestimmte Substanzen wie durch Clavulansäure oder Sulbactam weitgehend gehemmt werden. Kombinationspräparate von β-Lactamase-empfindlichen Penicillinen (z. B. Amoxicillin, Ticarcillin) mit solchen β-Lactamase-Hemmern haben sich inzwischen in der Praxis bewährt.

2.7.1.2 Cephalosporine

Kern dieser Substanzen ist die *7-Aminocephalosporansäure*, welche mit der 6-Aminopenicillinsäure nahe verwandt ist. Ihr Anwendungs-

Tabelle 3   Übersicht über die gebräuchlichen antibakteriellen Chemotherapeutika

Gruppe		repräsentative Präparate
1. **Penicilline:**	a) penicillinaseempfindliche Präparate mit engem Wirkungsspektrum	Penicillin G Penicillin V
	b penicillinasefeste Penicilline	Oxacillin
	c) penicillinaseempfindliche Präparate mit breitem Wirkungsspektrum	Ampicillin Amoxicillin Mezlocillin
	d) P. aeruginosa-wirksame Penicilline	Ticarcillin Azlocillin Piperacillin Apalcillin
2. **Cephalosporine:**	a) orale Präparate	Cephalexin Cefaclor Cefadroxil
	b) Präparate der 1. Generation	Cefalothin Cefazolin
	c) Präparate der 2. Generation	Cefuroxim Cefoxitin Cefamandol Cefotiam
	d) Präparate der 3. Generation	Cefotaxim Cefmenoxim Ceftizoxim Ceftriaxon Latamoxef Ceftazidim
	e) P. aeruginosa-wirksame Cephalosporine	Cefsulodin Ceftazidim
3. Weitere β-**Lactam-Antibiotika:**	Carbapeneme Monobactame	Imipenem Azthreonam
4. **Aminoglykoside:**	a) Streptomycin-Gruppe	Streptomycin
	b) Neomycin-Gruppe	Neomycin
	c) neuere Präparate	Gentamicin Tobramycin Netilmicin Amikacin
5. **Tetracycline:**	a) ältere Präparate	Tetracyclin
	b) neuere Präparate	Doxycyclin Minocyclin

Tabelle 3   Fortsetzung

Gruppe		repräsentative Präparate
6. **Chloramphenicol:**		Chloramphenicol
7. **Makrolide:**		Erythromycin
8. **Lincomycine:**		Lincomycin Clindamycin
9. **Polymyxine:**		Polymyxin B Colistin
10. **Sulfonamide:**		Sulfanilamid
11. **Nitrofurane:**		Nitrofurantoin
12. **Nitro-Imidazole:**		Metronidazol
13. **Chinolone:**	a) ältere nur hohlraumwirksame Präparate	Nalidixinsäure
	b) neuere nur hohlraumwirksame Präparate	Norfloxacin
	c) neue systemisch wirksame Präparate	Ofloxacin Ciprofloxacin Enoxacin
14. **Rifamycine:**		Rifampicin
15. **Verschiedenes:**		Vancomycin Fusidinsäure Fosfomycin

spektrum umfaßt grampositive und gramnegative Bakterien ähnlich der Wirkung einer Kombination von Ampicillin mit den penicillinasefesten Penicillinen. Einige der Cephalosporine zeigen eine ausreichende Resorption über den Darmtrakt, sie können daher auch *oral* gegeben werden (z. B. Cephalexin). Die meisten Präparate müssen *parenteral* verabreicht werden. *Cephalothin* repräsentiert die erste Generation der Cephalosporine. Inzwischen ist das Wirkungsspektrum gegen gramnegative Keime zum Teil wesentlich verbessert worden (Cefazolin, Cefamandol, Cefuroxim, Cefotaxim, Latamoxef u. a.). Es sind jetzt auch schon Cephalosporine mit einer Wirksamkeit gegen die anaeroben gramnegativen Stäbchen der Bacteroides-Gruppe (Cefoxitin, Latamoxef, Cefotetan) und gegen Pseudomonas aeruginosa (Cefsulodin, Ceftazidim) vorhanden. Die Entwicklung ist hier noch stark im Fluß, und es ist mit der Einführung weiterer Präparate zu rechnen.

2.7.1.3 Weitere β-Lactam-Antibiotika

In den letzten Jahren hat man weitere Antibiotika entwickelt, ebenfalls mit β-Lactam-Kern. Zu diesen besonders gegen gramnegative Bakterienarten wirksamen Präparaten gehören die Carbapeneme (z. B. Imipenem) und die Monobactame (z. B. Azthreonam).

2.7.1.4 Aminoglykoside

Das 1944 von WAKSMAN u. Mitarb. isolierte *Streptomycin* war das erste tuberkelbakterienwirksame Antibiotikum. Leider lösen Streptomycin und sein Derivat *Dihydrostreptomycin* starke Nebenwirkungen aus.

Vertreter der *Neomycingruppe* (Neomycin, Kanamycin und Paromomycin) sind sehr stark neuro-, oto- und nephrotoxisch. Sie dürfen daher nur *lokal* und *oral* (nicht resorbierbar!) zur Darmdesinfektion verwendet werden (z. B. Vorbereitung für eine Darmoperation).

Von den neueren Aminoglykosiden kam als erstes Präparat Gentamicin auf den Markt, es ist gut wirksam auch gegen Pseudomonas aeruginosa. Auch hier sind inzwischen andere Präparate mit z.T. erweitertem Wirkungsspektrum dazugekommen (Tobramycin, Sisomicin, Amikacin, Dibekacin, Netilmicin).

2.7.1.5 Tetracycline

1948 wurde das *Chlortetracyclin* entdeckt, kurz darauf das *Oxytetracyclin* und das *Tetracyclin*. In den folgenden Jahren sind noch viele weitere Tetracyclinderivate entwickelt worden, wie z. B. das *Rolitetracyclin*, das *Doxycyclin* und das *Minocyclin*. Tetracycline sind gegen grampositive und gramnegative Bakterien wirksam, auch gegen verschiedene Enterobakterien. Es besteht eine Kreuzresistenz zwischen den verschiedenen Tetracyclinen. Ihr Hauptanwendungsgebiet betrifft heute Erkrankungen durch Mykoplasmen, Rickettsien und Chlamydien.

2.7.1.6 Chloramphenicol

Schon 1947 wurde dieses Antibiotikum isoliert. Es weist ein breites Wirkungsspektrum gegen grampositive und gramnegative Bakterien auf, insbesondere auch gegen Typhusbakterien. Wegen der Gefahr einer toxischen Wirkung auf das Knochenmark soll das Chloramphenicol nur zur Behandlung des Typhus und Paratyphus, zur Therapie von lebensbedrohlichen Infektionen durch solche Erreger, welche nur gegen Chloramphenicol empfindlich sind, und bei eitriger Meningitis eingesetzt werden.

2.7.1.7 Makrolide

Zu dieser Gruppe gehören die Antibiotika *Erythromycin, Oleandomycin, Spiramycin, Sosamycin* und *Roxythromycin,* sie wirken in erster Linie auf grampositive Bakterien. Ihre Anwendung ist auch indiziert bei Infektionen mit Legionellen, Rickettsien, Chlamydien und evtl. auch Neisserien.

2.7.1.8 Lincomycine

Das Wirkungsspektrum des *Lincomycins* ähnelt dem der Makrolide. Sein Derivat Clindamycin ist darüber hinaus auch aktiv gegen Vertreter der Bacteroides-Gruppe.

2.7.1.9 Polymyxingruppe

Polymyxin B und *Colistin* sind stark toxisch, daher ist ihr Einsatzgebiet beschränkt. Hervorzuheben ist ihre Wirksamkeit gegen Pseudomonas aeruginosa.

2.7.1.10 Sulfonamide

Schon 1935 hat DOMAGK die therapeutische Wirksamkeit der Sulfonamide nachgewiesen, deren wirksames Prinzip im *Sulfanilamidanteil* begründet ist. Es gibt inzwischen eine große Reihe verschiedener Präparate, die für unterschiedliche Anwendungsbereiche entwickelt wurden. Sulfonamide erfassen grampositive und gramnegative Keime, wirken ausgesprochen bakteriostatisch und werden daher heute nur noch bei Ausnahmeindikationen verwendet. Neuerdings werden Sulfanilamide (z. B. Sulfamethoxazol) auch mit *Trimethoprim* kombiniert.

2.7.1.11 Nitrofurane

Von den *Nitrofuranen* wird *Nitrofurantoin* bei Harnwegsinfektionen als hohlraumaktives Chemotherapeutikum gegeben.

2.7.1.12 Nitro-Imidazole

Nitro-Imidazole sind synthetische Substanzen, die einerseits gegen Protozoen wirksam sind wie gegen Entamoeba histolytica, Trichomonas vaginalis und Lamblien, welche andererseits aber auch viele anaerobe Bakterienarten hemmen können (insbesondere Vertreter der Bacteroides-Gruppe). Die Präparate Metronidazol, Tinidazol und Ornidazol gehören hierzu.

2.7.1.13 Chinolone

Zu den Chinolonen zählen Substanzen, die sich chemisch von der Chinoloncarbonsäure ableiten lassen. Die älteren, nur „hohlraumwirksamen" Präparate Nalidixinsäure, Pipemidsäure und Cinoxacin werden bei unkomplizierten Infektionen der ableitenden Harnwege gegeben. Die neuere Entwicklung Norfloxacin wird ebenfalls nur bei Harnwegsinfektionen eingesetzt, hat aber bereits ein weit breiteres Wirkungsspektrum. Medizinisch besonders interessant erscheinen die Neuzulassungen Ofloxacin, Ciprofloxacin und Enoxacin, da sie bei oraler bzw. parenteraler Gabe so ausreichend hohe Serum- bzw. Gewebsspiegel erzielen, daß sie auch zur Behandlung systemischer Infektionen eingesetzt werden können.

2.7.1.14 Rifamycine

Rifamycine (z. B. Rifampicin) sind Antibiotika, die besonders im Rahmen der Tuberkulose-Chemotherapie eingesetzt werden. Ein breites antibakterielles Wirkungsspektrum liegt ebenfalls vor, zur Behandlung üblicher bakterieller Infekte sind Rifamycine aber nur ausnahmsweise indiziert (Resistenzentwicklung, Nebenwirkungen).

2.7.1.15 Verschiedenes

Die Antibiotika Vancomycin und Fusidinsäure sind nur gegen grampositive Erreger wirksam, insbesondere auch gegen Staphylokokken. Vancomycin gilt darüber hinaus als das Mittel der Wahl bei Infektionen mit Clostridium difficile (pseudomembranöse Kolitis nach Antibiotika-Therapie). Auch das Antibiotikum Fosfomycin ist ein Staphylokokken-wirksames Präparat, welches auch gegen einige gramnegative Erreger wirkt.

2.7.2 Wirkungsweise der antibakteriellen Chemotherapeutika

Chemotherapeutika können in *bakteriostatisch* und *bakterizid* wirkende Substanzen unterteilt werden. Bei der Bakteriostase kommt es nur zur Wachstumshemmung, nicht aber zur Abtötung der Keime. Von bakterizider Wirkung spricht man dann, wenn die Erreger auch abgetötet werden (s. Abb. 20). Typische bakteriostatische Chemotherapeutika sind die Sulfonamide, die Tetracycline, Chloramphenicol, die Makrolide und die Lincomycine. Penicilline, Cephalosporine und Aminoglykoside wirken dagegen bakterizid, zumindest bei hoher Dosierung.

Müssen Chemotherapeutika aus verschiedenen Gruppen miteinander kombiniert werden, dann sollten bakteriostatische Präparate nicht mit bakteriziden Mitteln zugleich gegeben werden (möglicher gegenseitig hemmender Wirkungsmechanismus). Im übrigen können Substanzen in *Kombinationen* sich auch wechselseitig fördern (synergistische Wirkung), ihre Aktivität kann sich summieren (additive Wirkung), sie

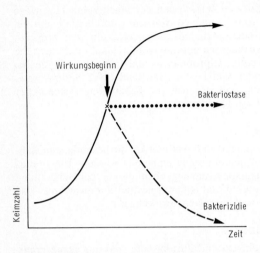

Abb. 20   Bakteriostase und Bakterizidie

können sich aber auch gegenseitig hemmen (antagonistische Wirkung). Nach Möglichkeit sollte man in der Praxis nur ein Chemotherapeutikum einsetzen. Ist bei einer Mischinfektion wegen des unterschiedlichen Resistenzverhaltens der beteiligten Keime oder aus anderen Gründen (z. B. Kombinationstherapie bei Sepsis oder Endocarditis) eine Kombinationstherapie unumgänglich notwendig, dann müssen diese möglichen gegenseitigen positiven und negativen Beeinflussungen berücksichtigt werden.

Manche antibakteriellen Chemotherapeutika sind wirksam, weil sie hemmend in die *Zellwandsynthese* der Bakterien eingreifen (z. B. Penicilline, Cephalosporine). Andere stören die *Zellmembranfunktion* (z. B. Polymyxine). Außerdem kann der Eiweißaufbau in der Bakterienzelle gehemmt werden (z. B. Aminoglykoside, Tetracycline, Chloramphenicol, Makrolide, Lincomycine). Schließlich kann die Wirkung eines Chemotherapeutikums dadurch bedingt sein, daß die Substanz einen anderen, für ein Bakterium lebensnotwendigen *Wachstumsfaktor* verdrängt (Sulfanilamid verdrängt p-Aminobenzoesäure).

Ein Erreger ist gegen ein Chemotherapeutikum von Haus aus unempfindlich (natürliche Resistenz) oder er kann eine solche Resistenz erwerben (erworbene Resistenz). Die erworbene Resistenz wird entweder durch die relativ seltene *Mutation* hervorgerufen, oder sie ist bedingt durch die Übertragung eines *Resistenzfaktors* (durch Transduktion oder Konjugation). Unter einer Chemotherapie kann es auch zu einer *Selektion* resistenter Mutanten kommen. Um dieser Selektion in der Praxis entgegenzuwirken, sollte eine Antibiotikatherapie nur streng indiziert und dann richtig (Dosierung, Dauer u. a.) durchgeführt werden.

2.7.3 Nebenwirkungen der antibakteriellen Chemotherapie

Wie schon erwähnt, kann eine Chemotherapie auch mit schädlichen Nebenwirkungen für den Menschen einhergehen. Bei *Penicillinen* und *Cephalosporinen* kann es zur Allergie kommen, wobei in rund 10% auch eine Kreuzreaktion zwischen beiden Gruppen zu beobachten ist. Bei *Aminoglykosiden* besteht die Gefahr einer Schädigung des Innenohres, auch eine Nierenschädigung ist möglich. Viele Substanzen sind dafür bekannt, daß es unter ihrer Einwirkung zur Störung der normalen Körperflora (Mundflora, Darmflora) kommen kann. Tetracycline sollen bei Kindern und Schwangeren nicht gegeben werden, da sie in den wachsenden Knochen und in die Zähne eingelagert werden. Chloramphenicol kann zu einer toxischen oder allergischen Schädigung des Knochenmarks führen mit der Folge einer Panzytopenie. Unter *Clindamycin* und anderen Präparaten kann es zu Darmstörungen kommen, die von Durchfällen bis zur schweren Kolitis reichen.

Die oben angeführten Beispiele von Nebenwirkungen einer antibakteriellen Chemotherapie sind keineswegs vollständig. Diese Gefahren müssen einem stets gegenwärtig sein, dazu kommt noch die Förderung einer Resistenzausbreitung unter den Erregern (Selektionsdruck). Chemotherapeutika dürfen nur gezielt und bei tatsächlich bestehender Notwendigkeit eingesetzt werden! Um bestimmte Nebenwirkungen zu vermeiden, kann eine Serumspiegelbestimmung eines Chemotherapeutikums während der Behandlung angezeigt sein (z. B. Aminoglykosiden).

2.7.4 Resistenzbestimmung

Eine erfolgreiche und sichere Chemotherapie erfordert stets den Erregernachweis und eine Antibiotika-Resistenzbestimmung. Da die Empfindlichkeit gegen ein Chemotherapeutikum von Stamm zu Stamm sehr unterschiedlich sein kann, ist diese Kontrolle notwendig. Für die Praxis empfiehlt sich daher folgendes Vorgehen: Vor Beginn einer Chemotherapie wird Untersuchungsmaterial ans mikrobiologische Labor gesandt, wo von den angezüchteten Erregern ein sogenanntes *Antibiogramm* (Resistenzverhalten gegen die gebräuchlichen Chemotherapeutika) schnellstmöglich angefertigt wird. Der behandelnde Arzt muß, wenn der klinische Zustand es erfordert, eine Chemotherapie zunächst ohne Erregernachweis („kalkulierte" Chemotherapie) beginnen. Er wird dazu das Präparat aufgrund seiner Erfahrungen,

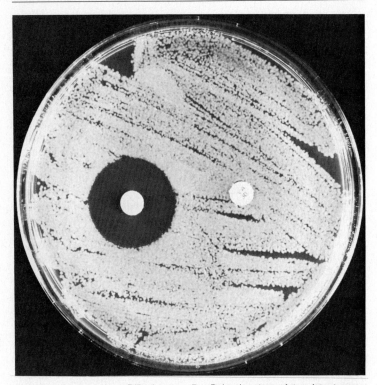

Abb. 21   Resistenztest: Blättchentest. Der Bakterienstamm ist resistent gegen Vancomycin (VA), jedoch empfindlich für Ampicillin (Blättchen ohne Beschriftung, links)

des klinischen Befundes und der bekannten örtlichen Erregerspektren und Resistenzverhalten auswählen. Der vom Mikrobiologen erstellte Untersuchungsbefund und das dazugehörige Antibiogramm dienen dann der Kontrolle der schon eingeleiteten Chemotherapie.

Wir unterscheiden zwischen einer *qualitativen* und einer *quantitativen* Resistenzbestimmung. In der Praxis wird für gewöhnlich nur ein *qualitatives* Antibiogramm erstellt. Vorgehen bei dieser als *Agardiffusionstest* bezeichneten Untersuchung: Auf einer mit dem zu untersuchenden Bakterienstamm beimpften Nähragarplatte werden mit den jeweiligen Chemotherapeutika getränkte Filterpapierblättchen aufgelegt. Die Beschickung dieser Filterpapierblättchen wird so vorgenommen, daß die in den umgebenden Nähragar abgegebenen Wirkstoffe gerade den in der Praxis bei üblicher Dosierung noch erreichbaren Serumkonzentrationen der Chemotherapeutika entsprechen. Nach Übernachtbebrütung wird nachgesehen, ob der Bakterienstamm um das entsprechend getränkte Filterpapierblättchen im Wachstum gehemmt wird oder nicht (Abb. 21). Im ersteren Fall wird der Bakterienstamm als *empfindlich*, im zweiten Fall als *resistent* bezeichnet und dies dem Einsender mitgeteilt. Aus den vom Mikrobiologen als „empfindlich" bezeichneten Präparaten soll sich der behandelnde Arzt das entsprechende Chemotherapeutikum auswählen. Durch Standardisierung der Methodik ist es inzwischen möglich, den Agardiffusionstest *semiquantitativ* durchzuführen: Aus dem Hemmhofdurchmesser kann auf die Hemmkonzentration des Chemotherapeutikums rückgeschlossen werden.

Bei der *quantitativen* Resistenzbestimmung wird die genaue Antibiotikaempfindlichkeit des Erregers bestimmt. Bei dieser sehr arbeits- und materialaufwendigen Untersuchung wird eine Verdünnungsreihe des zu testenden Chemotherapeutikums in einem *flüssigen* (Bouillonverdünnungstest) oder in einem *festen* (Agarverdünnungstest) Nährmedium angelegt. Der zu überprüfende Bakterienstamm wird zugegeben. Nach entsprechender Bebrütung wird diejenige Verdünnungsstufe des Chemotherapeutikums bestimmt, in der gerade kein makroskopisch sichtbares Wachstum mehr stattfindet. Die in dieser Verdünnungsstufe enthaltene Menge des Chemotherapeutikums wird als die *minimale Hemmkonzentration* (MHK oder im Englischen MIC = minimal inhibitory concentration) des Bakterienstammes angegeben.

3 Spezielle Bakteriologie

Im folgenden Kapitel der speziellen Bakteriologie werden die Eigenschaften der für den Menschen wichtigsten Bakterienarten besprochen sowie die Pathogenese (Krankheitsursache), Klinik, Epidemiologie, Diagnose und Therapie der durch sie hervorgerufenen Infektionskrankheiten. Dem Rahmen dieses Buches entsprechend werden für die Medizin weniger bedeutsame Bakterienarten nicht behandelt.

Diesen Abschnitt könnte man auch nach den Eintrittspforten unterteilen, durch welche die Erreger in den menschlichen Körper hineingelangen. Vier Eintrittspforten sind möglich:

1. Die Erreger dringen über die Haut und Schleimhaut ein.
2. Die Erreger dringen über den Verdauungstrakt ein, sie werden verschluckt.
3. Die Erreger dringen über den Respirationstrakt ein, sie werden eingeatmet.
4. Die Erreger werden durch Stich oder Biß von Tieren übertragen, eine direkte Verbreitung von Mensch zu Mensch erfolgt nicht.

Eine solche Einteilung hätte den Vorteil, daß man sich besser merkt, auf welche Art und Weise man sich mit einem bestimmten Krankheitserreger infizieren kann. Leider gibt es zwischen diesen vier Gruppen Überlappungen, so daß im folgenden die Besprechung der Erreger nach dem traditionsgemäßen Weg der Systematik erfolgt (s. Tab. 1, S. 11). Bei den einzelnen Erregerarten werden jedoch die möglichen Eintrittspforten besonders herausgestellt.

3.1 Neisserien

Die sehr ähnlich aussehenden gramnegativen Diplokokken wurden ALBERT NEISSER, dem Entdecker der Gonokokken, zu Ehren *Neisserien* genannt. Charakteristisch ist ihre semmelförmige Gestalt. Es handelt sich hier sowohl um Kommensalen als auch um Parasiten des Menschen.

3.1.1 Neisseria gonorrhoeae (Gonokokken)

Die Gonokokken sind die Erreger der häufigsten Geschlechtskrankheit des Menschen, nämlich der *Gonorrhoe*. Die Gonorrhoe, auch Tripper genannt, war schon im Altertum bekannt.

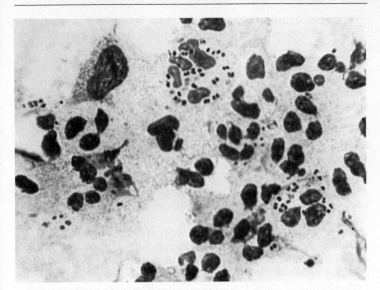

Abb. 22   Gonokokken im Eiterpräparat

Eigenschaften des Erregers. Gonokokken stellen sich als gramnegative semmelförmige oder kaffeebohnenartige Diplokokken dar (s. Abb. 22). Typisch ist auch ihre intrazelluläre Lagerung in Eiterzellen. Es handelt sich hier um obligate Schleimhautparasiten des Menschen, sie befallen Zylinderepithel, eventuell auch noch Übergangsepithel, nicht dagegen Plattenepithel. Außerhalb des menschlichen Körpers sterben sie sehr schnell ab. Wegen ihrer großen Umweltempfindlichkeit ist ihre Kultivierung nicht einfach. Besondere Kulturbedingungen (angereicherte CO_2-Atmosphäre) und ein reichhaltiges Kulturmedium sind notwendig. Die Differenzierung der Gonokokken-Kolonien erfolgt mit Hilfe biochemischer Reaktionen: Gonokokken sind oxidasepositiv, sie spalten Glucose, jedoch nicht verschiedene andere Zucker.

Pathogenese und Klinik. Eine Infektion mit Gonokokken erfolgt fast ausnahmslos durch den Geschlechtsverkehr. Die Gonokokken lagern sich mit Hilfe bestimmter Haftpili an die Schleimhautoberflächen an, eine Verletzung der Schleimhaut ist hierzu nicht unbedingte Voraussetzung. Gonokokken dringen für gewöhnlich nicht tief ins Gewebe ein. Nach einer Inkubationszeit von 2–5 Tagen kommt es zum Brennen nach Harnlassen und zum Auftreten eines eitrigen Ausflusses.

In diesem akuten Stadium werden zumeist die äußere Harnröhre, bei der Frau auch die Zervix befallen. Die Symptome sind beim Mann meist intensiver ausgeprägt als bei der Frau. Bei entsprechenden Sexualpraktiken können auch Rektalschleimhaut und Tonsillen befallen sein.

Bei fehlender oder unzureichender Behandlung geht die Gonorrhoe nach einigen Wochen ins chronische Stadium über, es kommt beim Mann zum Befall der Prostata und der Nebenhoden. Bei der Frau kann sich eine aufsteigende Infektion von Uterus, Tuben und Ovar ausbilden. Seltener treten Fernkomplikationen auf, wie eine Monarthritis (besonders rechtes Kniegelenk) und eine Endokarditis. Als Folge einer chronischen Gonorrhoe kann bei Mann und Frau eine Sterilität auftreten.

Beim Neugeborenen besteht die Gefahr, daß es sich bei der Geburt mit Gonokokken infiziert, gefährdet sind insbesondere die Bindehäute. Als Folge tritt eine sehr schwere eitrige Bindehautentzündung mit folgender Erblindung ein. Früher waren mehr als 30% der „angeborenen" Blindheiten gonorrhoebedingt. Seit Einführung der *Credéschen Prophylaxe* (Einträufeln von 1%iger Silbernitratlösung in jeden Bindehautsack unmittelbar nach der Geburt) ist diese tragische Komplikation verschwunden.

Eine Immunität nach Überstehen einer Gonorrhoe gibt es nicht, Mehrfachinfektionen sind jederzeit möglich.

Epidemiologie. Die Gonorrhoe ist eine über die ganze Welt verbreitete Geschlechtskrankheit. Ihre Häufigkeit und ihr Vorkommen sind abhängig von sozialen und ethischen Faktoren: Notzeiten, freier und häufiger Partnerwechsel (MHWGs = Personen *m*it *h*äufig *w*echselnden *G*eschlechtspartnern), Prostitution begünstigen ihr Vorkommen. Gonokokken-Keimträger können ebenfalls Ausgangspunkt einer Infektionskette sein.

Da diese Erkrankung praktisch nur von Mensch zu Mensch übertragen wird (bei Tieren gehen Gonokokken nicht an), muß die Bekämpfung dieser Volksseuche auf eine schnellstmögliche und sichere Sanierung aller Infektionsquellen ausgerichtet sein. Auch bei uns gibt es gesetzliche Bestimmungen, nach denen ein Gonorrhoekranker verpflichtet ist, sich behandeln zu lassen. Trägt er die Infektion wissentlich weiter, kann er mit Gefängnis bestraft werden. Der behandelnde Arzt ist zur Meldung des Falles ohne Namensnennung verpflichtet. Eine namentliche Meldung ist nur dann erforderlich, wenn der Patient sich der Behandlung entzieht.

Diagnose. Die Diagnose einer Gonorrhoe erfordert den Erregernachweis, da ein eitriger Ausfluß aus der Harnröhre auch nichtgonorrhoisch bedingt sein kann. Das mikroskopische Präparat (Färbung mit Methylenblau und nach GRAM) bringt meist schon gewisse Hinweise auf das Vorliegen einer Gonorrhoe. Jedoch ist große Vorsicht geboten, da Gonokokken auch mit apathogenen Neisserien und grampositiven apathogenen Kokken verwechselt werden können. Zur Sicherung der Diagnose sollte eine Kultur angelegt werden. Wegen der großen Umweltempfindlichkeit der Gonokokken muß das Material entweder direkt vom Patienten auf die Kulturplatte verimpft werden, oder das Material wird schnellstmöglich in einem geeigneten Transportmedium zum Labor gebracht.

Bei der chronischen Gonorrhoe können spezifische Antikörper mit Hilfe einer Komplementbindungsreaktion nachgewiesen werden. Ein negativer Ausfall der Gonokokken-KBR schließt jedoch das Vorliegen einer Gonorrhoe nicht aus.

Therapie. Penecillin G ist das Mittel der Wahl zur Behandlung einer Gonorrhoe. Wichtig ist eine ausreichend hohe Dosierung (mindestens täglich 4 Millionen IE über 3 Tage). Therapieversager mit Penicillin sind möglich, wenn z. B. gleichzeitig mit den Gonokokken penicillinasebildende Staphylokokken vorhanden sind oder wenn, was relativ selten vorkommt, penicillinasebildende Gonokokken auftreten. Hier muß auf ein anderes Antibiotikum ausgewichen werden (z. B. Spectinomycin).

3.1.2 Neisseria meningitidis (Meningokokken)

Meningokokken verursachen eine eitrige Meningitis, die man auch als *Meningitis epidemica* oder als übertragbare Genickstarre kennt.

Eigenschaften des Erregers. Die Meningokokken gleichen im mikroskopischen Bild und in der Kultur den Gonokokken. Neben einer biochemischen Differenzierung besteht hier auch die Möglichkeit einer Einteilung in verschiedene Serotypen (A, B, C u. a.).

Pathogenese und Klinik. Meningokokken kommen nur beim Menschen vor, sie sind bei rund 20 % gesunder Erwachsener in der normalen Rachenflora in spärlicher Menge nachzuweisen (bevorzugter Sitz: Rachenmandeln). Wenn Menschen eng zusammenleben, wie z. B. in Kasernen, Internaten oder Kinderheimen, dann kann die Nachweisfrequenz schon normalerweise auf 40 % und mehr steigen.

Es ist bis heute nicht geklärt, warum es bei einem Teil dieser Keimträger zur Erkrankung kommt (Resistenzminderung?). Für gewöhnlich kommt es vor Beginn der Meningitis zu einer leichten, unauffälligen Angina oder Pharyngitis. Anscheinend kommt es von hier aus zum Einbruch in die Blutbahn und zur Verbreitung der Meningokokken im Körper. Aus unbekannten Gründen sind die *Meningen* die hauptsächliche Ansiedlungsstelle für die Meningokokken, daneben können aber auch noch andere Organe, wie z. B. Endokard, Lunge, große Gelenke, Haut, Nebennieren, befallen werden. Selten kommt es zu einer bösartigen und rasch verlaufenden Meningokokkensepsis. Die meist innerhalb von Stunden zum Tode führende schwerste Form der Sepsis bezeichnet man als *Waterhouse-Friderichsen-Syndrom,* bei der es auch zu Blutungen in beide Nebennieren und in die Haut kommt.

Das klassische Krankheitsbild der Meningokokken-Meningitis beginnt meist schlagartig, nicht selten dramatisch. Die klinischen Erscheinungen gleichen denen anderer eitriger Meningitiden, es treten Kopfschmerzen, Erbrechen, Fieber, Genickstarre und Bewußtseinstrübung auf.

Vor der Antibiotikaära war die Letalität der Meningitis epidemica sehr hoch (30–70%), heute beträgt sie rund 10% (bei Kindern und im Greisenalter höher). Nach Heilung können bleibende Schäden bestehen bleiben, wie z. B. Taubheit, Erblindung, Idiotie.

Epidemiologie. Die Meningokokken-Meningitis kommt überall in der Welt vor. Es besteht eine saisonale Häufung in den Frühjahrsmonaten. Darüber hinaus ist bekannt, daß es in 7–12jährigen Abständen zu epidemieartigen Ausbrüchen kommt. Die Ursachen hierfür sind nicht bekannt. Auch eine gewisse Geschlechtsdisposition gibt es: Das Verhältnis männlicher zu weiblichen Patienten beträgt 1,5 : 1.

Eine Übertragung der Meningokokken erfolgt durch Tröpfcheninfektion, sie werden also eingeatmet. Warum es in Kasernen, Internaten usw. zu einer Häufung von Keimträgern und Krankheitsfällen kommt, ist nicht geklärt.

Die Meningitis epidemica gehört zu den meldepflichtigen Krankheiten. Umgebungsuntersuchungen sind wegen der schon normalerweise hohen Keimträgerquote wenig sinnvoll.

Diagnose und Therapie. Vom klinischen Bild allein kann man eine Meningokokken-Meningitis nicht mit Sicherheit diagnostizieren, denn dasselbe Krankheitsbild kann auch durch viele andere Erreger hervorgerufen werden. Sehr wichtig ist ein sofortiges Grampräparat aus dem Liquor: Wenn hier gramnegative Diplokokken gefunden werden, dann ist die Diagnose mit großer Wahrscheinlichkeit gegeben. Eine Kultur sollte zur Sicherung angelegt werden (Vorgehen wie bei den Genokokken).

Da auch Meningokokken sehr gut penicillinempfindlich sind, gelten die Penicilline ebenfalls als die Mittel der Wahl. Eine Antibiotikatherapie muß möglichst umgehend eingeleitet werden (vorher Liquor zur Diagnose entnehmen!).

3.1.3   Apathogene Neisserien

Morphologisch den Gonokokken und Meningokokken verwandte gramnegative Diplokokken kommen als Kommensalen in der normalen Mundflora und am äußeren Genitale vor. Man kennt verschiedene Arten, was man differentialdiagnostisch bei der Abgrenzung der pathogenen Neisserienarten berücksichtigen muß.

3.1.4 Branhamella, Moraxella, Acinetobacter

Diese ebenfalls als gramnegative Diplokokken bzw. Kurzstäbchen erscheinenden Bakterienarten sind mit den Neisserien verwandt und werden daher mit zur Familie *Neisseriaceae* gerechnet. *Branhamella catarrhalis* ist regelmäßiger Bestandteil der menschlichen Rachenflora, kann aber gelegentlich auch zu katarrhalischen Entzündungen der Luftwege führen. *Moraxella lacunata* kann als Erreger einer Konjunktivitis nachgewiesen werden (heute selten). *Acinetobacter calcoaceticus* kommt in der freien Natur weit verbreitet vor, insbesondere bei hospitalisierten Patienten wird diese Bakterienart nicht selten als multiresistenter Nosokomialinfektionserreger angezüchtet.

3.2 Pseudomonaden

Pseudomonaden sind gramnegative aerobe und bewegliche Stäbchen, die als Freilandsaprophyten weit verbreitet sind. Es handelt sich um anspruchslose, sehr widerstandsfähige Mikroorganismen, welche beim Menschen Infektionen verursachen können.

3.2.1 Pseudomonas aeruginosa

Diese bekannteste und für den Menschen auch wichtigste Pseudomonas-Art wurde früher auch als Pyozyaneusbakterium bezeichnet. Charakteristische Eigenschaften: In der Kultur und im Infektionsprozeß sind eine typische süßliche Geruchsentwicklung und eine blaugrüne Färbung nachweisbar. Diese Färbung beruht vorwiegend auf der Bildung der beiden Farbstoffe Fluoreszein und Pyozyanin.

Pseudomonas aeruginosa ist ein ausgesprochener Opportunist, der vorwiegend Menschen mit herabgesetzter oder fehlender Resistenz befällt. Er kann allerdings auch vereinzelt in Bereichen der normalen Standortflora vorkommen, ohne dort krankhafte Veränderungen zu verursachen. Die durch Pseudomonas aeruginosa bedingten Infektionsprozesse sind völlig uncharakteristisch. Auffällig ist, daß Pseudomonas-aeruginosa-Infekte besonders in großflächigen Hautdefekten (Verbrennungen, Hautgeschwüre) auftreten. Zu erwähnen sind weiterhin schwere Enterokolitiden bei Kleinkindern, Harnwegsinfektionen, Wundinfektionen, Meningitiden und chronische Ohreiterungen.

Die hohe Resistenz von Pseudomonas aeruginosa gegen Umwelteinflüsse, Desinfektionsmittel und Chemotherapeutika sowie seine

Anspruchslosigkeit haben dazu geführt, daß diese Keimart besonders in Krankenhäusern weit verbreitet nachzuweisen ist. Dieser typische Naßkeim kann in Toiletten, Waschbecken, Bodenabflüssen, Luftbefeuchtern, Inkubatoren, Beatmungs- und Narkosegeräten und vielen anderen Feuchtgeräten bzw. Lösungen gefunden werden. Von dort aus erfolgt bei resistenzgeschwächten Patienten eine Infektion, die sogar epidemieartigen Charakter annehmen kann. Pseudomonas aeruginosa gehört zu den gefürchtetsten Erregern der Krankenhausinfektionen. Typischer Geruch und blaugrüne Färbung des Eiters können ein Hinweis auf das Vorliegen einer Pseudomonas-aeruginosa-Infektion sein. Die sichere Diagnose ist nur durch den kulturellen Erregernachweis möglich, er ist unproblematisch.

Pseudomonas aeruginosa zählt zu den Bakterienarten mit der höchsten Resistenz gegen Chemotherapeutika. Es gibt kein Antibiotikum, das alle Pseudomonas-aeruginosa-Stämme trifft. Als eventuell wirksame Antibiotika kommen in Betracht die Aminoglykoside, die Carbenicilline, die Azylureidopenicilline, die Carbapeneme, die neueren Chinolone, die Polymyxine und auch einige Cephalosporine (Cefsulodin, Ceftazidim). Eine Antibiogrammbestimmung ist dringend angezeigt.

3.2.2 Weitere Pseudomonaden

Besonders im Krankenhausbereich können, wenn auch viel seltener als Pseudomonas aeruginosa, noch andere Pseudomonaden als Infektionserreger nachgewiesen werden, wie *Pseudomonas maltophilia, Pseudomonas putida, Pseudomonas cepacia* und *Pseudomonas stutzeri. Pseudomonas fluorescens* dagegen ist lediglich ein Freilandsaprophyt ohne pathogenetische Bedeutung für den Menschen.

Pseudomonas mallei, der Erreger des Rotzes bei Einhufern, ist ein Parasit von Pferd, Esel und Maulesel. Der Rotz kann von dort auf den Menschen übertragen werden. Der Freilandbewohner *Pseudomonas pseudomallei* ruft die rotzähnliche Infektionskrankheit Melioidose hervor, die beim Menschen und bei einer Vielzahl von Haus- und Wildtieren auftreten kann. Diese nicht ungefährliche Erkrankung kommt zumeist in tropischen und subtropischen Ländern vor (besonders in Südostasien, Südamerika, Australien).

3.3 Legionellen

Es handelt sich hier um obligat aerobe, gramnegative, bewegliche Stäbchenbakterien, die als Freilandsaprophyten weit verbreitet sind (z. B. Vorkommen in Gewässer, Klimaanlagen, Befeuchtern, Wasserhähnen und Brauseköpfen, Kühltürmen). Legionellen haben einen sehr breiten Temperatur-Wachstumsbereich mit einem Optimum bei

35–45 °C (warmes Wasser!). Bislang hat man 22 Arten beschrieben, wovon *Legionella pneumophila* zweifelsohne die weitaus größte humanmedizinische Bedeutung hat.

Die Legionellose wurde 1976 erstmals bei einem Treffen der American Legion (daher der Name) in Philadelphia diagnostiziert. Seitdem wird sie weltweit immer wieder als epidemische oder sporadische Infektionskrankheit beschrieben. Im Vordergrund der Erkrankung steht meist eine Pneumonie. Mit einem Erkrankungsgipfel im Spätsommer und Herbst beginnt die Legionellose nach einer Inkubationszeit von 2–10 Tagen mit Fieber, Erscheinungen vom Magendarmtrakt (häufig Durchfälle), Schüttelfrost, Muskelschmerzen und Husten mit Auswurf. Diese unbehandelt häufig letale Infektion betrifft besonders ältere und immungeschwächte Menschen. Im Krankenhaus sollen rd. 5–10 % aller Pneumonien durch Legionellen verursacht werden. Zusammenhänge mit infiziertem Wasser (Klimaanlagen) werden immer wieder aufgezeigt, eine Übertragung von Mensch zu Mensch scheint nicht vorzukommen.

Eine Legionellose wird am sichersten durch den Erregernachweis, entweder im Direktpräparat und/oder in Kultur, diagnostiziert. Eine serologische Untersuchung ist ebenfalls angezeigt. Als Therapeutikum der ersten Wahl gilt Erythromycin.

3.4 Enterobakterien

Wie der Name schon sagt, zählen Enterobakterien zu den normalen Darmbewohnern von Mensch und Tier. Es werden aber auch Bakterienarten zur Familie der *Enterobacteriaceae* gerechnet, die überdies im Freiland vorkommen. Zur normalen Darmflora zählende Enterobakterien können außerhalb des Darmes eitrige Entzündungen hervorrufen. Einige Enterobakterien zeigen auch im Darmtrakt eine hohe Virulenz, wie die Salmonellen und Shigellen. Den Enterobakterien gemeinsam ist, daß es sich um gramnegative, meist bewegliche (Ausnahme z. B. Klebsiellen), fakultativ anaerobe Stäbchen handelt. Sie sind mikroskopisch nicht voneinander zu unterscheiden und wachsen auf den üblichen Nährmedien gut an. Ihre Differenzierung erfolgt mit Hilfe von Selektiv- und Differentialmedien, mit Hilfe der „Bunten Reihe" und serologisch. Bei vielen Arten ist darüber hinaus noch eine weitere Unterteilung mit Hilfe der Lysotypie möglich.

Bei den Enterobakterien unterscheiden wir die folgenden *Antigene:*

1. *O-Antigene:* Hier handelt es sich um Antigene der Zellwand, chemisch sind es Lipopolysaccharide. Diese O-Antigene sind nicht nur für die Differenzierung der Bakterien interessant, sie sind auch wichtige Pathogenitätsfaktoren.

2. *Hüllenantigene:* Die Hüllenantigene befinden sich an der Oberfläche der Zellwand, also außerhalb der O-Antigene. Hierzu gehören das *Vi-Antigen* der Typhusbakterien und *K-Antigene* der Coli-Bakterien. Die Bedeutung dieser Antigene für die Virulenz ist noch unklar. Klebsiellen besitzen eine *Schleimkapsel,* welche sowohl für die Virulenz der Klebsiellen als auch für ihre Typisierung sehr wichtig ist.

3. *H-Antigene:* Hierbei handelt es sich um Antigene der Bakteriengeißeln. Diese H-Antigene sind für die Virulenz nebensächlich, sie haben jedoch Bedeutung für die serologische Differenzierung der Erreger.

Auch *Exotoxine* werden von Enterobakterien gebildet (z. B. Shigella dysenteriae und enterotoxinbildende Coli-Bakterien). Allen Enterobakterien gemeinsam ist ein in der Zellwand lokalisiertes *Endotoxin,* welches bei Freiwerden zum Endotoxinschock führen kann.

3.4.1 Escherichia coli (Coli-Bakterien)

Wie der Name schon andeutet, sind Coli-Bakterien (Kolibakterien) normalerweise Bewohner des Dickdarmes, wo ihnen Symbiontenfunktion zugeschrieben wird. *Escherichia coli* kann aufgrund von rund 170 verschiedenen O-Antigenen in Serotypen unterteilt werden. Eine weitere Differenzierung ist möglich mit Hilfe der bis heute bekannten 80 K- und 56 H-Antigene. In der Außenwelt sterben Coli-Bakterien bald ab.

Coli-Bakterien sind für den Menschen generell fakultativ pathogen. Lediglich für den Standort Dickdarm gilt, daß der Mensch und die Coli-Bakterien sich aneinander gewöhnt haben. Außerhalb dieses Standortes werden Coli-Bakterien zum Infektionserreger und verursachen Harnwegsinfektionen, Peritonitis, Wundinfektionen, Infektionen der Atemwege und der Gallenwege, Meningitis u. a. *Escherichia coli* ist der häufigste Erreger von Infektionen der ableitenden Harnwege, in die er entweder hämatogen (über den Blutweg) oder aufsteigend über die äußere Harnröhre hineingelangt. Von der Klinik her sind diese Infektionen nicht von solchen zu unterscheiden, die durch andere Erreger verursacht werden.

Coli-Bakterien mit bestimmten O-Antigenen (besonders O 127, O 55, O 86, O 111 u. a.) sind *enteropathogen,* sie rufen auch im Darmtrakt ein infektiöses Krankheitsgeschehen mit Durchfällen, eventuell Erbrechen, Fieber und Kreislaufbeteiligung hervor. Da diese Serotypen inbesondere bei Kleinkindern in den ersten Lebensjahren nicht ungefährliche Dyspepsien verursachen, nennt man sie auch *Dyspepsiekoli.* *Enterotoxische* Kolibakterien bilden ein hitzelabiles und/oder hitzestabiles *Enterotoxin,* das über Cholera-ähnliche Mechanismen zu

Durchfällen führt. Auch hier scheinen bestimmte Serotypen wie O 25 und O 78 vorzuherrschen. Manche enteropathogene Coli-Stämme haben darüber hinaus *enteroinvasive* (schleimhautdurchdringende) Eigenschaften, ähnlich wie Shigellen. Welche Bedeutung hierbei dem O-Antigen zukommt, ist unklar. Die Enterotoxinbildung ist häufig plasmidgesteuert, diese Eigenschaft kann daher auch auf andere Coli-Bakterien übertragen werden. Die enteropathogenen Coli-Stämme werden von Mensch zu Mensch entweder direkt oder indirekt, meist über Lebensmittel verbreitet. Kleinkinder scheinen empfänglicher zu sein als Erwachsene, Keimträger kommen nicht selten vor.

Die Diagnose von Escherichia coli kann nur kulturell sowie anschließend biochemisch und serologisch gestellt werden. Kultur und Differenzierung sind nicht problematisch. Die Auswahl der zur Therapie verwendeten Antibiotika hängt von der jeweiligen Stammresistenz ab, die Erstellung eines Antibiogramms ist deshalb unbedingt zu empfehlen.

3.4.2 Salmonellen

Der Name dieser Bakterien geht auf den Bakteriologen SALMON zurück. Die heute über 2000 Salmonella-Typen lassen sich aus klinischen und pathogenetischen Gesichtspunkten in zwei grundlegend verschiedene Gruppen unterteilen:

1. *Typhus-Paratyphus-Gruppe:* Hierzu gehören *Salmonella typhi, Salmonella paratyphi A, B und C.* Sie rufen beim Menschen eine systemische Erkrankung hervor.

2. *Gastroenteritisgruppe:* Diese Gruppe umfaßt viele der anderen Salmonellen, sie kommen bei Mensch und Tier vor und verursachen für gewöhnlich eine Gastroenteritis.

Mikroskopisch und kulturell unterscheiden sich die Salmonellen weder untereinander noch von anderen Enterobakterien. Eine Differenzierung erfolgt mit Hilfe der „Bunten Reihe" und serologisch durch den Nachweis verschiedener O- und H-Antigene, bei *Salmonella typhi* und *Salmonella paratyphi C* auch durch den Nachweis des Vi-Antigens. Die verschiedenen Salmonellentypen sind mit ihren unterschiedlichen Antigenstrukturen im *Kauffmann-White-Schema* zusammengefaßt, sie werden meist nach dem Ort ihrer Erstisolierung benannt (z. B. Salmonella panama). Salmonellen werden verschluckt, ihre Infektion geht also über den Verdauungstrakt.

3.4.2.1 Typhus-Paratyphus-Gruppe

Der *Typhus abdominalis* (Bauchtyphus) wird durch *Salmonella typhi* hervorgerufen, der *Paratyphus* durch die drei Arten *Salmonella para-*

typhi A, B und C. Salmonella typhi und *Salmonella paratyphi B* sind über die ganze Welt verbreitet, während *Salmonella paratyphi A* ausschließlich in tropischen und subtropischen Ländern und *Salmonella paratyphi C* in bestimmten Regionen des östlichen Mittelmeerraumes, Afrikas, Südostasiens und Südamerikas auftreten. Kultur- und Differenzierungsbedingungen sind bei diesen Erregern sehr ähnlich.

Pathogenese und Klinik. Typhus und Paratyphus zeigen in ihrer Pathogenese, im klinischen Ablauf, in der Diagnose und Therapie keine entscheidenden Unterschiede; Typhus verläuft jedoch meist schwerer als Paratyphus. Die Erreger werden über den Mund aufgenommen und verschluckt. Sind genügend Erreger vorhanden (die zum Angehen des Typhus nötige Erregermenge = Infektionsdosis schätzt man auf rund 10^4 Keime), dann kommt es zu deren Eindringen in die Blutbahn über die Dünndarmschleimhaut, vielleicht sogar schon über die Rachenschleimhaut und die Tonsillen. In dieser bakteriämischen Phase verbreiten sich die Erreger im ganzen Körper, und sie siedeln sich vorwiegend im lymphatischen Gewebe des Dünndarms, in den sogenannten *Peyerschen Plaques,* an. Es kann aber auch zum Befall von Milz, Leber, Gallenwegen, Knochenmark, Haut und Lunge kommen.

In den *Peyerschen Plaques* tritt in der ersten Krankheitswoche eine markige Schwellung ein. In der zweiten Woche kommt es zu deren Verschorfung, in der dritten Woche zur Geschwürsbildung, und in der vierten Woche heilen diese Geschwüre schließlich narbig aus. Nach einer Inkubationszeit von 1–2 Wochen stellt sich ein charakteristisches, vier Wochen dauerndes Krankheitsbild ein. Parallel zu den Vorgängen in den Peyerschen Plaques ist in der ersten Krankheitswoche nach uncharakteristischem Beginn ein Fieberanstieg auf 39–41 °C zu beobachten. Dieses Fieber bleibt in den beiden nächsten Wochen als Kontinua erhalten und sinkt in der vierten Woche lytisch bis zur Norm ab (s. Abb. 23). Typisch sind weiterhin starke Kopfschmerzen, Bradykardie, Leukopenie und Roseolen auf der Bauchhaut. Als Komplikationen können Darmblutungen und eine Perforationsperitonitis auftreten, als Spätfolgen auch eine Typhusosteomyelitis.

2–5% aller Typhuskranken werden zu *Dauerausscheidern.* Diese Patienten scheiden noch 10 Wochen nach Krankheitsbeginn Salmonella typhi aus. Vorwiegend Frauen neigen dazu, Dauerausscheider zu werden. Die Typhusbakterien siedeln sich meist in der Gallenblase oder den Gallenwegen an, von wo aus sie eventuell lebenslang ausgeschieden werden. Nach Paratyphus sind Dauerausscheider seltener zu beobachten.

Nach Überstehen von Typhus und Paratyphus erwerben die Patienten eine *Immunität,* wobei zwischen Typhus und Paratyphus keine Kreuz-

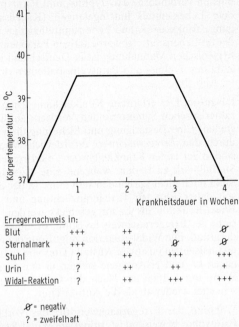

Erregernachweis in:

Blut	+++	++	+	∅
Sternalmark	+++	++	∅	∅
Stuhl	?	++	+++	+++
Urin	?	++	++	+
Widal-Reaktion	?	++	+++	+++

Abb. 23 Krankheitsver-
lauf und Diagnostik bei
Typhus abdominalis

∅ = negativ
? = zweifelhaft
+ - +++ = Nachweisstärke

immunität besteht. Man kann daher zur Prophylaxe eine *Schutzimp-fung* anwenden: Die Impfstoffe (sie enthalten Salmonella typhi und z.T. auch Salmonella paratyphi A, B) werden entweder parenteral oder oral (Lebendvaccine) verabreicht. Der Impfschutz ist allerdings nicht komplett (leichte Erkrankungen sind möglich) und dauert auch nur relativ kurz an (Wiederholungsimpfung nach einem Jahr notwendig).

Epidemiologie. Der Mensch ist das einzige Erregerreservoir für Typhus- und Paratyphusbakterien. Über seine Ausscheidungen (besonders über Stuhl, aber auch über Urin und eventuell auch über Sputum) gelangen die Erreger ins Freie. Entweder werden sie durch Schmutz- und Schmierinfektion von Mensch zu Mensch direkt übertragen, oder sie gelangen in Lebensmittel, in denen sie sich vermehren können. Milch und Milchprodukte, Fleisch, Eier und Eiprodukte, Kartoffelsalat, Trinkwasser können so als Ausgangspunkt von gefürchteten Explosionsepidemien werden. Um solche Epidemien zu verhindern, müssen die Kranken und Erregerausscheider möglichst lückenlos erfaßt und geheilt werden. Geeignete hygienische Maßnahmen müssen verhindern, daß Typhus- und Paratyphusbakterien in gefährdete Lebensmittel hineingelangen (Kanalisation, Abwasserbeseitigung, Trinkwasser- und Lebensmittelhygiene, ärztliche Überwachung der im Lebensmittelgewerbe tätigen Personen u. a.). Als Erfolg dieser hygienischen Maßnahmen ist in Deutschland im letzten Jahrzehnt die Zahl der Typhus- und Paratyphuspatienten drastisch zurückgegangen (s. Abb. 24).

Diagnose. Der erfahrene Kliniker kann schon aufgrund der sehr charakteristischen Symptome den Verdacht auf Typhus oder Paratyphus stellen. Eine Bestätigung und Sicherung dieser Verdachtsdiagnose ist durch den *Erregernachweis* erforderlich. Wie in Abb. 23 vermerkt, sind in der ersten Krankheitswoche die Erreger besonders in Blut und Sternalmark zu finden, während eine Ausscheidung über Urin und Stuhl noch nicht vorhanden sein muß. In der ersten Krankheitswoche soll daher Blut zur Erregeranzüchtung und zur Durchführung der *Widal*-Reaktion ins Labor geschickt werden. In der zweiten Woche steht der Erregernachweis im Stuhl, eventuell auch im Urin, im Vordergrund. Die Widal-Reaktion zeigt Ende der ersten Krankheitswoche erstmals einen positiven Ausfall (Titer von 1:100 bis 1:200). Die Titer gegen O- und H-Antigene steigen in den folgenden Wochen bis auf Werte um 1:1600 an. Nach der Genesung sinken die Anti-O-Titer schneller wieder ab als die Anti-H-Titer.

Während der Erregernachweis für das Vorliegen von Typhus und Paratyphus beweisend ist, bringt die Widal-Reaktion lediglich positive Hinweise (Titeranstieg!). Antikörper können auch durch eine vorausgegangene Schutzimpfung bedingt sein (meist nur H-Titer), eine anamnestische Reaktion als Andeutung einer schon lange zurückliegenden Erkrankung ist ebenfalls möglich. In beiden letzteren Fällen tritt bei wiederholtem Test kein Titeranstieg ein.

Therapie. Ampicillin oder Amoxicillin und das Kombinationspräparat Trimethoprim/Sulfamethoxazol werden in erster Linie zur Behandlung von Typhus und Paratyphus eingesetzt. Chloramphenicol ist ebenfalls gut wirksam, jedoch muß hier die Möglichkeit von ernsten Nebenwirkungen beachtet werden.

Eine Sanierung der Dauerausscheider gelingt meist nur dann, wenn man hochdosiert Ampicillin oder Trimethoprim/Sulfamethoxazol verabreicht und die Gallenblase chirurgisch entfernt.

Abb. 24   Infektionserkrankungen in der BRD (absolute Zahlen, 1946–1984; ▷ nach *G. Mauff:* in *H. Brandis* und *G. Pulverer* [ed]: Lehrbuch der Medizinischen Mikrobiologie, G. Fischer-Verlag, Stuttgart, 1987)

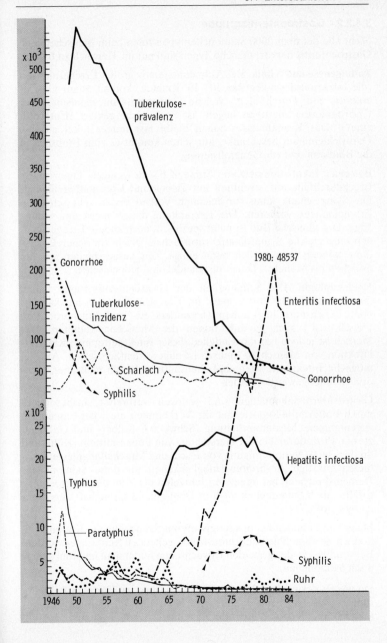

3.4.2.2 Gastroenteritisgruppe

Nicht alle der über 2000 Salmonellentypen rufen beim Menschen eine Gastroenteritis hervor, manche Typen sind nur im Tierreich zu finden.

Pathogenese und Klinik. Bei Aufnahme relativ großer Erregermengen (die Infektionsdosis liegt bei 10^5–10^8 Keimen) kommt es zur Gastroenteritis mit Durchfällen. Welche Pathogenitätsmechanismen der Gastroenteritis zugrunde liegen, ist noch nicht geklärt (Enterotoxine?). Das Krankheitsgeschehen bleibt fast immer lokal auf die Darmschleimhaut beschränkt, nur selten kommt es zum Einbruch in die Blutbahn und zur Generalisierung.

Bei einer Inkubationszeit von Stunden bis zu wenigen Tagen treten Brechdurchfälle auf, eventuell mit Fieber und Kreislaufbeteiligung. Die Symptomatik kann von leichtem Verlauf bis zu sehr schweren Erscheinungen variieren. Die Erkrankung dauert meist nur wenige Tage. Das klinische Bild ist nicht spezifisch, auch andere Erreger können eine gleiche Symptomatik verursachen. Nach klinischer Gesundung können Salmonellen noch einige Zeit ausgeschieden werden (Wochen bis Monate), Dauerausscheider sind jedoch selten.

Epidemiologie. Die Salmonellen der Gastroenteritisgruppe haben ihren primären Standort zumeist im Tierreich. Von dort aus kann es über Lebensmittelinfektionen (besonders Ei- und Milchprodukte, Fleisch u. a.) auch zu Infektionen des Menschen kommen. Der Mensch ist jedoch nur das Endglied dieser Infektkette; eine Kontaktinfektion von Mensch zu Mensch ist außerordentlich selten. Auf die mögliche Infektkette Mensch–Lebensmittel–Mensch muß aber nachdrücklich hingewiesen werden.

Gastroenteritissalmonellen sind weltweit verbreitet, insbesondere durch Futtermittelimporte hat ihr Vorkommen auch bei uns enorm zugenommen. Massentierhaltung (Schweine-, Kälber- und Geflügelzucht), Prozeduren bei der Herstellung von Lebensmitteln (Kühl- und Spülwasser!), Verunreinigung von Fisch- und Muschelfangplätzen u. a. bieten günstige Ausbreitungsmöglichkeiten für diese Salmonellen. Dementsprechend hat im letzten Jahrzehnt die Zahl der Gastroenteritisfälle durch Salmonellen auch in Deutschland sprunghaft zugenommen (s. Abb. 24).

Menschen kommen bei uns relativ oft mit Salmonellen in Kontakt, sie können sie aufnehmen und zum vorübergehenden Keimträger werden. Bei rund 1–2 % der gesunden Erwachsenen findet man im Stuhl sporadisch Salmonellen.

Da wegen der großen Salmonellenausbreitung im Tierreich Bekämpfungserfolge wie beim Typhus und Paratyphus nicht ohne weiteres möglich sind, hat die Durchführung entsprechender hygienischer Maßnahmen Priorität. Dazu zählen strenge lebensmittelhygienische Grundsätze bei der Produktion, Verteilung, Aufbewahrung und Zubereitung von Nahrungsmitteln, Kontrolle der importierten Futtermittel, der Milch- und Eiprodukte, veterinärmedizinische Kontrolle der Massentierhaltung sowie hygienisch einwandfreie Beseitigung von flüssigen und festen Abfallstoffen.

Diagnose. Gastroenteritiden durch Salmonellen lassen sich nur durch den Erregernachweis im Patientenstuhl diagnostizieren. Die Widal-Reaktion hat für die Diagnostik einer Salmonellengastroenteritis keine Bedeutung.

Therapie. Für gewöhnlich soll eine Salmonellengastroenteritis antibiotisch nicht behandelt werden. Eine Antibiotikatherapie birgt vielmehr die Gefahr einer verlängerten Salmonellenausscheidung in sich. Antibiotika sollen nur bei sehr schweren Verlaufsformen, bei Kleinkindern und resistenzgeschwächten Menschen eingesetzt werden. Ausscheider sollen ebenfalls nicht antibiotisch saniert werden. Salmonellen der Gastroenteritisgruppe verschwinden fast stets von selbst wieder, nach spätestens ein bis zwei Jahren sind sie nicht mehr nachzuweisen.

3.4.3 Shigellen (Ruhrbakterien)

Shigellen, die Erreger der bakteriellen Ruhr, wurden nach ihrem Entdecker SHIGA benannt. Untergruppen tragen die Namen weiterer Bakteriologen. Einziges Erregerreservoir ist der Mensch. Die Shigellen werden ebenfalls durch Verschlucken über den Verdauungstrakt aufgenommen.

Eigenschaften der Erreger. Shigellen sind unbewegliche gramnegative Stäbchen, die sich mikroskopisch sonst nicht von anderen Enterobakterien unterscheiden. Ihre Differenzierung erfolgt mit Hilfe der „Bunten Reihe" und serologisch. Wir unterscheiden die folgenden vier Arten:

1. *Shigella dysenteriae:* Dies sind die wichtigsten und gefährlichsten Ruhrbakterien, sie bilden ein Exotoxin und kommen besonders in tropischen und subtropischen Gebieten vor.
2. *Shigella boydii:* Diese Shigellenart wird hauptsächlich in Vorderasien und Nordafrika gefunden.
3. *Shigella flexneri:* Diese Art ist weltweit verbreitet.
4. *Shigella sonnei:* Diese ebenfalls weltweit verbreitete Shigellenart ruft meist nur milde Erkrankungen hervor.

Die Shigellen sind empfindlich gegen Austrocknung, Abkühlung und weitere Umwelteinflüsse, sie sterben in der Außenwelt bald ab. Die Kultur geschieht auf Selektivmedien, die Differenzierung erfolgt ähnlich wie in der Salmonellendiagnostik.

Pathogenese und Klinik. Nach peroraler Aufnahme der Shigellen kommt es zu einer katarrhalischen Entzündung des Dickdarmes. Bei schwereren Fällen treten Epithelnekrosen mit Geschwürsbildung auf, welche dann narbig ausheilen. Darmblutungen und Perforationen sind möglich, zu einer Generalisierung kommt es nicht. Offensichtlich beruht die Pathogenese der Shigellen auf dem Eindringungsvermögen dieser Bakterien in die Darmschleimhaut, wo sie sich vermehren und zu Gefäßschäden führen. Es handelt sich um eine typische lokale Dickdarminfektion.

Nach einer Inkubationszeit von 2–7 Tagen kommt es zu Durchfällen, welche massiv sein können und Beimengungen von Blut, Eiter und Schleim aufweisen können. Toxische Kreislaufsymptome zeigen sich, typisch sind die vielen schmerzhaften Stuhlentleerungen. Fieber muß nicht vorhanden sein. Die Klinik kann von kaum angedeuteten Durchfällen bis zu schwer toxischen und tödlichen Verläufen reichen. Eine bleibende Immunität stellt sich nicht ein. Keimträger kommen vor, Dauerausscheider sind selten.

Epidemiologie. Die bakterielle Ruhr ist weltweit verbreitet, sie ist eine typische Krankheit der Unhygiene und der Resistenzminderung in Kriegs- und Notzeiten, wo Menschen unter schlechten Allgemeinbedingungen in Massen eng zusammenleben müssen (Lager, Notunterkünfte, Gefängnisse). Bei uns kommen fast nur Shigellen der Flexner- und Sonnei-Arten vor.

Die vom Menschen ausgeschiedenen Shigellen gelangen in die Außenwelt, wo sie nur relativ kurze Zeit überleben können. Sie werden von Mensch zu Mensch durch Schmutz- und Schmierinfektion übertragen, meist jedoch über Lebensmittelinfektionen, wobei Fliegen als Überträger eine große Rolle spielen. Die Ruhr ist eine Erkrankung der warmen Jahreszeit.

Hygienemaßnahmen, wie Fliegenbekämpfung, Aborthygiene, Abwasserbeseitigung, Händedesinfektion, Lebensmittelüberwachung, stehen im Vordergrund einer Bekämpfung. Schutzimpfungen haben sich bisher nicht bewährt.

Diagnose. Der Erregernachweis mittels Kultur ist entscheidend, wichtig ist die Abgrenzung zur Amöbenruhr. Da Shigellen schnell absterben, soll Stuhlmaterial direkt verimpft oder mittels Transportmedium verschickt werden. Auch Rektalabstriche haben sich bewährt, da an diesen die Shigellen besser überleben können. Eine serologische Diagnose mittels Widal-Reaktion ist unergiebig.

Therapie. Wichtig sind Maßnahmen zur Resistenzstärkung des Patienten. An Antibiotika können gegeben werden Ampicillin, Trimethoprim/Sulfomethoxyzol und Tetracycline.

3.4.4 Klebsiellen

Bei den nach dem Bakteriologen KLEBS benannten Klebsiellen handelt es sich um gramnegative, unbewegliche Stäbchen, welche eine Schleimkapsel aufweisen. Sie sind Bestandteil der normalen Körperflora (besonders Darmflora). Außerhalb der Darmregion können sie Anlaß von nicht selten schweren Infektionen sein. Biochemisch und aufgrund der Schleimkapselantigene unterscheiden wir die folgenden Arten:

Klebsiella pneumoniae (Friedländer-Bakterien),
Klebsiella oxytoca: ähnlich Klebsiella pneumoniae,
Klebsiella ozaenae: Erreger der Stinknase (Ozäna),
Klebsiella rhinoscleromatis: Verursacher des Rhinoskleroms.

Meist als Folge einer endogenen Infektion aus der Körperflora des Patienten selbst rufen die beiden ersteren Klebsiellenarten Infektionen des Respirationstraktes, der ableitenden Harnwege, Wundinfektionen und selten auch Meningitiden hervor. Besonders gefürchtet ist die lobäre Pneumonie (Friedländer-Pneumonie). Die Schleimkapsel schützt die Klebsiellen vor der Phagozytose. *Ozäna* und *Rhinosklerom* sind seltene, meist endemisch vorkommende chronische Infektionen der Nasenregion.

Klebsiellen zählen mit zu den bösartigsten Erregern von *Krankenhausinfektionen*. Hierbei kommt es nicht selten auch zur Sepsis. Bei Klebsiellen im Krankenhausmilieu sind häufig Vielfachresistenzen gegen Antibiotika zu beobachten. Da diese Resistenzen meist plasmidgesteuert sind, können Klebsiellen Ausgangspunkt einer Verbreitung von *Resistenzfaktoren* innerhalb der gramnegativen Bakterienflora eines Krankenhauses sein.

Die *Diagnose* einer Klebsielleninfektion erfolgt durch den Erregernachweis mittels Kultur, serologische Nachweisreaktionen haben sich nicht bewährt. Die *Therapie* einer Klebsielleninfektion ist oft sehr problematisch, die Auswahl der einzusetzenden Antibiotika hängt vom jeweiligen Resistenzverhalten des Stammes ab. Eine Antibiogrammbestimmung ist unbedingt erforderlich.

3.4.5 Enterobacter

Auch diese gramnegativen beweglichen Stäbchen gehören zur normalen Körperflora, von dort aus führen sie zu endogenen Infektionen anderen Orts. Fünf Arten werden unterschieden:

Enterobacter cloacae, Enterobacter aerogenes, Enterobacter sakazakii, Enterobacter agglomerans und *Enterobacter gergoviae.*

Bezüglich Diagnose, Resistenzverhalten und Therapie wird auf die Ausführungen bei den Klebsiellen verwiesen.

3.4.6   Serratia

Diese nicht nur in der normalen Körperflora des Menschen (Stuhl-flora), sondern auch in der Außenwelt weit verbreiteten gramnegati-ven Stäbchen zeichnen sich dadurch aus, daß sie in blutrot gefärbten Kolonien wachsen können. Diese roten Kolonien treten auch auf Holz und auf Lebensmitteln in Erscheinung, man hat dieses Phänomen auch als „blutende Hostie" bezeichnet, von daher stammt der frühere Name Bacterium prodigiosum = Wunderbakterium. Die für die Humanme-dizin wichtigste Art nennt man *Serratia marcescens*. Weiterhin sind noch zu erwähnen *Serratia rubidae* und *Serratia liquefaciens*.

Bezüglich Klinik, Diagnose und Therapie verhalten sich diese Bakte-rien ähnlich den Klebsiellen; die Antibiotikaresistenz ist allerdings noch stärker ausgeprägt.

3.4.7   Proteus, Providencia, Morganella

Diese stark beweglichen gramnegativen Stäbchen gehören zur nor-malen Körperflora des Menschen (insbesondere Darmflora), sie sind aber auch in der Außenwelt zu finden. Sehr typisch ist ihr Kolonie-bild (Schwärmeffekt aufgrund der großen Beweglichkeit; s. Abb. 9c, S. 24). Proteusbakterien werden heute unterteilt in die drei Genera *Proteus (Proteus mirabilis* und *Proteus vulgaris), Providencia* (beson-ders *Providencia rettgeri, Providencia stuartii* und *Providencia alcalifa-ciens*) und *Morganella (Morganella morganii)*. Aus Infektionsprozes-sen, besonders aus Harnwegsinfektionen, wird am häufigsten *Proteus mirabilis* isoliert. Im Gegensatz zu dieser noch relativ gut Antibiotika-empfindlichen Proteusbakterienart neigen die übrigen indolpositiven Arten oft zur Multiresistenz.

Da Proteus-Bakterien starke Eiweißzersetzer sind und in der Außen-welt weit verbreitet vorkommen, sind sie auch als *Nahrungsmittel-verderber von Bedeutung*.

3.4.8   Hafnia, Edwardsiella

Vertreter dieser beiden Genera kommen sowohl in der Stuhlflora von Mensch und Tier vor als auch in verschiedensten Infektionsprozessen. Ihre klinische Bedeutung ist aber nicht sehr groß.

3.4.9   Yersinien

Die Yersinien sind normalerweise im Darm verschiedener Tiere zu finden. Der unbewegliche Pesterreger *Yersinia pestis* kommt bei Nage-tieren und Flöhen vor, während die beiden anderen beweglichen Arten der Gattung Yersinia bei den verschiedensten Säugetieren und Vogelarten nachzuweisen sind.

3.4.9.1 Yersinia pestis

Yersinia pestis wurde 1894 von YERSIN u. KITASATO entdeckt. Diese Bakterienart ruft die Pest hervor, welche schon in der vorchristlichen Zeit bekannt war und zu den gefährlichsten Weltseuchen zählt. Auf die verheerenden Pestepidemien des Mittelalters sei verwiesen.

Eigenschaften des Erregers. Sehr typisch ist das Aussehen des gramnegativen, pleomorphen Pesterregers: Die beiden Enden der Stäbchen färben sich stärker an als ihr Zentrum, die Stäbchen schauen daher gefärbt wie Sicherheitsnadeln aus. Die Kultur des Pesterregers ist nicht schwierig, die Infektionsgefahr ist jedoch außerordentlich hoch.

Pathogenese und Klinik. Die Pestbakterien erzeugen eine hämorrhagische Entzündung. Je nach Eintrittspforte kommt es zur *Bubonenpest* oder zur *primären Lungenpest*. Wird der Erreger mittels Flohstich übertragen, dann entwickelt sich nach einer Inkubationszeit von 2–5 Tagen eine stark schmerzhafte hämorrhagische Entzündung der zur Stichstelle gehörigen regionären Lymphknoten (meist Leistengegend, seltener Achsel). Diese mit Schüttelfrost, hohem Fieber, Kopfschmerzen einhergehende Bubonenpest geht unbehandelt in 50–90 % in eine Sepsis mit Absiedlung in fast alle Organe über, dabei kommt es oft zur sekundären Lungenpest. Dieses dramatische Krankheitsbild führt in wenigen Tagen zum Tode.

Werden die Pesterreger mittels Tröpfcheninfektion eingeatmet, dann kommt es zur *primären hämorrhagischen Lungenpest*. Die Inkubationszeit beträgt hier wenige Stunden bis zu drei Tage. Blutiges Sputum und ausgehusteter Schleim enthalten massenhaft Pesterreger (hohe Infektionsgefahr über eine Tröpfcheninfektion!).

Bei Überstehen der Pest kann sich eine gewisse Immunität ausbilden, daher besteht auch die Möglichkeit zu einer Schutzimpfung.

Epidemiologie. Die Pesterreger haben ihr *primäres Reservoir* bei verschiedenen wildlebenden Nagetieren (z. B. Erd- und Eichhörnchen, Wiesel, Murmeltiere, Springhasen, Zieselmäuse, Hamster). Diese Nagetiere zeigen den Pestbakterien gegenüber eine gewisse Resistenz, sie erkranken, wenn überhaupt, nur leicht an der Pest. Eine Übertragung zwischen den Nagetieren erfolgt entweder über die Nagetierflöhe oder durch Kannibalismus. Da dieses primäre Erregerreservoir nicht auszurotten ist (viele Versuche sind ergebnislos abgebrochen worden), gibt es auch heute noch in den verschiedensten Gegenden der Welt endemische Pestherde (besonders in Nord- und Südamerika, Afrika und Asien). Von diesen wildlebenden Nagetieren aus erfolgt eine Übertragung auf den Menschen relativ selten, solche Infektionen sind eventuell bei Hirten, Bauern, Jägern und Waldarbeitern zu sehen. Jährlich werden aus der gesamten Welt rund tausend Pestfälle gemeldet.

Nagetierflöhe und Kannibalismus übertragen die Pestbakterien auch auf Ratten. Dieses *sekundäre Erregerreservoir* ist für den Menschen bedeutend gefährlicher, da die in der Nähe des Menschen lebenden Haus- und Wanderratten selbst an der Pest eingehen können und der *Rattenfloh* danach auch den Menschen befällt. Bei Übertragung durch den Rattenfloh kommt es beim Menschen zur Bubonenpest. Von Mensch zu Mensch geschieht die Übertragung in Form der direkten Tröpfcheninfektion oder sie geht indirekt über den Menschenfloh.

Die Bekämpfung der zu den gemeingefährlichen Seuchen zählenden Pest (Meldepflicht auch schon bei Verdacht!) richtet sich insbesondere gegen die Ratten und Flöhe. Nach Möglichkeit soll versucht werden, das primäre Erregerreservoir bei den wildlebenden Nagetieren einzudämmen. In Endemiegebieten soll von der Schutzimpfung Gebrauch gemacht werden. Bei Kontakt mit einem Pestpatienten ist eine sofortige Chemoprophylaxe über 6 Tage angezeigt.

Diagnose. Eine sichere Pestdiagnose ist nur bakteriologisch möglich. Hierbei soll vom Bubonenpunktat oder vom Auswurf ein *Sofortpräparat* (Gramfärbung und verkürzte Methylenblau- oder Fuchsinrotfärbung) hergestellt werden. Das Untersuchungsmaterial muß mit Boten, eventuell mit Hilfe der Polizei, ins Labor gebracht werden. Die *Kultur* muß unter großer Sorgfalt angelegt werden, da die Gefahr einer Laborinfektion groß ist.

Therapie. Je früher die Pest erkannt und behandelt wird, um so größer sind die Überlebenschancen. Als Chemotherapeutika haben sich besonders Streptomycin, aber auch Chloramphenicol und die Tetracycline bewährt.

3.4.9.2   Yersinia pseudotuberculosis

Yersinia pseudotuberculosis ist im Tierreich weit verbreitet, wir finden diesen Erreger bei den verschiedensten Nagetieren (Kaninchen, Feldhasen, Meerschweinchen, Ratten), Katzen sowie Geflügel- und Vogelarten. Von hier aus kann der Erreger durch direkten Kontakt oder über verunreinigte Lebensmittel auch auf den Menschen übertragen werden, er wird vom Menschen verschluckt.

Nach einer nicht sicher bekannten Inkubationszeit kann es beim Menschen zum Auftreten folgender Krankheitsbilder kommen:

Pseudoappendizitische Form. Klinisch im Vordergrund stehen Symptome der „akuten Blinddarmentzündung". Bei der Operation erscheint jedoch der Wurmfortsatz unauffällig, man findet statt dessen entzündete mesenteriale Lymphknoten. Diese Verlaufsform ist besonders bei Kindern und Jugendlichen männlichen Geschlechtes zwischen 6 und 18 Jahren zu beobachten.

Enteritisform. Diese Form tritt vorwiegend bei Erwachsenen auf, es kommt zu einer klinisch uncharakteristischen Entzündung des unteren Ileums.

Septisch typhöser Verlauf. Eine seltene, klinisch uncharakteristische Erkrankung des Erwachsenen (meist liegen resistenzmindernde Grundleiden vor).

Zur *Diagnose* dieser drei Verlaufsformen wird der *Erregernachweis* im mesenterialen Lymphknoten, im Stuhl oder in der Blutbahn und werden *serologische Tests* wie eine Widal-Reaktion eingesetzt. Bei den pseudoappendizitischen und enteralen Verlaufsformen ist eine Therapie mit Antibiotika meist nicht erforderlich, wohl aber beim septisch-typhösen Krankheitsbild. Als Mittel der Wahl gelten Ampicillin, Trimethoprim-Sulfamethoxazol, Chloramphenicol oder die Tetracycline.

3.4.9.3 Yersinia enterocolitica

Über das natürliche Erregerreservoir und über die Möglichkeiten einer Übertragung auf den Menschen ist noch sehr wenig bekannt. Auch Menschen können Keimträger von *Yersinia enterocolitica* sein.

Diese Yersinienart ruft nach einer mehrtägigen Inkubationszeit bei Säuglingen, Kleinkindern und Erwachsenen das uncharakteristische Krankheitsbild einer *akuten Gastroenteritis* hervor. Bei Jugendlichen und jungen Erwachsenen überwiegt die *pseudoappendizitische Verlaufsform* (Appendix unauffällig, Befall der mesenterialen Lymphknoten). Selten kann es zu einer nicht ungefährlichen Sepsis kommen. Als weitere Komplikationen finden wir Arthritiden, welche einige Wochen nach Krankheitsbeginn an mehreren Gelenken, z.T. wechselnd, auftreten und Wochen bis Monate bestehen bleiben können. Auch Exantheme werden gesehen.

Zur *Diagnose* ist der Erregernachweis erforderlich. Die Kultur kann wie bei Yersinia pseudotuberculosis über eine Kälteanreicherung (Kultur bei 4 °C über 1–3 Wochen) und über Selektivmedien durchgeführt werden. Von den verschiedenen bekannten O-Antigengruppen gelten für den Menschen nur die O-Gruppen 3, 9, 8 und 5,27 als pathogen. Neben der Kultur sollte auch eine serologische Diagnostik (Widal-Reaktion) versucht werden.

Die enteralen und pseudoappendizitischen Krankheitsformen verlaufen für gewöhnlich gutartig, eine antibiotische Therapie ist nicht erforderlich. Beim septischen Verlauf gelten die Tetracycline, Trimethoprim-Sulfamethoxazol, die neuen Cephalosporine und Chloramphenicol als die Mittel der Wahl. Die Penicilline und die älteren Cephalosporine sind unwirksam.

3.5   Vibrionen

Den zur Familie der *Vibrionaceae* gehörigen Bakterienarten ist gemeinsam, daß sie aus stark beweglichen (polare Begeißelung), gramnegativen, fakultativ anaeroben, gebogenen Stäbchen bestehen; ihre Nährstoffansprüche sind gering. Der Choleraerreger ist ein obligater Parasit des Menschen, die übrigen Arten sind in der Außenwelt als Bewohner von süß- oder salzwasserhaltigem Oberflächengewässer weit verbreitet. Alle Arten lassen sich aufgrund biochemischer Reaktionen und weiterer Merkmale voneinander abgrenzen. Alle für den Menschen pathogenen oder fakultativ pathogenen Vibrionenarten werden peroral aufgenommen, sie werden also verschluckt.

3.5.1   Vibrio cholerae

Vibrio cholerae, der Erreger der zu den gemeingefährlichen Seuchen zählenden klassischen Cholera, wurde 1883 erstmals von ROBERT KOCH isoliert.

Eigenschaften des Erregers. Die Choleravibrionen sind sehr anspruchslos, sie können noch bei einem pH von 9 wachsen und besitzen eine polare Geißel (s. Abb. 5, S. 18). Wir unterscheiden heute die beiden *Biotypen cholerae* und *eltor,* die auch in ihrer Virulenz und in ihrer Umweltresistenz voneinander abweichen: Biotyp eltor ist für gewöhnlich weniger virulent, aber umweltresistenter als Biotyp cholerae. Aufgrund ihres Antigenaufbaues werden beide Biotypen noch in die drei *Serotypen Ogawa, Inaba* und *Hikojima* unterteilt, die man zusammenfassend auch als O:1-Antigruppe bezeichnet.

Pathogenese und Klinik. Das pathogene Prinzip der Choleravibrionen stützt sich auf die Bildung eines starken *Enterotoxins,* das in den Dünndarmepithelien eine massive Wasser- und Elektrolytausscheidung in den Darm hinein auslöst.

Nach peroraler Aufnahme einer offensichtlich hohen Infektionsdosis kommt es mit einer Inkubationszeit von Stunden bis zu Tagen zum Auftreten klinischer Symptome. Die Cholera ist eine Lokalinfektion des Dünndarmes, die Erreger bleiben im Lumen, eine Generalisierung findet nicht statt. Das Krankheitsbild bei Cholera kann variieren von einer nur leichten Verlaufsform (Cholerine) mit breiigen Stühlen bis zu schweren toxischen, innerhalb von Stunden zum Tode führenden Erscheinungen. Üblicherweise kommt es zu einem mittleren Stadium mit massiven wäßrigen Entleerungen (20 l und mehr pro Tag, Reiswasserstühle) und Erbrechen. Dieser enorme Wasser- und Salzverlust bestimmt das Krankheitsgeschehen: starkes Durstgefühl, Wadenkrämpfe, Austrocknen der Haut, Kreislauf- und Schocksymptomatik. Das Bewußtsein bleibt bis zuletzt erhalten.

Die Choleraerkrankung dauert nur einige Tage, die Letalität der unbehandelten Cholera ist sehr hoch (30–60 %). Eine überstandene Cholera hinterläßt offensichtlich eine länger dauernde Immunität. Die auch im internationalen Reiseverkehr vorgeschriebene Schutzimpfung mit abgetöteten Erregern hat sich bewährt, sie verleiht allerdings nur einen unvollständigen (leichte Erkrankungen sind möglich) und temporären Schutz (bis zu 6 Monate).

Epidemiologie. Schon von alters her kommt die Cholera in Indien und Südostasien endemisch vor. Im 19. Jahrhundert kam es aus nicht bekannten Gründen zu sechs pandemischen Seuchenzügen. 1892 kam die Cholera das letzte Mal nach Deutschland (Ausbruch in Hamburg mit über 8000 Choleratoten). Bis auf einen schweren Ausbruch 1947 in Ägypten blieb die Cholera in der Folgezeit mehr oder weniger auf das klassische Endemiegebiet begrenzt. 1960/61 startete jedoch plötzlich die sogenannte siebente Cholerapandemie in Celebes, welche in den folgenden Jahren Südrußland, den vorderen Orient, das Mittelmeergebiet und erstmals auch Afrika erreichte. Auch die Ursache dieses pandemischen Ausbruches ist nicht geklärt. Während die früheren Pandemien vom Biotyp cholerae hervorgerufen wurden, wird die siebente Pandemie nun vom ehemals als harmlos angesehenen Biotyp eltor getragen. (Dieser Biotyp wurde nach einer Oase auf der Sinaihalbinsel benannt.) Die 7. Pandemie ist noch nicht erloschen, alljährlich in der warmen Jahreszeit kommt es auch bei uns zu Einschleppungsfällen aus dem Mittelmeergebiet und aus Afrika.

Das Erregerreservoir der Choleravibrionen ist vorwiegend der Mensch, der sowohl als relativ häufig vorkommender Keimträger als auch als Kranker diese Erreger massiv über Stuhl und Erbrochenes ausscheidet. Dauerausscheider sind möglich, aber sehr selten. In der Außenwelt sterben die Choleravibrionen sehr schnell ab, sofern sie nicht in ein für sie günstiges Milieu gelangen (wasserhaltige und alkalische Nahrungsmittel, wie Milch und Milchprodukte, Trinkwasser u. a.). Eine direkte Kontaktinfektion von Mensch zu Mensch ist möglich, hauptsächlich wird die Cholera jedoch über kontaminierte Lebensmittel und Trinkwasser übertragen.

Als typische Infektionskrankheit der Unhygiene kann sich die Cholera nur in einem Gebiet mit mangelhafter Trinkwasserversorgung, fehlender Kanalisation und Abwasserbeseitigung, fehlerhafter Lebensmittelhygiene festsetzen und ausbreiten. Die Bekämpfung hat sich daher auf eine Sanierung solcher Mißstände zu konzentrieren. Erkannte Krankheitsfälle und Keimträger müssen isoliert, behandelt und saniert werden. Schon der Verdacht einer Erkrankung an Cholera ist meldepflichtig. Gefährdeten Personen soll rechtzeitig eine Schutzimpfung verabreicht werden.

Diagnose. Die Cholera muß bakteriologisch durch den Erregernachweis gesichert werden, da ähnliche Krankheitsbilder auch von anderen Erregern verursacht werden können. Im nativen Sofortpräparat stellen sich die Choleravibrionen als sehr stark bewegliche Stäbchen dar. Ihre Beweglichkeit kann durch Zugabe eines spezifischen Antiserums aufgehoben werden (Immobilisationstest). Mit diesem Verfahren läßt sich manchmal eine Verdachtsdiagnose stellen; die sichere Erkennung der Cholera ist allerdings nur durch die Kultur möglich. Wichtig hierfür ist, daß das Untersuchungsmaterial entweder sofort auf Spezialmedien ausgeimpft oder in einem Transportmedium (alkalisches Peptonwasser, Monsur-Medium) schnellstens durch Boten ins Labor geschickt wird. Innerhalb von 24 Stunden kann die Choleradiagnose meist mit ausreichender Sicherheit gestellt werden. Eine serologische Diagnose der Choleraerkrankung ist nicht möglich.

Therapie. Lebenserhaltend ist der rasche und möglichst genaue Ausgleich des Wasser- und Salzverlustes durch Infusionen und auch durch perorale Verabreichung entsprechender Ersatzlösungen. Eine Antibiotikatherapie (besonders mit Tetracyclinen) hat nur sekundäre Bedeutung, sie sollte erst nach Beginn der Infusionstherapie zusätzlich gegeben werden.

3.5.2   Non O:1-Vibrionen (NAG- oder NCV-Vibrionen)

Diese dem Choleraerreger sehr nahe verwandten Vibrionen sind als Süßwassersaprophyten weit verbreitet, sie kommen auch bei uns vor (NAG = non-agglutinable-germs, NCV = non-cholera-vibrios). Diesen Vibrionen fehlt das für den klassischen Choleraerreger typische Antigen O:1, daher werden sie unter dem Begriff Non O:1-Vibrionen zusammengefaßt. In seltenen Fällen können sie, peroral aufgenommen, beim Menschen zu choleraähnlichen Krankheitsbildern führen. Wenn überhaupt, kommt es aber zu einem milden Krankheitsverlauf. Diagnose und Therapie entsprechen den bei der Cholera angewandten Verfahren.

3.5.3   Vibrio parahaemolyticus

Diese halophile Vibrionenart ist ein obligater Meerwassersaprophyt, der besonders in Japan und Ostasien über Fische und andere Meerestiere zu choleraähnlichen Darminfektionen des Menschen Anlaß geben kann. Zur Diagnose ist eine Kultur in stark salzhaltigem Milieu notwendig, die Therapie erfolgt wie bei der Cholera.

3.5.4   Aeromonas und Plesiomonas

Es handelt sich hier ebenfalls um weit verbreitete Oberflächenwassersaprophyten, die wegen ihrer Ähnlichkeit mit den Choleravibrionen zur Familie Vibrionaceae gerechnet werden. Einige Arten *(Aeromonas hydrophila* und *Plesiomonas shigelloides)* können beim Menschen relativ selten Durchfallerkrankungen hervorrufen.

Diagnose und Therapie erfolgen wie bei der Cholera.

3.6 Bacteroidaceae

Die Familie *Bacteroidaceae* umfaßt gramnegative, sporenlose, streng anaerobe, bewegliche oder unbewegliche Stäbchen. Die verschiedensten zu dieser Familie gehörigen Anaerobierarten kommen normalerweise in der Körperflora von Mensch und Tieren vor. Welche Bedeutung sie dort haben, ist nicht bekannt. Manche dieser Arten können außerhalb ihrer physiologischen Standorte zu Infektionserregern werden. Die Anzüchtung und Differenzierung dieser strikten Anaerobier ist nicht einfach und erfordert große Erfahrung. Die Familie *Bacteroidaceae* wird in drei Genera unterteilt.

3.6.1 Bacteroides

Von den 39 bekannten Arten haben für den Menschen nur wenige Spezies klinische Bedeutung. Die meisten der humanmedizinisch wichtigen Bacteroidesarten lassen sich in zwei Gruppen zusammenfassen: *Bacteroides fragilis*-Gruppe (besonders *Bacteroides fragilis* und *Bacteroides thetaiotaomicron*) und Gruppe der *pigmentbildenden Bacteroidesarten* (u. a. *Bacteroides melaninogenicus, Bacteroides asaccharolyticus, Bacteroides gingivalis*).

3.6.1.1 Bacteroides fragilis

Bacteroides fragilis ist ein normaler Bewohner der Dickdarmflora, von dort aus gelangt er als Infektionserreger in darmnahe Krankheitsprozesse. *Bacteroides fragilis* kann aber auch aus den verschiedensten anderen Materialien angezüchtet werden, wie aus Blut, Hirnabszeß, Pleuraempyem, Adnexitis und Osteomyelitis. Meist kommt er in Mischinfektion mit anderen Aerobiern und Anaerobiern vor, in rund einem Drittel der Fälle ruft *Bacteroides fragilis* jedoch auch Monoinfektionen hervor. Bei der Therapie dieser keineswegs leicht verlaufenden Infektionen ist darauf zu achten, daß diese Anaerobierart resistent gegen die Penicilline, die Aminoglykoside und die meisten Cephalosporine ist. Auch gegen die Tetracycline ist rund die Hälfte der Stämme inzwischen resistent. Als Antibiotika können empfohlen werden Clindamycin, Metronidazol bzw. Tinidazol, evtl. Cefoxitin und Chloramphenicol.

3.6.1.2   Bacteroides thetaiotaomicron

Diese Bacteroides-Art zählt zu den hauptsächlichen Bestandteilen der Dickdarmflora. Sie kann auch in darmnahen Bereichen als Infektionserreger gefunden werden, ihre Nachweisfrequenz und ihre Virulenz sind jedoch offensichtlich niedriger als die von *Bacteroides fragilis*. Therapeutisches Vorgehen wie bei Bacteroides fragilis.

3.6.1.3   Bacteroides-melaninogenicus-Gruppe

Bacteroides melaninogenicus bildet, wie der Name schon ausdrückt, auf Blutagarplatten pechschwarz gefärbte Kolonien. Beim Menschen ist *Bacteroides melaninogenicus* zusammen mit anderen pigmentierten Bacteroides-Arten regelmäßig in der Mundhöhle, im Dickdarm, am äußeren Genitale und im Zwischenzehenraum nachzuweisen. Auch im Tierreich ist diese Bacteroides-Art weit verbreitet. Bei den verschiedensten Infektionsprozessen können Vertreter der *Bacteroides melaninogenicus*-Gruppe gefunden werden, fast stets aber in Mischinfektionen. Der übelriechende (fötide) Geruch von Anaerobierprozessen geht oft auf diese Anaerobierarten zurück. Auch der bei mangelnder Mundpflege und bestehenden Zahntaschen auftretende Foetor ex ore (fauler Mundgeruch) ist *Bacteroides-melaninogenicus*-bedingt. Eine antibiotische Behandlung von *Bacteroides-melaninogenicus*-Infektionen ist zumeist wenig problematisch, da diese Anaerobierarten auch gegen Penicilline gut empfindlich sind. (Einzelne penicillinresistente Stämme kommen jedoch vor!) Ansonsten können die bei *Bacteroides fragilis* genannten Präparate verwendet werden.

3.6.2   Fusobacterium

Von diesen vorwiegend in der Mund- und Darmflora vorkommenden Anaerobiern haben zwei Arten auch für den Menschen eine gewisse pathogenetische Bedeutung. Die Antibiotikaempfindlichkeit der Fusobakterien ist gut, sie sprechen auf Penicilline und Cephalosporine an.

3.6.2.1   Fusobacterium necrophorum

Die früher auch unter anderen Namen, wie Bacteroides funduliformis oder Sphaerophorus necrophorus, bekannten gramnegativen Kurzstäbchen werden beim Menschen vorwiegend aus solchen Krankheitsprozessen isoliert, welche mit dem Respirationstrakt in Zusammenhang stehen.

3.6.2.2   Fusobacterium nucleatum

Fusobacterium nucleatum zeichnet sich durch gramnegative spindelförmige, an den Enden zugespitzte Stäbchen aus (s. Abb. 2e, S. 7). Sie können aus den verschiedensten Krankheitsprozessen angezüchtet werden, ihre Virulenz scheint nicht sehr hoch zu sein. Zusammen mit Spirochäten finden wir sie bei den sogenannten Fusotreponematosen: Am bekanntesten ist die Flora der *Angina Plaut-Vincenti*. Die hierbei zugrunde liegenden Pathomechanismen sind noch nicht bekannt.

3.6.3 Leptotrichia

Es handelt sich hier um dicke und lange Stäbchen, sie sind gramnegativ, obwohl sie in der Vermehrungsphase auch grampositiv erscheinen können. Die einzige bekannte Art ist *Leptotrichia buccalis*. Sie kommt nicht nur in der Mundflora vor, man findet diese Bakterienart auch in der Genital- und in der Dickdarmflora. In den verschiedensten Mischinfektionen kann *Leptotrichia buccalis* nachgewiesen werden. Ihre Virulenz ist gering, sie ist gut antibiotikaempfindlich (s. Abb. 9e, S. 25).

3.7 Brucellen

Brucellen sind streng aerobe, gramnegative, sporenlose und unbewegliche Stäbchen, deren Erregerreservoir sich bei bestimmten Tieren befindet und die beim Menschen die *Brucellose* hervorrufen. Die Brucellose wird auch als undulierendes Fieber, Maltafieber oder Bangsche Krankheit bezeichnet. Die drei für den Menschen wichtigen Brucella-Arten haben verschiedene tierische Standorte, die durch sie beim Menschen hervorgerufene Infektionskrankheit verläuft jedoch klinisch weitgehend ähnlich. Auf den Menschen übertragen werden die Brucellen entweder durch Schmutz- und Schmierinfektion über die intakte Schleimhaut oder über Hautwunden. Der zweite wichtige Infektionsweg geht über den Darmtrakt.

Eigenschaften der Erreger. Aufgrund unterschiedlicher Stoffwechselleistungen lassen sich die drei folgenden Arten voneinander abgrenzen:

Brucella abortus: Primärer Standort ist das Rind, sie verursachen dort das seuchenhafte Verwerfen. Die durch sie beim Menschen verursachte Brucellose wird auch Bangsche Krankheit genannt.

Brucella melitensis: Ziegen und Schafe sind hier das primäre Erregerreservoir. Die durch sie verursachte Brucellose des Menschen nennt man Maltafieber.

Brucella suis: Diese Brucellenart sitzt primär beim Schwein, sie ruft die Schweinebrucellose hervor.

Die Antigenstrukturen aller drei Brucella-Arten ähneln sich, in ihrer Zellwand kommen die gleichen Antigene A und M vor.

Durch Temperaturen von 56 °C und mehr werden die Brucellen sehr schnell abgetötet. Angetrocknet können sie einige Tage infektionstüchtig bleiben, in Milch und Milchprodukten (z. B. Ziegen- und Schafskäse) überleben sie mehrere Wochen.

Pathogenese und Klinik. Nach einer Inkubationszeit von 1–3 Wochen kommt es zu Fieberanfällen, die sich in unregelmäßigen Abständen wiederholen (daher auch der Name undulierendes Fieber). In diesem Generalisationsstadium sind die Brucellen im Blut zu finden. Außer den eher typischen Fieberanfällen kann die Brucellose die unterschiedlichsten Symptome zeigen. Nach einiger Zeit kommt es zu Organmanifestationen; Milz, Leber, Knochen, Gelenke und eventuell auch Geschlechtsorgane sind befallen. Die Brucellen werden von den Zellen des RES-Systems aufgenommen, worin sie jahrelang überleben können. Intrazellulär sind sie gegen Antibiotika und auch gegen die Abwehrmechanismen geschützt, so kann es von hier aus immer wieder zu Rezidiven kommen. Eine Brucellenendokarditis ist möglich und gefürchtet. Eine gewisse Altersdisposition ist vorhanden, Kinder scheinen gegen Brucellen resistenter zu sein als die Erwachsenen.

Epidemiologie. Die Brucellose des Menschen ist eine klassische Anthropozoonose, die wahrscheinlich auch schon im Altertum bekannt war. In ihren primären Tierreservoirs werden die Brucellen durch Schmutz- und Schmierinfektion übertragen; sie können dabei auch auf andere Tierarten übergehen. Wie schon erwähnt, nimmt der Mensch die Brucellen durch direkten Kontakt mit Ausscheidungen infizierter Tiere auf, oder er schluckt sie über Lebensmittel. Die Brucellose kommt daher als Berufsinfektion nicht selten bei Tierärzten, Bauern, Metzgern und Molkereiarbeitern vor. Auch Laborinfektionen sind möglich. Von Mensch zu Mensch werden die Brucellen nicht weitergegeben.

Bei der Bekämpfung der Brucellose wird in erster Linie versucht, das tierische Erregerreservoir einzudämmen oder auszurotten. Die Durchseuchung der Tiere wird mit einem Hauttest bzw. mit der Widal-Reaktion festgestellt; alle positiv reagierenden Tiere werden geschlachtet. Auf diese Art und Weise ist es z. B. gelungen, die Rinderbrucellose in Deutschland, in anderen mitteleuropäischen und den skandinavischen Ländern praktisch zu beseitigen. Weiterhin wird durch eine Pasteurisierung der Milch einer Verbreitung der Brucellen vorgebeugt.

Diagnose. In der akuten Generalisationsphase soll durch wiederholte *Blutkulturen* versucht werden, den Erreger anzuzüchten. In der chronischen Phase ist dies sehr wenig erfolgversprechend. Die Diagnose einer Brucellose stützt sich dann auf die *Serologie:* Mit *Widal-Reaktion* und *KBR* werden spezifische Antikörper nachgewiesen. Da bei den drei in Frage kommenden Brucellenarten eine Antigengemeinschaft besteht, wird meist nur ein Stamm als Antigenpräparat benutzt. Widal-Reaktion und KBR müssen nicht gleichzeitig und gleich stark positiv reagieren, dies wird bei der chronischen Brucellose relativ oft beobachtet. Beweisend ist der Nachweis eines sicheren Titeranstieges. Auf „inkomplette", blockierende Antikörper ist hier besonders zu achten (s. Coombs-Test).

Therapie. Je früher die antibiotische Behandlung einer Brucellose begonnen wird, um so aussichtsreicher ist sie. Empfohlen wird die mehrwöchige kombinierte Gabe von Tetracyclin und Streptomycin bzw. einem anderen Aminoglykosid. Trimethoprim/Sulfamethoxazol kann ebenfalls versucht werden.

3.8 Bordetella

Die keiner Bakterienfamilie zugehörige Gattung Bordetella besteht aus gramnegativen, sporenlosen Kurzstäbchen. Die Kultivierung dieser Bakterien ist nicht einfach, besondere Nährböden werden hierzu benötigt.

3.8.1 Bordetella pertussis

Bordetella pertussis ist der Erreger des Keuchhustens, einer von Mensch zu Mensch übertragenen Infektionskrankheit. Einziges Erregerreservoir ist der erkrankte Mensch, Keimträger sind nicht bekannt. Die Erreger werden eingeatmet.

Pathogenese und Klinik. Entscheidend für die Pathogenese des Keuchhustens ist das Pertussis-Toxin. Vielleicht werden die typischen Hustenanfälle durch allergische Reaktionen ausgelöst. Die als Komplikation des Keuchhustens gefürchtete Pneumonie wird meist durch eine Superinfektion des vorgeschädigten Gewebes mit anderen Bakterien, wie Staphylokokken, Pneumokokken und Influenzabakterien, verursacht.

Nach einer Inkubationszeit von 1–2 Wochen kommt es zu katarrhalischen Erscheinungen von seiten des Respirationstraktes (Schnupfen, leichter Husten). Erst 1–2 Wochen später wird diese uncharakteristische Symptomatik durch die nun typischen Hustenanfälle abgelöst (krampfartige Hustenanfälle, stark hörbare Einatmungsgeräusche). In schweren Fällen können bis zu 50 Hustenanfälle täglich vorkommen. Nach etwa 3–4 Wochen tritt dieses erschöpfende Krankheitsbild in den Hintergrund, die Hustenanfälle werden immer seltener. Besonders gefährlich ist der Keuchhusten im Säuglingsalter, beim Erwachsenen kommt es nur selten zur Erkrankung. Nach Überstehen der Krankheit ist meist lebenslange Immunität gegeben. Als seltene, aber gefährliche Komplikation kann eine Enzephalopathie auftreten.

Epidemiologie. Die Übertragung der Keuchhustenbakterien erfolgt von Mensch zu Mensch durch eine Tröpfcheninfektion. Eine indirekte Übertragung findet praktisch nicht statt, da die Erreger außerhalb des Körpers nur kurz lebensfähig bleiben. Vor allem im katarrhalischen Anfangsstadium ist der Keuchhusten sehr ansteckend. Da in diesem untypischen Stadium die Diagnose meist noch aussteht, sind die Kontaktkinder oft schon infiziert, bevor das kranke Kind isoliert werden kann. Je nach den Umständen des Falles und den örtlichen Gegebenheiten soll eine vorübergehende Schließung von Schulen und Kindergärten erwogen werden.

Im Vordergrund der prophylaktischen Maßnahmen steht die Schutzimpfung, obwohl sie nicht unproblematisch ist. Bei ungeimpften Kindern mit Pertussiskontakt kann die Gabe von humanem Hyperimmungammaglobulin als passive Immunisierung zusammen mit einer Antibiotikaprophylaxe zur Verhütung versucht werden.

Diagnose. Neben der typischen klinischen Symptomatik kann im Anfangsstadium auch der Erregernachweis gelingen. Hierfür sollte die Rachenmandel durch die Nase abgestrichen und dieses Material sofort verimpft bzw. ein direkter Erregernachweis versucht werden. Eine Kultur mittels „Hustenplatte" ist weniger erfolgversprechend: Hierbei wird dem Kind während des Hustenanfalls eine geeignete Nährplatte in etwa 20 cm Entfernung vor den Mund gehalten. Bei pulmonalen Komplikationen ist der kulturelle Nachweis der superinfizierten Erreger notwendig.

Humorale Antikörper werden 2–3 Wochen nach Erkrankungsbeginn nachweisbar, sie sollten in die Diagnostik des Keuchhustens entsprechend mit einbezogen werden.

Therapie. Eine antibiotische Therapie ist nur im katarrhalischen Anfangsstadium wirksam (Ampicillin, Cephalosporine oder Erythromycin). Komplizierende Superinfektionen müssen antibiotisch je nach vorliegender Erregerart und deren Antibiogramm behandelt werden. Im Frühstadium kann die Gabe von humanem Hyperimmungammaglobulin von Nutzen sein.

3.8.2 Bordetella parapertussis

Diese Bakterienart kann ein keuchhustenähnliches Krankheitsbild auslösen. Der Verlauf ist meist leichter, Komplikationen sind selten.

3.8.3 Bordetella bronchiseptica

Diese Bakterien können bei jungen Hunden im Verlauf einer Staupe zu Sekundärinfektionen der Atemwege führen; sie sind auch bei Katzen, Kaninchen und Meerschweinchen als Pneumonieerreger zu finden. Vereinzelt können diese Erreger beim Menschen ein keuchhustenähnliches Krankheitsbild hervorrufen.

3.9 Francisella

Die für den Menschen klinisch wichtige Art ist *Francisella tularensis,* der Erreger der *Tularämie.* Die Benennung dieses Erregers erfolgte nach dem Bakteriologen FRANCIS und der kalifornischen Region Tulare. Es handelt sich um gramnegative, zarte, sporenlose und streng aerobe Kurzstäbchen. Die Tularämie ist eine *Anthropozoonose:* Der Erreger sitzt primär in den verschiedenen Nagetieren und wird entweder über die Haut- und Schleimhaut oder eingeatmet über die Lunge auf den Menschen übertragen.

Pathogenese und Klinik. Unter den Stämmen von *Francisella tularensis* bestehen große Virulenzunterschiede. Je nach Eintrittspforte, aufgenommener Bakterienmenge und Resistenzlage des Körpers, können die klinischen Erscheinungen in ihrer Schwere variieren. An der Eintrittsstelle kommt es zur Ausbildung eines Primärkomplexes (lokal meist untypische Entzündungserscheinungen verbunden mit einer regionalen Lymphadenitis), anschließend findet eine Generalisierung statt. Am häufigsten tritt eine Infektion über die Haut ein (rund 85 % der Fälle), gefolgt von der selteneren pulmonalen Form und den okuloglandulären Fällen (Infektion über den Konjunktivalsack).

Nach einer Inkubationszeit von rund einer Woche treten plötzlich, ohne Prodromalerscheinungen hohes Fieber, Schweißausbrüche, Schüttelfrost, Kopf- und Gliederschmerzen und ein starkes Schwächegefühl auf. Die regionären Lymphknoten im Bereich der Eintrittspforte sind stark vergrößert und schmerzhaft, eventuell kommt es zu deren abszedierender Einschmelzung. Nach Überstehen der Tularämie besteht eine lang dauernde Immunität, die Zweitinfektionen und Rückfälle zum Teil verhindert.

Epidemiologie. Der Tularämieerreger ist unter Nagetieren (besonders Präriehasen, Wildkaninchen, Erdhörnchen, Feldmäusen, Ziesel) in Nordamerika, Osteuropa und im nordasiatischen Raum weit verbreitet. Er ruft bei den Nagetieren eine pestähnliche Infektionskrankheit hervor. Eingeschleppt aus dem osteuropäischen Raum gibt es auch in Deutschland endemische Herde.

Von den Nagetieren wird das Tularämiebakterium entweder durch direkten Kontakt mit infektiösen toten oder lebenden Tieren, durch eingeatmeten infizierten Staub oder über verschiedene tierische Vektoren wie Zecken, Stechfliegen, Läuse und Milben auf den Menschen übertragen. Von Mensch zu Mensch erfolgt keine Weiterverbreitung.

Diagnose. Der Erregernachweis ist über Kultur und Tierversuch möglich. Serologisch können eine Widal-Reaktion, die KBR und ein Hämagglutinationstest eingesetzt werden.

Therapie. Mittel der Wahl einer antibiotischen Therapie ist Streptomycin für eine Woche. Zur Rezidivprophylaxe sollen anschließend Tetracycline über einige Wochen hinweg gegeben werden.

3.10 Pasteurella

Pasteurellen kommen normalerweise in der Nasen-Rachen-Flora verschiedenster Tiere vor, und sie haben daher vorwiegend veterinärmedizinische Bedeutung. Lediglich *Pasteurella multocida* kann auch zu Infektionen des Menschen führen. *Pasteurella multocida* ist ein gramnegatives, aerobes, unbewegliches und sporenloses Stäbchen, das eine aus Hyaluronsäure bestehende Schleimkapsel aufweist. Diese Keimart ist bei Hunden und Katzen weit verbreitet, ist aber auch bei anderen Tieren wie Vögeln, Kaninchen, Nagetieren (Meerschweinchen, Ratten, Mäusen) und Stalltieren (Rinder, Schweine, Schafe, Ziegen) zu finden. Offensichtlich durch direkten Kontakt kann *Pasteurella multocida* auf den Menschen übertragen werden, wo der Erreger bedingt durch Biß- und Kratzverletzungen Hautinfektionen, ansonsten Wundinfektionen und Infektionen des Respirationstraktes verursachen kann. Die klinische Symptomatik ist uncharakteristisch, die Diagnose erfordert den Erregernachweis. Penicillin G ist das Mittel der Wahl bei einer antibiotischen Behandlung.

3.11 Haemophilus

Wie der Name schon ausdrückt, benötigen hämophile Bakterien zur Vermehrung Wachstumsfaktoren aus den roten Blutkörperchen. Die meisten Arten kommen beim Menschen in den oberen Luftwegen vor.

3.11.1 Haemophilus influenzae

Haemophilus influenzae kann man bei rund 50 % der gesunden Menschen in der Mund-Rachen-Flora nachweisen. Diese Bakterienart benötigt zum Wachstum die Faktoren V (NAD oder NADP) und X (Hämin). Ursprünglich glaubte man, daß *Haemophilus influenzae* der Erreger der viralen Grippe (Influenza) wäre, daher auch sein Name.

Bei Kindern zählt *Haemophilus influenzae* zu den wichtigsten Erregern einer eitrigen Meningitis, die unbehandelt eine hohe Letalität aufweist (bis zu 80 %). Aber auch Otitis media, Pneumonien, akute Laryngotracheitis, Pharyngitis u. a. werden durch Influenzabakterien hervorgerufen. Bei Erwachsenen findet man diese Bakterien besonders als Sekundärinfektionserreger, z. B. im Anschluß an eine Grippe. Klinisch sehen wir meist eine Bronchopneumonie.

Die *Diagnose* erfolgt durch den Erregernachweis, wobei in der Kultur andere Bakterien, wie z. B. Staphylokokken, die benötigten Wachstumsfaktoren liefern bzw. freisetzen können (Ammenphänomen). Bei Untersuchungsmaterial aus den Luftwegen muß in der Interpretation immer berücksichtigt werden, daß die Influenzabakterien, wenn auch in spärlicher Menge, zur normalen Rachen-Mund-Flora gehören. Ampicillin ist das Antibiotikum der 1. Wahl; Tetracyclin und auch Chloramphenicol können ebenfalls verwendet werden. Eine Resistenzbestimmung ist angezeigt, da antibiotikaresistente Stämme vorkommen.

3.11.2 Haemophilus ducreyi

Diese Bakterienart ist der Erreger der relativ seltenen Geschlechtskrankheit *Ulcus molle* (weicher Schanker).

3.12 Campylobacter

Es handelt sich hier um gramnegative, bewegliche und mikroaerophile Bakterien mit Vibrionen-ähnlicher Gestalt, die im Tierreich weit verbreitet vorkommen und die meist über verunreinigte Lebensmittel tierischer Herkunft beim Menschen zu Erkrankungen führen können. Die folgenden *Campylobacter*-Arten haben für den Menschen Bedeutung als Krankheitserreger:

Campylobacter jejuni und **Campylobacter coli.** Diese beiden Arten sind einander sehr ähnlich, sie können ein Cholera-ähnliches Enterotoxin produzieren und damit Ursache einer Enteritis bzw. Enterokolitis werden. Nach kurzer Inkubationszeit (3–5 Tagen) kommt es zu hohem Fieber, z. T. zum Erbrechen und zu starken, explosionsartig auftretenden Durchfällen (Cholera- und Ruhr-ähnliche Entleerungen, bis zu 20 pro Tag). Kolikartige Krämpfe treten meist auf. Meist dauert die Erkrankung weniger als eine Woche, selten kommt es zu einer Generalisierung. Von beiden Arten spielt **Campylobacter jejuni** zweifelsohne die größere Rolle. *Campylobacter*-Enteritiden sind auch bei uns in etwa gleich häufig anzutreffen wie Salmonellen-bedingte Enteritiden, in den USA schätzt man jährlich auf rund zwei Millionen Fälle. Etwa 1–2 Wochen nach Beginn der Enteritis kann es zu Folgekrankheiten kommen wie zur aseptischen Arthritis (häufig in einem Gelenk, besonders Knie) oder zum Erythema nodosum.

Campylobacter fetus. Die Virulenz dieser Art für den Menschen ist offensichtlich nicht sehr hoch, solche Infektionen sind relativ selten. Besonders bei immungeschwächten Menschen kann es nach einer Inkubationszeit von 2–11 Tagen zu unterschiedlichen systemischen Krankheitsbildern kommen, bedingt durch Bakteriämie und Absiedlungen in verschiedensten Organen (z. B. Abszesse, Meningitis, septischer Abort, Arthritis, Enteritis).

Campylobacter pyloridis (pylori). Erst in jüngster Zeit ist man auf diese *Campylobacter*-Art aufmerksam geworden, sie wird als Verursacher einer Gastritis oder von Magengeschwüren angesehen. *Campylobacter pyloridis* findet man bei Patienten mit entsprechender Symptomatik in der Magenschleimhaut. Über die Pathogenese ist allerdings noch nicht allzuviel bekannt.

Die Diagnose einer *Campylobacter*-Infektion kann nur mikrobiologisch gestellt werden. Sowohl ein direkter Erregernachweis im Biopsiematerial wie auch eine Kultur (sehr anspruchsvoll) sollen versucht werden, entsprechende Antikörperteste sind ebenfalls zu empfehlen.

Eine Chemotherapie ist bei leichten Fällen einer *Campylobacter*-Infektion nicht notwendig, die Durchfälle verschwinden meist von selbst. Bei schweren Fällen gilt als Chemotherapeutikum der Wahl Erythromycin. Bei choleraähnlicher Verlaufsform muß an entsprechenden Flüssigkeits- und Elektrolytersatz gedacht werden. Eine einwandfreie Nahrungsmittel- und Küchenhygiene, die Verwendung von pasteurisierter Milch und von hygienisch ordnungsgemäßem Trinkwasser stellen die beste Prophylaxe einer *Campylobacter*-Infektion dar.

3.13 Staphylokokken

Unter Staphylokokken verstehen wir grampositive, sporenlose, unbewegliche, fakultativ anaerobe Haufenkokken (s. Abb. 1, 2b und 2i). Beim Menschen und den verschiedensten Tieren finden wir Staphylokokken in der normalen Körperflora, wobei ihr Nachweis je nach Standort variiert. Wir unterscheiden zwischen der pathogenen Staphylokokkenart *Staphylococcus aureus* und den *fakultativ pathogenen koagulasenegativen Staphylokokken*. Diese Unterteilung, welche auf dem Nachweis des Enzyms Koagulase beim *Staphylococcus aureus* beruht, hat sich für klinische Belange bestens bewährt. Es muß jedoch angemerkt werden, daß mikrobiologisch die Taxonomie der Staphylokokken noch im Fluß ist. Es wird sicherlich zu einer weiteren Speziesunterteilung kommen, entsprechende Untersuchungen sind aber noch nicht abgeschlossen. Es ist offenbar so, daß der Mensch und auch jede Tierart über eigene, für sie typische Staphylokokkenstämme verfügen. Eine gegenseitige Übertragung kommt relativ selten vor.

3.13.1 Staphylococcus aureus

Beim gesunden Menschen finden wir *Staphylococcus aureus* in wechselnder Häufigkeit in der Standortflora des vorderen Nasenbereiches, seltener in der Rachenflora, an bestimmten Bereichen der Hautflora (besonders Perineum = Dammregion) und sporadisch auch in der Darmflora.

Eigenschaften des Erregers. *Staphylococcus aureus* zeigt keine besonderen Nährstoffansprüche; die Kolonien sind meist gelb pigmentiert und zeigen auf Blutagar oft eine Hämolyse. Es können aber auch weiß pigmentierte Kolonien vorkommen. In der Zellwand dieser Staphylokokken ist der sogenannte *Clumpingfaktor* lokalisiert, der über Fibrinogen und lösliche Fibrinkomplexe zu einer Verklumpung des Plasmas führt. Die pathogene Bedeutung dieses Faktors wird noch diskutiert. Auf der Zellwandoberfläche ist bei *Staphylococcus aureus* das *Protein A* nachzuweisen, welches die Staphylokokken vor einer Phagozytose schützt. Interessant ist, daß sich dieses Protein A unspezifisch mit dem Fc-Teil von IgG-Antikörpern verbinden kann. Imposant ist der Ferment- und Toxinreichtum des *Staphylococcus aureus:*

Koagulase. Dieses Exoenzym wirkt auf das Prothrombin ein, das dadurch gebildete Staphylothrombin führt zu einer Plasmakoagulation, welche der natürlichen Blutgerinnung gleicht. Dank diesem Ferment sind die eingedrungenen Staphylokokken in der Lage, einen schützenden Fibrinwall gegen die Abwehrmechanismen des Körpers zu bilden. Dieses Ferment ist die Mitursache der bei Staphylokokken typischerweise zu beobachtenden Abszeßbildung.

Hämolysine. Von den vier bekannten Hämolysinen (α-, β-, δ- und ϵ-Hämolysin) ist humanmedizinisch das *α-Hämolysin* am wichtigsten. Dieses Toxin weist eine letale Wirkung auf, es kommt zum Aktivitätszusammenbruch bestimmter Organzellen, insbesondere von Ganglienzellen. Auch eine dermonekrotische Wirkung kommt dem α-Hämolysin zu.

Leukocidin. Dieses Toxin schädigt spezifisch die Leukozyten, wodurch ebenfalls die Phagozytose als wichtigster Staphylokokkenabwehrmechanismus des Körpers gestört wird.

Fibrinolysin (Staphylokinase). Mit diesem Enzym können die Staphylokokken Plasminogen aktivieren, das dadurch entstehende Plasmin führt zur Fibrinauflösung. Staphylokokken bilden das Fibrinolysin erst einige Zeit nach der Koagulase. Nachdem sich die Staphylokokken vorerst im Schutze des Fibrinmantels vermehren konnten, vermögen sie dann dieses Fibrin selbst aufzulösen und sich damit einen Weg zur Ausbreitung freizumachen.

Hyaluronidase. Dieses Ferment löst die interzelluläre Kittsubstanz Hyaluronsäure auf, dadurch wird ebenfalls eine Ausbreitung der Staphylokokken gefördert.

Proteasen. Die Staphylokokken bauen mit Hilfe der Proteasen verschiedenste Eiweißstoffe ab, um sie dann für ihren eigenen Stoffwechsel zu nutzen. Eine dieser Proteasen kann über das Thrombin ebenfalls zu einer Blutgerinnung führen. Manche Staphylokokken bilden eine Protease, welche den für Influenzaviren entscheidenden Pathogenitätsfaktor Hämagglutinin aktivieren und damit das Ingangkommen bzw. das Ausmaß dieser Virusinfektion fördern kann. *Staphylococcus aureus* gehört damit zu den mit Recht gefürchteten Begleitkeimen einer Influenza-Pneumonie.

Lipasen. Staphylokokken schließen mit Hilfe der Lipasen verschiedene Lipoide auf, um die Abbauprodukte für ihren eigenen Stoffwechsel zu verwenden.

Lysozym. Das Staphylokokkenlysozym ist in seiner Wirkung dem Eiweißlysozym ähnlich. Ebenso wie die bei Staphylokokken reichlich nachzuweisenden *Bakteriocine* schafft es dem Staphylococcus eine Lebensnische innerhalb einer grampositiven Mischflora.

Enterotoxine. Rund ein Drittel aller *Staphylococcus-aureus*-Stämme ist in der Lage, Enterotoxine zu bilden und sie an die Umgebung abzugeben. Wir unterscheiden die Enterotoxine A, B, C, D und E. Noch ungeklärt sind ihre Wirkung und die Umstände, unter denen die gebildeten Enterotoxine schließlich zur Staphylokokkenenterotoxikose führen.

Exfoliativtoxine. Diese epidermolytischen Toxine verursachen eine intraepidermale Spaltbildung in der Haut, wodurch das „*Staphylococcal Scalded Skin-Syndrome*" (SSSS) ausgelöst wird (beim Säugling spricht man auch von der Ritterschen Erkrankung). Man kennt zwei Toxine, das *Exfoliatin A* und das *Exfoliatin B,* die besonders von Staphylokokken der Phaggruppe II gebildet werden.

Toxic shock syndrome toxin 1. Das TSST-1 wird nur von etwa einem Drittel aller *Staphylococcus-aureus*-Stämme produziert, es verursacht das „*Toxic shock syndrome*". Die genauen Entstehungsmechanismen des TSS sind noch nicht abgeklärt.

Pathogenese und Klinik. Die für den Menschen pathogenen *Staphylococcus-aureus*-Stämme zeigen große Unterschiede in ihrer *Virulenz.* Keines der oben aufgeführten Toxine oder Enzyme kann bei invasiven Infektionen als der entscheidende Virulenzfaktor angesprochen werden. Die Virulenz ist vielmehr als Summe aller Aktivitäten eines Staphylokokkenstammes anzusehen. Darüber hinaus mußten wir in den letzten Jahrzehnten feststellen, daß manche virulente Staphylokokken auch eine besondere *Epidemietendenz* besitzen. Worauf diese beruht, ist nicht bekannt.

Auf der Haut- und Schleimhautoberfläche werden Staphylokokken nur dann zum Entzündungserreger, wenn eine Vorschädigung oder eine lokale Resistenzminderung vorliegt (z. B. Dermatitis). Sind Staphylokokken in das Zwischengewebe des Körpers eingedrungen, dann können sie die unterschiedlichsten Infektionsprozesse verursachen oder mitunterhalten. Als typische *Staphylococcus-aureus*-Prozesse sind zu nennen: Osteomyelitis, Furunkel, Karbunkel, Mastitis, Impetigo, Rittersche Erkrankung (Dermatitis exfoliativa), Bartflechte.

Das seit 1978 bekannte *Toxic Shock Syndrome* (TSS) imponiert durch die Leitsymptome Fieber, Hypotonie und Exanthem (scharlach-ähnlich). Hinzu kommen meist noch verschiedene Organschädigungen. Meist tritt TSS in Zusammenhang mit der Menstruation (Tampone) bei jüngeren Frauen auf, hierher gehört offensichtlich auch der sog. Staphylokokken-Scharlach.

Epidemiologie. Primäres Erregerreservoir der für den Menschen gefährlichen *Staphylococcus-aureus*-Stämme ist der Mensch selbst. Außerhalb des menschlichen Körpers können die Staphylokokken wohl eine gewisse Zeit überleben, eine Vermehrung findet aber nur im Körper oder in bestimmten Lebensmitteln statt (besonders in Milch und Milchprodukten, Eiprodukten, Kartoffelsalat, Fleischwaren u. a.). Tierische *Staphylococcus-aureus*-Stämme gehen nur selten auf den Mensch über und umgekehrt.

In den 50er Jahren kam es sehr überraschend zum Auftreten von *Staphylococcus-aureus*-bedingten *Krankenhausinfektionen,* nicht selten in Form von Epidemien. Man sprach damals vom Staphylokokken-Hospitalismus. Diese Entwicklung beruhte sicherlich auf der im Zeichen der Antibiotikaära im Krankenhaus vernachlässigten Asepsis und Antisepsis und auf der hohen Antibiotikaresistenzneigung dieser Staphylokokken. Auch vorher nicht dagewesene Epidemietypen wurden beobachtet. Aber völlig befriedigend läßt sich dieses Phänomen des plötzlichen Hervortretens einer zuvor eher harmlosen Bakterienart nicht erklären. Man hat diese sich wandelnde Epidemietendenz auch mit dem Ausdruck „Genius epidemicus" umschrieben.

Ende der 60er Jahre nahm die Häufigkeit von *Staphylococcus aureus* als Erreger von Krankenhausinfektionen ab, auch diese Beobachtung ist nicht völlig zu verstehen. Vielleicht spielte die damalige Einführung der heute noch gut wirksamen β-Lactamase-stabilen Penicilline in die Therapie eine gewisse Rolle. Im übrigen hat es den Anschein, daß die Staphylokokkenfrequenz in letzter Zeit wieder zunimmt. Interessant ist das Wechselspiel zwischen dem *Staphylococcus aureus* und den verschiedenen gramnegativen Bakterien als Erreger nosokomialer Infektionen: Die jeweiligen Häufigkeitskurven verlaufen gegensinnig (s. Abb. 25).

Enterotoxinbildende Staphylokokken zählen zu den wichtigsten Ursachen von Nahrungsmittelintoxikationen. Strenge lebensmittelhygienische Maßnahmen sind erforderlich, um solche Ausbrüche zu verhin-

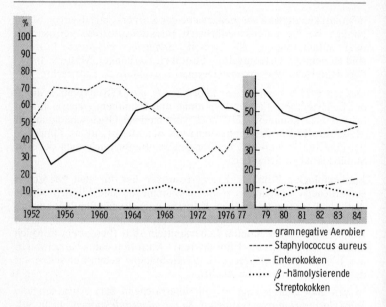

——— gramnegative Aerobier
------ Staphylococcus aureus
—·— Enterokokken
······ β -hämolysierende
        Streptokokken

Abb. 25   Erregerfrequenzen von Staphylococcus aureus, β-hämolysierenden Streptokokken, Enterokokken und gramnegativen, aeroben Bakterien (1952–1984, Einzugsbereich Köln)

dern. Die klinische Symptomatik gleicht hierbei der anderer Nahrungsmittelinfektionen.

Diagnose. Da eine *Staphylococcus-aureus*-Infektion häufig eine sehr uncharakteristische Symptomatik zeigt, ist der Erregernachweis unbedingt erforderlich. Serologische Reaktionen haben für die Diagnose einer Staphylokokkeninfektion keine Bedeutung.

Therapie. *Staphylococcus-aureus*-Stämme zeigen ein sehr variables Resistenzverhalten gegen die verschiedensten Antibiotika. Bei Stämmen, die keine Penicillinase (β-Lactamase) bilden, ist das Penicillin G auch heute noch das Mittel der Wahl. Penicillinasebildende Staphylokokken sollen mit penicillinasefesten Penicillinen oder mit Cephalosporinen bekämpft werden. Rund 5 % der bei uns vorkommenden *Staphylococcus-aureus*-Stämme sind resistent gegen diese penicillinasefesten Penicilline, hier muß auf Vancomycin, Clindamycin oder auf die neuen Chinolone ausgewichen werden. Eine Resistenzbestimmung ist in jedem Fall erforderlich.

3.13.2 Koagulasenegative Staphylokokken

Diese Staphylokokken zeigen meist ein weiß pigmentiertes Kolonie-bild, es können aber auch gelb pigmentierte Stämme vorkommen.

Früher hat man diese bei Mensch und Tier weit verbreiteten Staphylo-kokken als völlig harmlos angesehen. Dieser Standpunkt mußte in letzter Zeit revidiert werden: Zumindest ein Teil dieser Staphylokok-ken ist sehr wohl in der Lage, beim Menschen auch recht bösartige Infektionsprozesse zu verursachen. Zu nennen wären hier insbeson-dere Wundinfektionen, Infektionen bei implantierten Kunststoffen (Venenkatheter, Herzklappen, Hüftgelenke u. a.), Endokarditis und Harnwegsinfektionen. Septikopyämien kommen ebenfalls vor. Für gewöhnlich ist jedoch die Virulenz der koagulasenegativen Staphylo-kokken geringer als die von *Staphylococcus aureus*. Einige der bei *Staphylococcus aureus* aufgeführten Toxine und Enzyme können auch von diesen koagulasenegativen Staphylokokken gebildet werden. Von den verschiedenen bislang bei koagulasenegativen Staphylokokken abgegrenzten Arten sind für die Humanmedizin am wichtigsten die Spezies *Staphylococcus epidermidis* (besonders bei systemischen Infek-tionen und „Katheter"-Infektionen) und *Staphylococcus saprophyticus* (für gewöhnlich milde Harnwegsinfektionen besonders bei jüngeren Frauen).

Für die *Diagnose* ist der Erregernachweis notwendig. Bevor ein ange-züchteter Staphylokokkenstamm als Ursache einer Infektion angese-hen werden kann, muß eine eventuelle sekundäre Kontamination aus-geschlossen werden (z. B. von der Hautoberfläche aus). Bezüglich der *Therapie* kann auf den vorigen Abschnitt verwiesen werden. *Oxacillin-resistente* Stämme sind allerdings bei koagulasenegativen Staphylokok-ken häufiger anzutreffen als beim *Staphylococcus aureus*.

3.14 Mikrokokken

Es handelt sich hier ebenfalls um grampositive Haufenkokken, die sich aber von den Staphylokokken abgrenzen lassen. Mikrokokken sind als Bestandteil der menschlichen Körperflora weit verbreitet, welche Bedeutung ihnen hier zukommt, ist unklar. In seltenen Fällen können Mikrokokken auch als Ursache eines Infektionsprozesses nachgewie-sen werden (z. B. Harnwegsinfektionen, Wundinfektionen oder Infek-tionen von implantierten Fremdstoffen). Diagnose und Therapie glei-chen den bei Staphylokokken durchzuführenden Maßnahmen.

3.15 Streptokokken

Unter Streptokokken faßt man grampositive, sporenlose, fakultativ anaerobe, in mehr oder weniger langen Ketten wachsende Kokken zusammen (s. Abb. 1, 2 a u. 2 k). Der Name wurde ihnen 1874 von dem Chirurgen TH. BILLROTH gegeben. In der Kultur zeigen sie größere Ansprüche als die Staphylokokken.

Einteilung der Streptokokken. Schon 1903 hat der Kliniker SCHOTT-MÜLLER ein Einteilungsschema für die Streptokokken vorgestellt, das auch heute noch Gültigkeit besitzt:

1. *Streptokokken mit α-„Hämolyse"* (vergrünende Streptokokken): Der Blutfarbstoff wird bei erhaltenen Erythrozyten nur zum Methämoglobin umgewandelt. Um die Kolonien ist auf Blutagarplatten ein vergrünender Hof zu sehen.

2. *Streptokokken mit β-Hämolyse* (hämolysierende Streptokokken): Erythrozyten und Blutfarbstoff werden völlig zerstört, die Kolonien sind auf Blutagarplatten von einer Zone vollständiger Hämolyse umgeben.

3. *Streptokokken mit γ-„Hämolyse"* (anhämolysierende Streptokokken): Die Erythrozyten und der rote Blutfarbstoff werden nicht abgebaut, die Kolonien zeigen auf Blutagar keine Hämolyse.

1928–1933 gelang es Frau LANCEFIELD, bei den Streptokokken für eine weitere Unterteilung brauchbare Antigene nachzuweisen. Die folgenden antigenen Substanzen wurden in dieser Zeit gefunden:

1. *C-Substanz:* Hier handelt es sich um ein Kohlenhydrat. Aufgrund dieses C-Polysaccharids können die Streptokokken in serologische Gruppen unterteilt werden, die man mit A bis U bezeichnet.

2. *T-Substanz:* Dieses Antigen ist ein Zellwandprotein, das zur serologischen Typenbestimmung herangezogen werden kann.

3. *M-Substanz:* Dieses Antigen ist ebenfalls ein Eiweißstoff, der an der Zelloberfläche lokalisiert ist. Aufgrund unterschiedlicher M-Antigene können z. B. die Streptokokken der serologischen Gruppe A in mehr als 70 Typen unterteilt werden. Die M-Antigene haben große pathogenetische Bedeutung, da sie die Phagozytose hemmen und somit ein wichtiger Virulenzfaktor sind.

Eigenschaften der Streptokokken. Streptokokken sind ähnlich wie Staphylokokken biologisch sehr aktiv, sie können eine Vielzahl von Exoenzymen und Toxinen abgeben:

Streptolysine. Darunter verstehen wir erythrozytenauflösende Enzyme der Streptokokken (Hämolysine). Das *Streptolysin S* (sauerstoffstabil) ist nicht antigen, seine Bedeutung ist unklar. Das sauerstoffempfindliche *Streptolysin O* zeigt dagegen eine starke Antigenität, es wird von Streptokokken der Gruppen A, G und C gebildet. Bei Infektionen mit diesen Streptokokken werden Antikörper gebildet, sogenannte Antistreptolysine (ASO), die man serologisch mit Hilfe der *Antistreptoly-sinreaktion* (ASR) diagnostisch nachweisen kann.

Streptokinase (Fibrinolysin). Dieses Enzym löst Fibrin auf und ist mög-licherweise für die starke Ausbreitungstendenz der Streptokokken mit verantwortlich. Es wird ebenfalls von Stämmen der Gruppen A, G und C abgegeben.

Hyaluronidase (spreading factor). Diese wirkt ähnlich wie das schon besprochene Staphylokokkenenzym.

Desoxyribonuclease (DNase, Streptodornase). Baut DNS ab, ist anti-gen und wird daher auch zur serologischen Streptokokkeninfekt-Dia-gnose benutzt, besonders der Nachweis von Antikörpern gegen Strep-tokokken-DNase B (Anti-DNase B).

Erythrogene Toxine (Scharlach- oder Dick-Toxine). Diese Toxine wer-den von fast allen Stämmen der Gruppe A gebildet, sie sind pyrogen (fiebererzeugend) und Ursache für das Auftreten des Scharlachexan-thems.

Proteasen. Sie bauen Eiweißstoffe ab.

3.15.1 Streptokokken mit Gruppenantigen

Nicht alle bekannten serologischen Gruppen sind für den Menschen wichtig, im folgenden werden daher nur die bedeutsamen Gruppen kurz besprochen.

3.15.1.1 Streptococcus pyogenes (Gruppe A)

Die meisten und für den Menschen auch gefährlichsten Streptokok-keninfektionen werden durch β-hämolysierende Streptokokken der serologischen Gruppe A verursacht. Diese als *Streptococcus pyogenes* bezeichneten Keime kommen praktisch nur beim Menschen vor. A-Streptokokken sind Bestandteil der Mund-Rachen-Flora gesunder Menschen, ihre Nachweisfrequenz liegt bei 5–10% (in spärlicher Menge inmitten einer ansonsten ungestörten Mikroflora). Stämme dieser Gruppe zeichnen sich durch eine besonders hohe biologische Aktivität aus. Sie neigen im Zwischengewebe von Beginn an zu einer flächenhaften Ausbreitung, sie verursachen daher keine Abszesse, sondern Phlegmonen. Als typische Krankheitsbilder sind weiterhin aufzuführen Erysipel, Impetigo, Streptokokkenangina, Scharlach, Puerperalsepsis. Diese Streptokokken können aber auch andere, weniger charakteristische Infekte bedingen.

Streptococcus-pyogenes-Infekte sind besonders wegen ihrer möglichen *Folgeerscheinungen* gefürchtet: Bei rund 2–5% aller unbehandelten Streptokokkeninfekte kommt es nach Wochen zum Auftreten von

Glomerulonephritis, akutem rheumatischem Fieber, Myokarditis, Chorea minor u. a. Die Pathogenese dieser Folgeerkrankungen ist noch nicht restlos geklärt. Man nimmt an, daß die Streptokokkenexoenzyme und -toxine Gelenke, Myokard, Nierengewebe schädigen und daß der Mensch Antikörper gegen die auf diese Weise veränderten Gewebe bzw. gegen Komplexe aus Streptokokkenprodukt und Gewebsbestandteil bildet. Es scheint hier also ein Autoimmungeschehen vorzuliegen.

3.15.1.2 Streptococcus agalactiae (Gruppe B)

Diese Streptokokken kommen insbesondere beim Rind vor, wo sie der wichtigste Mastitiserreger sind (Erreger des gelben Galts). Für den Menschen galten sie lange als harmlos. Heute weiß man, daß die B-Streptokokken insbesondere bei Neugeborenen und Säuglingen eine sehr gefährliche Sepsis und/oder Meningitis verursachen können. Diese B-Streptokokken-Erkrankungen treten besonders nach Problemgeburten auf, wobei die Streptokokken von der Mutter auf das Neugeborene übertragen werden. Auch Wundinfektionen und Harnwegsinfektionen können durch B-Streptokokken hervorgerufen werden. Im Krankenhaus (Neugeborenenstation) kann es auch zum epidemischen Auftreten von B-Streptokokken-Infekten kommen. Bei B-Streptokokken werden häufiger als bei anderen hämolysierenden Streptokokken Resistenzen gegen Tetracycline, Chloramphenicol, Erythromycin und Lincomycin gefunden. B-Gruppen-Streptokokken von Mensch und Rind sind für gewöhnlich nicht identisch.

3.15.1.3 Gruppen C und G

Die β-hämolysierenden Streptokokken der serologischen Gruppe C und G können beim Menschen ebenfalls Infektionen hervorrufen, ihre Bedeutung ist aber weitaus geringer als die der beiden vorher besprochenen Gruppen.

3.15.1.4 Enterokokken (Gruppe D)

Wie der Name aussagt, handelt es sich hier um Mitglieder der normalen Darmflora (besonders Dünndarm). Von den beiden Unterarten kommt der *Streptococcus faecium* hauptsächlich in der Darmflora vor, in Infektionsprozessen ist er praktisch nicht zu finden. Der *Streptococcus faecalis* ist als Darmbewohner weniger zahlreich, als Infektionserreger spielt er dagegen die Hauptrolle. Enterokokken sind die einzigen Streptokokken mit einer ausgeprägten Neigung zur Antibiotikaresistenz. Seltener als Erreger von Monoinfektionen (z. B. Endokarditis), meist in Mischinfektionen, bei Wundinfektionen, Infektionen der Gallenwege und der Harnwege u. a. m. finden wir den Streptococcus faecalis.

3.15.2 Streptokokken ohne Gruppenantigen

In dieser Gruppe finden wir insbesondere die vergrünenden und nicht-hämolysierenden Streptokokken, sie sind die hauptsächlichen Bewohner der Mundhöhle des Menschen (besonders *Streptococcus salivarius*). Einzelne Vertreter sind auch als Infektionserreger bekannt, wie z. B. *Streptococcus mitis* oder *mitior, Streptococcus milleri* und *Streptococcus sanguis* als Verursacher der *Endocarditis lenta*. Andere Streptokokken dieser Gruppe sind an der Entstehung der *Karies* beteiligt, wie der *Streptococcus mutans*. Es handelt sich hier um Dextranbildner, die sich an den Zahnschmelz anhaften können. Vor allem ihre sauren Stoffwechselprodukte führen zur Karies (Schmelzdefekte).

3.15.3 Streptococcus pneumoniae (Pneumokokken)

Pneumokokken sind grampositive, lanzettförmige Diplokokken, welche im virulenten Zustand eine Schleimkapsel besitzen (s. Abb. 1 und 2c). Aufgrund der Polysaccharidantigene dieser Schleimkapseln kann man die Pneumokokken in über 80 Typen unterteilen, von denen jedoch nicht alle gleich häufig vorkommen, es gibt hier örtliche Frequenzunterschiede. Im Kulturverhalten gleichen die Pneumokokken den anderen Streptokokken, auf Blutagar wachsen sie mit einem vergrünenden Hof. Aufgrund ihrer Optochinempfindlichkeit und Gallelöslichkeit lassen sie sich von den übrigen vergrünenden Streptokokken abgrenzen.

Pneumokokken sind Bestandteile der Mund-Rachen-Flora. Sie können bei rund 50 % der gesunden Menschen nachgewiesen werden. Häufig kommen sie in avirulenter unbekapselter Form vor. Im Normalzustand sind sie stets nur in geringer Zahl inmitten einer ansonsten ungestörten Mikroflora zu finden. Von hier aus werden sie entweder über Tröpfcheninfektion durch Einatmen übertragen, oder sie können im Körper selbst bei Resistenzminderung sowie im Zuge einer Vorschädigung (z. B. nach Grippe) zu Infektionen führen. Pneumokokken verursachen lobäre Pneumonien, Bronchopneumonien, Nebenhöhleneiterungen, Otitis media, Ulcus serpens corneae, Empyeme und eine gefährliche eitrige Meningitis (Beginn oft schlagartig, Verlauf sehr stürmisch, trotz Antibiotikatherapie besteht hohe Letalität).

Diagnose der Streptokokkeninfektionen. Eine Streptokokkeninfektion wird primär durch den *Erregernachweis* diagnostiziert, typische klinische Symptome (z. B. Scharlach, Erysipel) geben bereits wichtige Hinweise. Die angezüchteten Streptokokken werden dann aufgrund ihres Kulturverhaltens sowie biochemisch und serologisch in Arten bzw. Typen unterteilt. Insbesondere bei den Folgeerkrankungen des *Streptococcus pyogenes* (rheumatisches Fieber u. a.) wird auch die *Serologie* zur Diagnosefindung herangezogen, es haben sich hierbei die

Antistreptolysin-O- (ASR, ASO) und die *Antistreptodornase-B-Reaktionen* (Anti-DNase B) bewährt. Besonders bei Infektionen durch B-Streptokokken und Pneumokokken sollte stets auch der schnell durchführbare Gruppenantigen-Nachweis im Liquor bzw. im Urin versucht werden.

Chemotherapie der Streptokokkeninfektionen. Mit Ausnahme der Enterokokken sind die Streptokokken auch heute noch gut penicillinempfindlich; Penicillin G ist daher das Mittel der Wahl. Bei Enterokokken gilt Ampicillin als Mittel der Wahl, Resistenzen dagegen kommen jedoch vor. Gegen Tetracycline und vereinzelt auch gegen Erythromycin sowie Chloramphenicol können Streptokokken resistent sein. Eine Resistenzbestimmung empfiehlt sich daher auch bei Streptokokken.

3.16 Familie Peptococcaceae

Diese Familie umfaßt grampositive, unbewegliche, sporenlose, streng anaerobe Kokken, welche normalerweise in der Mund-Rachen-Flora, im Darm und in der Genitalflora des Menschen vorkommen.

3.16.1 Peptokokken

Von diesen anaeroben Haufenkokken sind einige Arten bekannt. Sie können in den verschiedensten Infektionsprozessen des Menschen nachgewiesen werden, fast stets aber in Mischinfektionen mit anderen Bakterien. Ihre pathogenetische Bedeutung ist noch unklar, gegen Penicillin G sind sie empfindlich.

3.16.2 Peptostreptokokken

Diese ebenfalls streng anaeroben Kettenkokken teilt man in fünf Arten ein, welche ebenfalls aus den verschiedensten Infektionsprozessen angezüchtet werden können. Ihre klinische Bedeutung ist noch offen, sie sprechen ebenfalls gut auf Penicillin G an.

3.17 Aerobe Sporenbildner (Bazillen)

Unter *Bazillen* verstehen wir grampositive, aerobe, plumpe Stäbchenbakterien, welche in der Natur als Saprophyten weit verbreitet sind. Typisches Merkmal dieser Bazillen ist ihre Fähigkeit, Sporen zu bilden und damit unter ungünstigen Außenbedingungen jahrzehntelang zu überleben. Von den bekannten Arten ist nur *Bacillus anthracis* als Erreger des *Milzbrandes* menschenpathogen. Apathogene Bazillen können allerdings Lebensmittelvergiftungen verursachen.

3.17.1   Bacillus anthracis

Der Milzbrand war schon im Altertum bekannt, sein Erreger wurde erstmals 1849 vom praktischen Arzt POLLENDER gesehen und 1876 von ROBERT KOCH angezüchtet. Der Milzbranderreger ist unbeweglich und bildet im Infektionsprozeß eine Schleimkapsel. Sowohl mikroskopisch (Bambusform) als auch in der Kultur (Medusenhauptkolonie) zeigt *Bacillus anthracis* charakteristische Formen.

Milzbrandsporen sind relativ resistent gegen Hitze und Desinfektionsmittel, sie können über Jahrzehnte in der Erde und in tierischen Produkten überleben. Diese Sporen werden von Warmblütern (besonders Rindern, Schafen, Ziegen, Schweinen, Pferden) mit dem Futter aufgenommen und verschluckt. Die erkrankten Tiere sterben schnell, auffälliger Sektionsbefund ist eine vergrößerte, dunkelrote Milz (daher der Name Milzbrand). In zahlreichen Ländern Südeuropas, Asiens und Afrikas ist der Milzbrand auch heute noch als Zoonose weit verbreitet.

Fast stets durch engen Kontakt mit infizierten Tieren oder Tierprodukten (Fellen, Borsten, Leder u. a.) kommt es zur Infektion des Menschen. Der Milzbranderreger kann hierbei drei Eintrittspforten benutzen, nämlich die Haut, die Lunge und seltener den Darm. Beim Eindringen über die verletzte Haut entsteht der *Hautmilzbrand.* Typisch ist hierbei die sogenannte *Pustula maligna:* An der Eintrittsstelle entsteht ein schwarzes nekrotisches Zentrum, umgeben von einer massiven entzündlichen Reaktion. Dieser lokalisierte Hautmilzbrand kann ausheilen oder aber in die tödliche Milzbrandsepsis übergehen. Werden die Milzbrandsporen eingeatmet, dann bildet sich der *Lungenmilzbrand* aus (eine schwere Bronchopneumonie). Beim Verschlucken des Milzbranderregers tritt der *Darmmilzbrand* in Form einer ebenfalls schweren Gastroenteritis auf. Unbehandelt verlaufen Lungenmilzbrand und Darmmilzbrand tödlich.

Eine Milzbrandinfektion muß schnellstens mit Penicillin G behandelt werden, chirurgische Eingriffe sind kontraindiziert! Eine rechtzeitige Penicillintherapie kann die Letalität des Hautmilzbrandes praktisch auf Null drücken, Lungen- und Darmmilzbrand bleiben aber weiterhin im hohen Maße gefährlich (Letalität bis zu 50 %).

Neben dem typischen Erscheinungsbild der Pustula maligna (mikroskopisch sind im nekrotischen Zentrum massiv grampositive plumpe Stäbchen zu sehen) ist der schnelle Erregernachweis mittels Kultur und Tierversuch wichtig.

3.17.2   Apathogene Bazillen

Von den vielen bekannten, für den Menschen jedoch apathogenen Bazillenarten sind die folgenden Spezies erwähnenswert:

Bacillus cereus. Wegen ihrer hohen proteolytischen Aktivität ist diese Bazillenart nicht selten als Ursache von Lebensmittelvergiftungen nachzuweisen.

Bacillus subtilis. Dieser auch Heubazillus genannte Sporenbildner ist in der Natur weit verbreitet. Auch er kann unspezifische Lebensmittelvergiftungen hervorrufen. Die Wirksamkeit von Gassterilisatoren wird mit Hilfe eines Bacillus-subtilis-Stammes getestet.

Bacillus stearothermophilus. Seine Sporen sind hitzeresistent, sie werden daher zur Überprüfung von Heißluftsterilisatoren und Autoklaven verwendet (Sporenpäckchen).

3.18   Anaerobe Sporenbildner (Klostridien)

Anaerobe, grampositive, sporenbildende Stäbchenbakterien werden als Klostridien bezeichnet. Diese Klostridien gehören zu den normalen Darmbewohnern, sie sind aber auch als Gärungs- und Fäulniserreger im Freiland weit verbreitet. Einige dieser Klostridien rufen beim Menschen schwere Infektionen bzw. Intoxikationen hervor wie Gasbrand, Wundstarrkrampf und Botulismus.

3.18.1   Gasbrand

Diese nach ursächlicher Erregerart, klinischem Erscheinungsbild und Epidemiologie auch als Gasödem oder Hospitalbrand bezeichnete Gruppe von schweren Infektionskrankheiten des Menschen war bereits im Altertum bekannt. In der Zeit vor Einführung der Antisepsis und Asepsis waren Gasbranderreger die häufigsten Verursacher von fatalen Krankenhausinfektionen. Auch in den beiden Weltkriegen verstarben viele Soldaten am Gasbrand: Im Weltkrieg 1914/18 starben daran rund 100000–150000 deutsche Soldaten, bei 0,5 % aller Verletzungen kam es zum Gasbrand. Im zweiten Weltkrieg waren es 0,3 % aller Verwundungen. Der Name Gasbrand kommt vom Leitsymptom der Infektion: Das Muskelgewebe wird nekrotisch, brandig (schwärzlich verfärbt). Weitere wichtige Merkmale sind Gasentwicklung, Ausbildung eines Ödems und schwere toxische Allgemeinreaktionen. Die klinische Symptomatik variiert je nach vorliegender Gasbranderregerart. Gasbrandinfektionen sieht man besonders nach Straßenunfällen, Aborten, Darmoperationen und als Folge der Verwendung ungenügend sterilisierter Instrumente.

3.18.1.1   Clostridium perfringens

Dieser bei uns häufigste Gasbranderreger zeigt sich als grampositives, sehr plumpes Stäbchen, welches unbeweglich ist und im Infektionsgewebe eine Schleimkapsel bildet. Die Sporen können in der Außenwelt sehr lange überleben, sie sind auch alkoholresistent! Wir unterscheiden die 5 *Clostridium-perfringens*-Typen A, B, C, D und E. Für den Menschen ist der Typ A am wichtigsten, Typ C kann eine *Enteritis necroticans* hervorrufen. Die übrigen Typen haben veterinärmedizinische Bedeutung.

Clostridium perfringens, Typ A, ist biologisch sehr aktiv. Für das Krankheitsgeschehen wichtig ist insbesondere seine als α-*Toxin* bezeichnete, letal und nekrotisierend wirkende Lecithinase. Bestimmte Stämme können auch ein *Enterotoxin* bilden und damit beim Menschen zu einer Enterotoxikose führen.

Clostridium perfringens ist ein ubiquitär vorkommender Freilandsaprophyt, er ist beim Menschen auch regelmäßig in der Dickdarmflora und manchmal auch im Zwischenzehenraum zu finden. Bei exogener Infektion gelangt er über Erdverschmutzungen usw. in Wundbereiche, wo er dann auskeimen kann, sofern anaerobiergünstige Verhältnisse vorliegen (nekrotisiertes Gewebe und Schmutz bei Quetsch- und Rißwunden, Anwesenheit von Fremdkörpern, Mischinfektion mit Aerobiern, Blutleere hervorrufende Pharmaka wie Adrenalin u. a.).

Zu einer endogenen Infektion kann es bei Operationen im Bauchraum und im Fußbereich kommen. Nach einer Inkubationszeit von Stunden bis zu zwei Tagen ist die Wunde geschwollen, blaßrötlich verfärbt mit intensivem Wundschmerz. Typischerweise kommt es zu Ödem- und Gasbildung (Knistern im Gewebe) mit Kreislaufintoxikationen und Fieber. Trotz des schweren Krankheitsbildes bleiben die Patienten bei vollem Bewußtsein. Unbehandelt führt der Gasbrand sehr schnell zum Tode.

Eine sofortige *Therapie* ist angezeigt: Antibiotikagaben zusammen mit einer chirurgischen Versorgung der Gasbrandinfektion (Inzision, Entfernung des nekrotischen Gewebes, eventuell Amputation). Unterstützend kann man eine Sauerstoffüberdruckbehandlung durchführen. Die Anaerobiose im Infektionsprozeß muß beseitigt und die toxinbildenden Klostridien müssen mit Hilfe von Antibiotika schnellstmöglich entfernt werden. Als Antibiotika kommen besonders Clindamycin, Metronidazol und Tetracycline in Betracht.

Prophylaktische Maßnahmen wie sofortige einwandfreie Wundtoilette sind entscheidend in der Verhütung eines Gasbrandes. Betont werden muß, daß nicht jeder *Clostridium-perfringens*-Befund im Wundsekret gleich einen Gasbrandinfekt bedeutet: *Clostridium perfringens* kann man relativ oft in Wunden, besonders nach Darmoperationen finden (Kontamination der Wunde), aber nur in rund 2 % dieser Fälle kommt es dann auch zum Gasbrand.

Neben den typischen klinischen Erscheinungen muß zur Diagnosesicherung sofort versucht werden, den Erreger anzuzüchten. Mikroskopisch im verdächtigen Wundbereich nachgewiesene, grampositive plumpe Stäbchen geben schon gewisse Hinweise. Die Kultur ist einfach (mit anaeroben Kulturverfahren) durchzuführen. Der positive Erregernachweis muß stets mit dem klinischen Befund in Einklang gebracht werden, um so eine eventuell unbedeutende Wundverunreinigung mit *Clostridium perfringens* auszuschließen.

Enterotoxinbildende Clostridium-perfringens-Stämme vom Typ A zählen zu den wichtigsten Verursachern von Nahrungsmittelintoxikationen. Das klinische Bild ist aber dem anderer Brechdurchfälle ähnlich, die Diagnose wird durch den Erregernachweis gestellt.

3.18.1.2 Clostridium novyi

Dieser weit verbreitet im Freiland und im Darm pflanzenfressender Tiere vorkommende Sporenbildner ist beim Menschen der zweithäufigste Gasbranderreger. *Clostridium novyi* bildet bewegliche, nichtbekapselte Stäbchen. Die Inkubationszeit ist länger als bei *Clostridium perfringens*, und im klinischen Bild stehen die Ödembildung (malignes Ödem) und die Toxizität im Vordergrund, eine Gasbildung kann fehlen. Chirurgische Versorgung und Antibiotikatherapie müssen auch hier schnell zum Tragen kommen, möglichst frühzeitige Antitoxin-Gaben (poly- oder monovalentes Gasödemserum) sind zu empfehlen. Eine Sauerstoffüberdruckbehandlung scheint hier erfolglos zu sein.

3.18.1.3 Clostridium septicum

Dieser auch als Pararauschbrandbazillus bezeichnete Erreger ist ebenfalls beweglich und kapsellos. Im Erdboden und im menschlichen Darm ist *Clostridium septicum* viel seltener zu finden als *Clostridium perfringens*, dementsprechend wird er auch viel seltener als Erreger einer Gasbrandinfektion nachgewiesen. Ödem und Gasbildung sind nur mäßig ausgeprägt, es kommt relativ schnell zum Einbruch in die Blutbahn und zur Sepsis. Hier muß neben einer Wundbehandlung sofort mit der Antibiotikatherapie begonnen werden.

3.18.1.4 Clostridium histolyticum

Dies ist der seltenste, aber auch der gefährlichste Gasbranderreger. Er kommt als Freilandsaprophyt und als Bewohner des tierischen Darmes vor. *Clostridium histolyticum* zeigt ebenfalls grampositive, plumpe, bewegliche und kapsellose Stäbchen. Bedingt durch starke proteolytische Fermente werden Weichteile und Muskulatur schnell zerstört und verflüssigt, neben einer geringen Ödembildung fehlt meist die Gasentwicklung. Die toxische Komponente steht bei diesem Krankheitsgeschehen im Vordergrund. Die Therapie besteht auch hier in einer sorgfältigen chirurgischen Revision des Wundbereichs und in einer frühzeitigen Antibiotikabehandlung, auch hier sollte Antitoxin früh verabreicht werden.

3.18.2 Tetanus (Wundstarrkrampf)

Schon im Altertum kannte man den Tetanus. Der Erreger, *Clostridium tetani*, zeigt grampositive, schlanke, bewegliche, streng anaerobe Stäbchen. Die Sporenbildung erfolgt endständig, so daß trommelschlegelähnliche Gebilde entstehen (s. Abb. 2h, S. 9). Der Tetanuserreger ist ein weit verbreiteter Freilandsaprophyt, er kann aber auch im Darm von Mensch und Tier vorkommen. (Die Darmschleimhaut ist für das Tetanustoxin nicht durchlässig.) Beim Menschen erfolgt die Infektion über Haut- und Schleimhautverletzungen.

Pathogenese und Klinik. Tetanus ist eine toxische Infektionskrankheit. Neben anderen Toxinen wird *Tetanospasmin* als das eigentlich entscheidende Tetanustoxin gebildet, es ist eines der stärksten Bakteriengifte überhaupt und zeigt eine spezifische toxische Affinität zu motorischen Nervenzellen des Rückenmarks und des Stammhirnes. Die motorischen Neurone werden dadurch in einen Zustand erhöhter Reaktivität versetzt, wodurch es zur ungehemmten Tonuserhöhung der quergestreiften Muskulatur kommt.

An der Eintrittspforte findet eine Vermehrung der Tetanuserreger statt, sofern die notwendigen anaeroben Verhältnisse vorliegen (s. 3.18.1 Gasbrand). Die primäre Verletzung kann sehr geringfügig sein, so daß sie übersehen werden kann. Das dabei abgegebene Tetanospasmin gelangt besonders entlang der motorischen, sensiblen und auch vegetativen Nervenbahnen bis zum Zentralnervensystem, wo es dann von den Ganglienzellen gebunden wird. Sobald das Toxin von den Nervenzellen aufgenommen ist, kann es von Antikörpern nicht mehr erreicht werden.

Die Inkubationszeit schwankt zwischen 2 Tagen und 2 Wochen, sie kann aber auch viel länger sein. Je kürzer die Inkubationszeit ist, um so schneller und bösartiger verläuft der Wundstarrkrampf. Die Intensität der klinischen Symptomatik hängt auch ab von der gebildeten und vom Körper aufgenommenen Toxinmenge. Weiterhin gilt, daß die Inkubationszeit um so kürzer und der Verlauf um so schneller sind, je näher am ZNS die Verletzungsstelle liegt. An der Verletzungsstelle können uncharakteristische Erscheinungen festgestellt werden, sie können aber auch fehlen. Die Krampfbereitschaft beginnt in der Kaumuskulatur, es treten Trismus (Masseterkrampf) und der als Risus sardonicus bezeichnete Krampf der mimischen Muskulatur auf. Anschließend beginnen auch die Rücken-, Nacken- und Bauchmuskeln zu krampfen. Da die Rückenmuskulatur an Kraft überwiegt, bildet der gekrampfte Körper einen als Opisthotonus bezeichneten Hohlbogen, er liegt am Hinterkopf und auf den Fersen auf. Auch Sprechen und Schlucken sind stark beeinträchtigt. Die außerordentlich schmerzhaften Krämpfe werden schon durch geringe akustische, optische und Berührungsreize ausgelöst. Der Tetanus dauert 2–3 Wochen an, das Bewußtsein ist bis zuletzt voll erhalten. Die Letalität beträgt bis zu 50 %. Die Menschen sterben häufig am Kreislauf- und Atmungsversagen bzw. an einer Fettembolie. (Knochen können durch die Muskelkrämpfe brechen und eine Fettembolie verursachen.)

Ein überstandener Tetanus hinterläßt nur eine teilweise Immunität, wiederholte Tetanuserkrankungen sind beobachtet worden.

Epidemiologie. Wundstarrkrampf kommt in allen Ländern vor. Pro Jahr treten rund 300000 Tetanusfälle auf, auch in Deutschland werden jährlich rund 100 Fälle gemeldet. Jede verschmutzte Wunde, auch eine Bagatellverletzung, kann zum Tetanus führen!

Der hohen Letalität wegen ist die Prophylaxe enorm wichtig. Sie besteht in einer aktiven *Schutzimpfung,* welche nach ausreichender Grundimmunisierung etwa 5–10 Jahre Schutz verleiht. Auch bei uns sollte jeder Mensch gegen Tetanus geimpft sein! Die aktive Tetanus-Immunisierung zählt zu den bestverträglichen und wirksamsten Schutzimpfungen. Alle 5–10 Jahre soll eine Auffrischungsimpfung erfolgen. Wichtig ist weiterhin eine sorgfältige Wundtoilette auch der kleinsten Verletzungen, um so eine Anaerobiose und ein mögliches Auskeimen von eingebrachten Tetanussporen unmöglich zu machen. Besondere Sorgfalt ist auch bei tiefen intramuskulären Injektionen mit adstringierenden Mitteln geboten.

Diagnose. Der *Erregernachweis* gelingt nur selten, da bei Tetanusausbruch die eventuell an der Eintrittsstelle aufgetretenen Entzündungserscheinungen meist schon abgeheilt sind. Wichtig ist daher der Toxinnachweis mit Hilfe des *Tierversuchs:* Einer weißen Maus wird Patientenblut oder Wundsekret in die Schwanzwurzel injiziert. Ist Tetanospasmin vorhanden, dann zeigen die Tiere nach 1–3 Tagen typische Krampferscheinungen. Eine gleichzeitige Gabe von Antitoxin muß dieses Krampfen verhindern (Kontrollansatz).

Therapie. Wenn möglich, eine sofortige Wundtoilette durchführen, um eine weitere Produktion des Toxins zu verhindern. Bei Verdacht muß ohne Verzug humanes Hyperimmungammaglobulin verabreicht werden, um das Toxin noch vor Erreichen der Nervenzellen abzufangen. Antitoxin von Tieren sollte wegen der Anaphylaxiegefahr nach Möglichkeit nicht mehr verwendet werden. Gleichzeitig mit der passiven Immunisierung soll eine aktive Immunisierung eingeleitet werden. Sehr wichtig ist eine symptomatische Behandlung des Tetanus, um die Krampfbereitschaft möglichst herabzusetzen und um krampfauslösende Faktoren auszuschalten.

3.18.3 Botulismus (Wurstvergiftung)

Clostridium botulinum, der Erreger des Botulismus (Wurstvergiftung), zeigt grampositive, bewegliche, plumpe, streng anaerobe Stäbchen. Die Sporen sind oval und mittelendständig, so daß typische Tennisschlägerformen entstehen (s. Abb. 2g, S. 8). Der Botulismus ist eine Intoxikations- und keine Infektionskrankheit.

Die Gefährlichkeit des *Clostridium botulinum* beruht auf der Abgabe von *Neurotoxinen,* welche die stärksten bekannten bakteriellen Gifte darstellen. Man hat ausgerechnet, daß mit 100 g Botulinustoxin die gesamte Weltbevölkerung vergiftet werden könnte. Dieses Neurotoxin wird beim Menschen über die Magenschleimhaut, eventuell auch über den Rachen und über die Lunge aufgenommen. Es wirkt auf das periphere Nervensystem, wo es die Übertragung der Nervenimpulse von den motorischen Nervenendplatten auf die quergestreifte Muskulatur durch eine Hemmung der Acetylcholinfreisetzung unterbindet. Als Folge davon kommt es zur Lähmung quergestreifter Muskelpartien.

Aufgrund serologischer Unterschiede der gebildeten Neurotoxine kann man 7 Typen des *Clostridium botulinum* unterscheiden (A, B, C, D, E, F, G). Für den Menschen sind allerdings nur die Erregertypen A, B und E von Bedeutung. Die übrigen Toxintypen bewirken die verschiedensten tierischen Erkrankungen. *Clostridium botulinum* ist ein typischer Freilandsaprophyt, er kommt aber auch im Darm von Tieren vor. Das gebildete Neurotoxin wird erst nach 15minütigem Kochen inaktiviert. Die Sporen sind sehr hitzeresistent und überleben auch mehrstündiges Kochen.

Meist schon nach wenigen Stunden, manchmal aber auch erst nach einigen Tagen, treten die ersten Symptome auf: Versiegen der Speichelsekretion, Doppelsehen, Lichtscheu, Schluckbeschwerden, Sprachstörungen. Je nach Menge des aufgenommenen Giftes schwankt die Letalität zwischen 25 und 75%; der Tod erfolgt durch Atemlähmung bei voll erhaltenem Bewußtsein.

Ausgangspunkt einer Botulismusintoxikation sind fast stets Nahrungsmittel. *Clostridium-botulinum*-Sporen gelangen durch Verschmutzung oder über Staub in die Lebensmittel und vermehren sich dort. Besonders hausgemachte Konserven (Fleisch, Wurst, Fisch, Gemüse, Obst) sind wegen der in ihnen vorhandenen Anaerobiose gefährdet, aber auch nicht ausreichend geräucherte oder gepökelte Fleisch- und Fischwaren. Konserven, welche eine Bombage (Ausbeulung) zeigen, sind möglicherweise botulismusinfiziert und müssen daher ausnahmslos verworfen werden.

Die *Botulismusdiagnose* beruht hauptsächlich auf dem Nachweis des Neurotoxins mittels Tierversuch (Patientenserum, Erbrochenes,

Mageninhalt, Lebensmittelreste). Die Erregerkultur ist nur von unter-
geordneter Bedeutung und gelingt selten.

Die *Behandlung* eines Botulismus muß unverzüglich eingeleitet werden, das Neurotoxin muß vor Erreichen des peripheren Nervensystems abgefangen werden. Polyvalentes Antitoxin muß bei Botulis-
musverdacht sofort gegeben werden. Weiterhin soll versucht werden,
durch Magenentleerung eventuell noch vorhandene toxinhaltige Nah-
rungsmittelreste zu entfernen.

3.18.4 Clostridium difficile

Diese grampositiven, beweglichen, anaeroben und versporenden Bakterien sind als Freilandsaprophyten und auch als normale Bewohner
des menschlichen Darmtraktes weit verbreitet. In letzter Zeit wurde
Clostridium difficile bekannt als Verursacher der Antibiotika-induzier-
ten *pseudomembranösen Kolitis* (PMC).

Diese Clostridienart bildet insbesondere zwei Toxine, die als Enterotoxin und als Zytotoxin für das Krankheitsbild verantwortlich gemacht
werden. Unter Antibiotika-Einwirkung oder kurze Zeit danach kann
es zu klinischen Erscheinungen kommen, die von leichten Durchfällen
über eine Kolitis bis zur gefährlichen pseudomembranösen Kolitis reichen. Diese ernste Komplikation einer Chemotherapie kann fast bei
allen Antibiotika mit wechselnder Häufigkeit auftreten, lediglich Vancomycin scheint eine Ausnahme zu sein. Vancomycin wird hier auch
als Mittel der ersten Wahl zur Therapie empfohlen. Die Diagnose
einer Antibiotika-assoziierten Kolitis oder pseudomembranösen Kolitis kann nur mikrobiologisch gestellt werden. Hierfür in Frage kommen der Nachweis der *Clostridium-difficile*-Toxine im Stuhl und die
Kultur dieses Erregers auf Spezialnährböden.

3.19 Laktobakterien

Laktobakterien sind grampositive, unbewegliche, sporenlose, fakultativ anaerobe Stäbchen, die zur normalen Standortflora des Menschen
im Mund- und Darmbereich und in der Vagina gehören. In der Vagi-
nalflora werden sie als *Döderleinsche Stäbchen* bezeichnet, im Intestinaltrakt als *Lactobacillus acidophilus*. Für den Menschen haben diese
Bakterien keine pathogenetische Bedeutung, sie sind jedoch wichtig
für die Lebensmittelindustrie (z. B. Joghurtherstellung).

3.20 Bifidobakterien

Auch die Bifidobakterien sind unbewegliche, grampositive, sporenlose
und anaerobe Stäbchen, die echte Verzweigungen ausbilden können.
Die verschiedenen Arten (z. B. *Bifidobacterium bifidum* = Bifidus-

stäbchen) gehören zur Normalflora des Menschen im Intestinaltrakt und in der Vagina. Für den Menschen sind sie offensichtlich nicht pathogen. *Bifidobacterium eriksonii* kann allerdings in aktinomykotischen Läsionen gefunden werden.

3.21 Korynebakterien

Als Korynebakterien bezeichnen wir keulenförmige, grampositive, unbewegliche, sporenlose, fakultativ anaerobe Stäbchen. Von den verschiedenen Arten ist lediglich das *Corynebacterium diphtheriae* humanpathogen.

3.21.1 Corynebacterium diphtheriae

Corynebacterium diphtheriae ruft die *Diphtherie* hervor und ist als Parasit nur beim Menschen zu finden. 1884 wurde der Diphtherieerreger durch LÖFFLER nachgewiesen. 1891 erfolgt durch EMIL VON BEHRING die erste Anwendung des Diphtherieschutzserums; er führte 1913 auch den Nachweis, daß eine aktive Immunisierung des Menschen möglich ist.

Eigenschaften des Erregers. Im mikroskopischen Bild ist die vielgestaltige Form typisch (schlanke oder plumpe, gerade oder gekrümmte, keulenförmige Stäbchen) sowie die charakteristische Lagerung in V-, Y-Formen oder in Form chinesischer Schriftzeichen und das Vorhandensein von sogenannten Polkörperchen an beiden Bakterienenden (s. Abb. 2d, S. 7). Auf Blutagar zeigen Diphtheriebakterien meist eine schwache Hämolyse. Als Nährboden für ihre Anzüchtung verwenden wir das *Löffler-Medium* (nichtselektives Wachstum innerhalb von 2 Tagen). Wir unterscheiden die Wachstumstypen „gravis", „mitis" und „intermedius". Diese Unterteilung hat keine grundlegende Bedeutung für die Gefährlichkeit des Diphtherieerregers, wohl aber für epidemiologische Untersuchungen.

Pathogenese und Klinik. Der entscheidende Virulenzfaktor des Diphtherieerregers ist seine Fähigkeit, das 1888 von ROUX und YERSIN entdeckte *Diphtherietoxin* zu bilden und als Exotoxin abzugeben. Die Giftbildung ist von Stamm zu Stamm verschieden, sie hängt auch von den gegebenen Wachstumsbedingungen ab. Das Diphtherietoxin wird von *Corynebacterium diphtheriae* nur dann produziert, wenn ein bestimmter Prophage vorhanden und das Bakterium daher lysogen ist. Bei Verlust dieses Prophagen wird kein Toxin mehr gebildet, der Bakterienstamm ist avirulent. Das Diphtherietoxin dringt in bestimmte Organzellen (Myokard, Nebenniere, ZNS) ein, führt zur Hemmung der Eiweißsynthese und schließlich zur Zellnekrose.

Corynebacterium diphtheriae wird von Mensch zu Mensch mittels Tröpfcheninfektion übertragen, der Erreger wird also eingeatmet. Dementsprechend siedelt sich das Diphtheriebakterium am häufigsten im Rachenbereich in den Tonsillen an; ein Befall von Nase, Kehlkopf, Trachea, Nabel, Wunden und Hautekzem ist möglich. Nach einer Inkubationszeit von 2–5 Tagen kommt es lokal zu einer *pseudomembranösen Entzündung* mit weißlich-bräunlichen Belägen. Typisch sind süßlicher Geruch, schweres Krankheitsgefühl bei relativ niederem Fieber und Schwellung der regionären Lymphknoten. An der Haftstelle dieser Membranen vermehren sich die Erreger und produzieren das Diphtherietoxin, welches resorbiert über den Blutweg zu den verschiedenen Organen kommt. Normalerweise ist der Höhepunkt der Diphtherie in 3–5 Tagen erreicht, danach kommt es lokal zur Abheilung. Werden Membranen auch in Kehlkopf, Trachea und Bronchien gebildet, besteht Erstickungsgefahr (Croup bzw. Krupp).

Je nach Resistenzlage des Menschen, dem Ort der Ansiedlung der Erreger und der gebildeten Toxinmenge kann die klinische Symptomatik der Diphtherie sehr unterschiedlich ausgeprägt sein. Keimträger sind relativ oft zu finden. Steht die Toxinwirkung im Vordergrund, dann kommt es zur sogenannten malignen Diphtherie mit sehr hoher Letalität. Entscheidend für den Ausgang der Diphtherie sind die Fernschäden, die das Toxin im Myokard, im ZNS und in den Nebennieren auslöst. Der lokale Befund einer Diphtherie geht hierbei nicht parallel zur Schwere dieser Fernwirkung. Auch heute muß mit einer Letalität von rund 20 % gerechnet werden.

Nach klinischer Genesung werden rund 5 % der Patienten zu *Dauerausscheidern*. Sie können virulente Diphtheriebakterien über viele Wochen an ihre Umgebung abgeben und müssen daher neben den Keimträgern als die hauptsächlichen Infektionsquellen angesehen werden.

Epidemiologie. Die Diphtherie ist eine schon seit langem bekannte Infektionskrankheit, welche besonders Kleinkinder und Kinder befällt. Die Morbidität war bis in die 20er Jahre noch hoch (rund 100 auf 10 000 Einwohner pro Jahr), sie nahm jedoch nach dem letzten Weltkrieg rapide ab. Heute werden bei uns nur wenige Diphtherie-Erkrankungen gemeldet, es sind jedoch epidemieartige Ausbrüche beobachtet worden (z. B. 1976/77 in Köln). Dieser Rückgang der Diphtherie ist sicher als Erfolg der zumindest in den vergangenen Jahrzehnten fast vollständig gelungenen Durchimmunisierung zu sehen. Darüber hinaus scheint die Diphtheriefrequenz auch aus anderen, noch unbekannten Gründen geringer geworden zu sein. Wir müssen aber jederzeit mit einem neuerlichen Aufflammen dieser mit Recht gefürchteten Seuche rechnen. Die Diphtherie weist auch jahreszeitlich eine Häufung auf, es besteht ein Winter-Frühjahrsgipfel.

Es soll versucht werden, Infektionsquellen (Keimträger, Dauerausscheider) möglichst vollständig zu eliminieren. Die Diphtherie ist meldepflichtig, eine Isolierung der Erkrankten ist notwendig, Umgebungsuntersuchungen sollen im Patientenumfeld durchgeführt werden. Diphtherie-Keimträger und -Dauerausscheider dürfen erst dann wieder zum Schulbesuch und zur Ausübung bestimmter Berufe zugelassen werden, wenn sie entweder saniert werden konnten (dreimaliger negativer Abstrich in 2–3tägigen Abständen) oder die Avirulenz des Stammes (fehlende Toxinbildung) nachgewiesen wurde. Auch heute ist es trotz der sehr niedrigen Diphtheriemorbidität wichtig, einen breiten Immunitätsschutz der Bevölkerung durch eine möglichst lückenlos durchgeführte *Schutzimpfung* aufzubauen. Die in den letzten Jahren von uns beobachteten Erkrankungen traten praktisch ausschließlich bei ungeimpften oder nicht ausreichend immunisierten Personen auf.

Die Durchseuchung einer Bevölkerung kann mit Hilfe des *Schick-Testes* überprüft werden: Eine geringe Menge Diphtherietoxin wird intrakutan eingespritzt, sind keine Antikörper vorhanden, dann kommt es innerhalb von 3 Tagen zur Rötung und Schwellung an der Injektionsstelle.

Diagnose. Das typische klinische Bild führt zur *Verdachtsdiagnose* einer Diphtherie. Der Erregernachweis auf den Löffler- und Clauberg-Medien sichert in Epidemiezeiten diese Diagnose. Diphtheriebakterien werden mit der *Neisser*-Färbung (Darstellung der sogenannten „Polkörperchen") morphologisch differenziert. Apathogene Korynebakterien zeigen allerdings auch „Polkörperchen". Da avirulente, nicht toxinbildende Diphtheriebakterien relativ oft angezüchtet werden (kulturell, biochemisch und morphologisch bestehen keine Unterschiede zu den virulenten Toxinbildnern!), muß auf jeden Fall die Toxinaktivität des angezüchteten Stammes überprüft werden. Dieser Nachweis geschieht mit Hilfe des *Elek-Testes* (Immundiffusionstest nach der Ouchterlony-Methode).

Therapie. Auch bei der Diphtherie ist es entscheidend, das Toxin noch vor Eintritt in die Organzellen durch spezifische Antikörper abzufangen. Es ist daher unumgänglich notwendig, schon bei begründetem Verdacht einer Diphtherie-Erkrankung eine *passive Immunisierung* durchzuführen (Diphtherie-Schutzseren von Tieren, besser jedoch humanes Diphtherie-Hyperimmungammaglobulin). Der lokale Infektionsprozeß wird mittels Antibiotika bekämpft, Penicillin G gilt als Mittel der Wahl (hochdosiert verabreichen).

3.21.2 Apathogene Korynebakterien

Die für den Menschen apathogenen Korynebakterien ähneln in ihrer Morphologie dem Diphtherieerreger, eine Toxinbildung findet aber nicht statt. Die bislang bekannten Arten finden wir in verschiedenen Standortbereichen der normalen Körperflora (besonders in der Hautflora), sie werden auch Diphtheroide oder Koryneforme genannt.

3.22 Erysipelothrix rhusiopathiae

Erysipelothrix rhusiopathiae, ein grampositives, unbewegliches, sporenloses und mikroaerophiles Stäbchen, ist der Erreger des besonders beim Schwein auftretenden *Rotlaufs.* Der Erreger ist im Freiland weit verbreitet, er kann aber auch bei den verschiedensten Haustieren, bei Fischen, Geflügel, Ratten und Mäusen nachgewiesen werden. Bei Kontakt mit erkrankten Tieren oder infektiösem Material kann er relativ selten auch zu Infektionen des Menschen führen. Eine Weiterverbreitung von Mensch zu Mensch findet nicht statt. An der Eintrittspforte, meist an den Händen, sieht man Entzündungserscheinungen, die man als *Erysipeloid* bezeichnet. Die Erkrankung ist gutartig, eine Generalisierung findet nur selten statt, Penicilline sind die Mittel der Wahl. Das Erysipeloid kann als Berufskrankheit bei Landwirten, Tierärzten, Arbeitern in der Fleisch- und Fischindustrie beobachtet werden.

3.23 Listeria monocytogenes

Listerien sind grampositive, bewegliche, sporenlose, aerobe bis mikroaerophile Stäbchen, die als Freilandsaprophyten und auch bei den verschiedensten Tieren als Kommensalen weit verbreitet sind. Der Mensch kann sich bei Kontakt mit Tieren infizieren, die klinische Symptomatik variiert je nach der Eintrittspforte der Listerien. Für gewöhnlich erkrankt der Mensch nicht oder nur sehr leicht, es kommen aber auch Sepsisfälle vor. Hinzuweisen ist auch auf die *Listerien-Meningitis* und auf die Listeriose während der *Schwangerschaft.* Während die Mutter selbst nicht oder nur leicht in den Listerien erkrankt, treten diese Keime über die Plazentarschranke auf den Fötus über und schädigen ihn (Granulomatosis infantiseptica). Fehl- und Frühgeburten sowie Mißbildungen sind die Folge.

Offensichtlich ist die Listeriendurchseuchung der Bevölkerung relativ hoch, da man bei 10–20% der gesunden Personen entweder Listerien im Stuhl oder spezifische Antikörper im Serum nachweisen kann. Die *Diagnose* einer Listeriose erfolgt durch den Erregernachweis (Blut, Liquor, Lochialsekret, Menstrualblut); wegen der auch bei Kühlschranktemperatur noch stattfindenden Vermehrung der Listerien kann eine Kälteanreicherung angelegt werden. Für die serologische

Diagnostik werden die Widal-Reaktion und eine KBR eingesetzt. Mitreaktionen mit Antikörpern anderer Spezifität (z. B. gegen Staphylokokken und Enterokokken) kommen vor und müssen in der Bewertung mitberücksichtigt werden. Lediglich ein Titeranstieg ist beweisend für eine frische Infektion. Für die *Therapie* wird besonders Ampicillin in Kombination mit einem Aminoglykosid empfohlen, aber auch Tetracycline und Chloramphenicol sind wirksam.

3.24 Propionibakterien

Wie der Name andeutet, handelt es sich hier um grampositive, unbewegliche, sporenlose, anaerobe Stäbchen, welche als Stoffwechselendprodukt Propionsäure bilden. Für den Menschen sind die drei Arten *Propionibacterium acnes, Propionibacterium granulosum* und *Propionibacterium avidum* von Bedeutung. *Propionibacterium acnes,* weniger regelmäßig auch die beiden anderen Arten, ist ein physiologischer Bewohner der Hautoberfläche gesunder Menschen. Die Aknebakterien leben in den Ausführungsgängen der Talgdrüsen. Aus den Talglipoiden setzen sie dank ihrer starken lipolytischen Aktivität Fettsäuren frei, ein wichtiger Faktor der normalen unspezifischen Bakterienabwehr der gesunden Haut. Propionibakterien werden auch in der Mund- und Darmflora gefunden.

Propionibacterium acnes und seltener auch die beiden anderen Arten werden häufig in Infektionsprozessen nachgewiesen, zumeist handelt es sich hier um sekundäre Kontaminationen von der Hautoberfläche aus. Die Aknebakterien sind jedoch zweifellos an der Ätiologie der *Acne vulgaris* beteiligt, daher auch der Name des Bakteriums. Über die bei der Acne vulgaris ablaufenden Pathogenitätsmechanismen wissen wir leider nur sehr wenig. Für die Medizin wichtig ist die stark *immunstimulierende Wirkung* der Propionibakterien, es bestehen hier allerdings Unterschiede von Stamm zu Stamm. Mit diesem Effekt kann man die unspezifische Resistenz des Körpers ankurbeln, auch die Abwehrmechanismen gegen Krebszellen können gestärkt werden (Verbesserung der Phagozytose und Förderung der sogenannten Killerzellen). Das zur Immunstimulation benutzte „Corynebacterium parvum" konnte als Propionibacterium acnes identifiziert werden.

Die Kultur dieser Anaerobier ist problemlos, ebenso ihre Differenzierung. Gegen Antibiotika sind alle drei Arten gleichermaßen gut empfindlich (Penicilline, Cephalosporine, Tetracycline, Clindamycin u. a.).

3.25 Mykobakterien

Mykobakterien sind in ihrer Zellstruktur grampositive, unbewegliche, sporenlose, aerophile Stäbchen, die in Kultur ein pilzähnliches Wachstum mit Verzweigungen zeigen können (daher der Namensteil „Myko"). Ein gemeinsames Charakteristikum ist auch die relative Säurefestigkeit: Einmal angefärbt, lassen sich die Mykobakterien mit HCL-Alkohol nur bei längerer Einwirkungszeit entfärben.

3.25.1 Typische Mykobakterien

Zu den typischen Mykobakterien gehört der klassische Erreger der menschlichen Tuberkulose, das *Mycobacterium tuberculosis.* Weiter zählen hierzu auch der Erreger der Rindertuberkulose, das *Mycobacterium bovis,* und der Verursacher der Geflügeltuberkulose, das *Mycobacterium avium.*

3.25.1.1 Mycobacterium tuberculosis

Mycobacterium tuberculosis, der Erreger der Tuberkulose des Menschen, wurde von ROBERT KOCH erstmals isoliert. Bei seinem Vortrag am 24. März 1882 vor der Berliner Physiologischen Gesellschaft stellte ROBERT KOCH nicht nur die vorher bestehende irrige Auffassung von der Tuberkulose als konstitutionelle, nicht übertragbare Krankheit richtig, er erfüllte auch erstmals die von HENLE für den Beweis der Erregernatur geforderten drei Postulate. Damit konnte er eindeutig belegen, daß die Tuberkulose eine übertragbare Infektionskrankheit ist. Im übrigen zählt die Tuberkulose zu den ältesten bekannten Krankheiten. Man fand tuberkulöse Veränderungen schon bei Knochenfunden aus der Steinzeit.

Eigenschaften des Erregers. Die Zellwand der Tuberkelbakterien zeigt eine chemisch sehr charakteristische Zusammensetzung. Von den verschiedenen nachgewiesenen Fraktionen kommt insbesondere den *Lipoiden* und *wachsartigen Substanzen* die größte Bedeutung zu. Sie sind verantwortlich für die hohe Resistenz der Tuberkelbakterien gegen Umwelteinflüsse und gegen Desinfektionsmittel, für die Virulenz, für den Schutz vor intrazellulärem Abbau, für die Säurefestigkeit der Erreger, für deren langsames Wachstum und auch für die immunstimulierende Wirkung. Als entscheidender Virulenzfaktor konnte der sogenannte *Cord-Faktor* isoliert werden. Eine *Proteinfraktion* der Zellwand löst die Allergiereaktion vom verzögerten Typ aus (Tuberkulinreaktion).

Pathogenese und Klinik. *Mycobacterium tuberculosis* zeigt für den Menschen eine hohe Virulenz; besonders anfällig ist das Lungengewebe, offensichtlich wegen seines hohen Sauerstoffgehaltes. Das Tuberkelbakterium kann aber fast alle anderen Organe des Menschen auch befallen. Virulenzunterschiede von Stamm zu Stamm kommen ebenso vor wie Resistenzunterschiede verschiedener Menschen (Individual- und Rassenresistenz). INH-resistente Tuberkelbakterien sind für den Menschen praktisch avirulent. Konsumierende Krankheiten, Unterernährung, immunsuppressive Behandlung können die Empfänglichkeit des Körpers gegen Tuberkelbakterien entscheidend erhöhen.

Der Mensch ist das einzige Erregerreservoir für *Mycobacterium tuberculosis*. Neben dem Menschen ist noch das Meerschweinchen sehr empfänglich, bei Rindern, Hühnern und Kaninchen geht das Tuberkelbakterium nicht an. Die Infektion geschieht meist über eine Tröpfcheninfektion: Tuberkelbakterienhaltige Tröpfchen von einer Größe kleiner als 10 µm gelangen eingeatmet bis in die Alveolen. (Betroffen sind meist die Lungenunterlappen.) Dort entwickelt sich bei einer Primärinfektion ein umschriebener „spezifischer" Prozeß mit Beteiligung der regionären Lymphknoten (Primärkomplex). In diesem Zustand kommt der Infektionsprozeß meist zum Stehen, der Mensch erkrankt klinisch nicht an einer Tuberkulose. Die im Primärkomplex sehr lange überlebenden Tuberkelbakterien führen aber zu einer spezifischen Immunität des Körpers, die Tuberkulinreaktion wird positiv.

Aus dieser ersten Phase heraus kann sich die zweite Phase der Reaktivierung anschließen; die vorhandenen und überlebenden Tuberkelbakterien vermehren sich wieder und es kommt zu einer hämatogenen Streuung mit der Ausbildung von Herden im Oberteil der Lunge und an anderen Organen, eventuell tritt eine Meningitis auf. Bei einer Miliartuberkulose kommt es zu einer besonders massiven Aussaat. Selten kann die zweite Phase auch durch eine Neuinfektion bedingt sein, welche dann die zum Aktivwerden der Tuberkulose notwendige Infektionsdosis bringt.

Klinische Erscheinungen treten meist erst 4–6 Wochen nach einer Infektion auf. Im Primärstadium finden wir uncharakteristische Symptome wie Fieber, Müdigkeit, Appetitlosigkeit. Erst in der zweiten Phase kommt es je nach Organbefall zur typischen Tuberkulosesymptomatik.

Epidemiologie. Morbidität und Mortalität der Tuberkulose haben seit dem letzten Weltkrieg in allen zivilisierten Ländern stark abgenommen. Aber auch heute noch rechnet man für die gesamte Weltbevölkerung mit rund 50 Millionen aktiven Lungentuberkulosen bei jährlich rund 5 Millionen Neuerkrankungen und rund 3 Millionen Todesfällen.

In Deutschland haben wir jetzt rund 150 000 aktiv Tuberkulöse, zwei Drittel der Patienten sind Männer, ⅚ der Fälle gehören zum Bereich der Lungentuberkulose. Jährlich sterben einige tausend Menschen an der Tuberkulose, die zur Behandlung und Fürsorge aufzuwendenden Mittel gehen bei uns pro Jahr in die Hunderte von Millionen DM. Damit muß der Tuberkulose auch heute noch eine große Bedeutung zuerkannt werden.

Der Rückgang der Tuberkulosemorbidität und -mortalität kann auf folgende Maßnahmen bezogen werden: Verbesserung der hygienischen, sozialen und Wohnungsverhältnisse; verbesserte Erkennung der Erkrankungsfälle und entscheidende Fortschritte in der Chemotherapie; Schutzimpfung.

Der *Tuberkulintest* dient der epidemiologisch wichtigen Feststellung einer Durchseuchung der Bevölkerung und zur Beurteilung einer eventuellen, besonderen Gefährdung exponierter Personen (Krankenschwester, MTA, Arzt u. a.). In der Regel wird gereinigtes Tuberkulin mit einem der folgenden Tests verabreicht: Perkutantest nach MORO, Intrakutantest nach MENDEL-MANTOUX oder der Nadelstempeltest. Hat der Mensch bereits eine zelluläre Immunität gegen Tuberkelbakterien erworben (z. B. ruhender Primärkomplex, aktive Tuberkulose, Schutzimpfung), dann kommt es an der Hautstelle innerhalb von 2–3 Tagen zu einer typischen Reaktion. Ein negativer Tuberkulintest bedeutet entweder, daß der Mensch noch keinen vorhergegangenen Kontakt mit Tuberkelbakterien hatte, daß er die Tuberkulinreaktionsfähigkeit nach einer ausgeheilten Primärinfektion wieder verloren hat oder daß die Reaktionslage bei einer floriden Tuberkulose so schlecht ist, daß mit einer ernsten Prognose gerechnet werden muß.

Der für die *Schutzimpfung* verwendete Impfstoff besteht aus einer sehr schwach virulenten Lebendvakzine, abgeleitet von einem *Mycobacterium-bovis*-Stamm (BCG-Impfstoff = bacille Calmette-Guérin). Die BCG-Impfung soll sofort nach der Geburt oder bei tuberkulinnegativen Kindern und Erwachsenen durchgeführt werden. Eine eventuelle Kontrolle mittels Tuberkulintest nach rund 10 Jahren ist empfehlenswert, da der Impfschutz nicht lebenslang bestehen bleibt. Tuberkulinnegative Menschen in exponierten Bereichen (erhöhte Infektionsgefahr) sollten BCG-schutzgeimpft werden.

Diagnose. Vom Untersuchungsmaterial (Sputum, Menstrualblut, Liquor) wird eine *Anreicherung* durchgeführt, um die eventuell vorhandenen wenigen Tuberkelbakterien zu konzentrieren. Bei flüssigem Material genügt Zentrifugieren, beim Sputum muß vorher der Schleim verflüssigt werden. Daraus wird ein mikroskopisches Präparat gefertigt und mit einer Spezialfärbung behandelt. Die säurefesten Stäbchen stellt man entweder mit der *Ziehl-Neelsen-Färbung* oder *fluoreszenzmikroskopisch* dar. Aus dem mikroskopischen Befund kann eine Tuberkulosediagnose nicht mit Sicherheit abgeleitet werden, da es zu viele Fehler- und Verwechslungsmöglichkeiten gibt. Die Mikroskopie gibt jedoch zusammen mit dem klinischen Befund den ersten begründeten Verdacht.

Zur Sicherung der Diagnose ist unbedingt der Erregernachweis mittels *Kultur* (meist auf Eiernährböden nach LÖWENSTEIN-JENSEN) oder im

Tierversuch (Meerschweinchen) erforderlich. Liegt ein Material vor, das nicht wieder gewonnen werden kann, oder ist die Untersuchung außerordentlich dringlich, dann sollten Kultur und Tierversuch gemeinsam angesetzt werden. Die Ergebnisse können frühestens nach 3 Wochen, spätestens nach 8 Wochen abgelesen werden (lange Kulturdauer wegen der sehr langsamen Teilung der Tuberkelbakterien).

Therapie. Jede aktive Tuberkulose muß *chemotherapeutisch* behandelt werden. Die zur Verfügung stehenden Mittel werden in 3 Gruppen unterteilt.

Gruppe I: Präparate mit der besten Relation zwischen Wirksamkeit und Toxizität; hierzu gehören *Isoniazid* (INH), *Rifampicin, Streptomycin* und *Ethambutol.*

Gruppe II: Präparate mit schlechterem therapeutischem Index, welche aber zur Kombinationstherapie mit eingesetzt werden können. Zu dieser Gruppe werden gerechnet die Präparate *Paraaminosalizylsäure* (PAS), *Ethionamid, Prothionamid* und *Capreomycin.*

Gruppe III: Diese Präparate sollen nur in Sonderfällen benutzt werden, hierzu zählen *Cycloserin, Kanamycin, Pyrazinamid* u. a.

Eine chemotherapeutische Tuberkulosebehandlung soll nie als Monotherapie mit nur einem Mittel allein durchgeführt werden, da die Tuberkelbakterien zu einer sehr raschen Resistenzentwicklung neigen. Um eine solche hinderliche Resistenz zu vermeiden, werden mehrere Präparate zugleich gegeben. Bewährt hat sich für die Anfangsbehandlung eine *Dreierkombination* nach Möglichkeit aus der Gruppe I. Bei Vorliegen des Kulturbefundes und der anzuschließenden Resistenzbestimmung können die verwendeten Substanzen entsprechend ausgetauscht werden. Wichtig ist die Feststellung, daß praktisch alle zur Tuberkulosetherapie benutzten Substanzen Nebenwirkungen zeigen können!

3.25.1.2 Mycobacterium bovis

Der Erreger der Rindertuberkulose kann aus einem infizierten Rinderbestand auf den Menschen übertragen werden, meist handelt es sich dann um eine perorale Milchinfektion. *Mycobacterium-bovis*-Infektionen sind bei uns sehr selten, da die Rinderbestände in der Bundesrepublik tuberkulosefrei sind und die Milch durch Pasteurisierung sicher geschützt wird. Außer für Mensch und Rind ist *Mycobacterium bovis* noch für Meerschweinchen und Kaninchen virulent, nicht aber für Hühner.

3.25.1.3 Mycobacterium avium

Der Erreger der Geflügeltuberkulose ist für den Menschen sehr wenig virulent, Infektionen kommen daher nur selten vor. Das Kaninchen ist empfänglich und kann für den Tierversuch verwendet werden, ebenso Hühner. Resistent sind dagegen Meerschweinchen und Rinder.

3.25.2 Atypische oder opportunistisch pathogene Mykobakterien

Seit 1953 weiß man, daß tuberkuloseähnliche Krankheitsbilder durch die sogenannten atypischen Mykobakterien hervorgerufen werden können. Rund 5 % aller aus menschlichem Untersuchungsmaterial isolierten Mykobakterien gehören zu dieser Gruppe. Aber nur bei einem Teil dieser Befunde wird man das Vorliegen einer sogenannten atypischen Mykobakteriose anzunehmen haben, da atypische Mykobakterien auch als harmlose Kontaminanten vorkommen können. Atypische Mykobakterien sind sowohl als Freilandsaprophyten als auch als Bestandteil der normalen Körperflora (Mundflora, äußeres Genitale) weit verbreitet.

Aufgrund bestimmter Eigenschaften teilt man die atypischen Mykobakterien in die folgenden Gruppen ein.

Gruppe I: *Photochromogene* Mykobakterien. Sie wachsen langsam, bei Lichtzutritt kommt es zur Farbstoffbildung. Hierzu zählt das *Mycobacterium kansasii.*

Gruppe II: *Skotochromogene* Mykobakterien. Diese wachsen ebenfalls langsam, eine Pigmentierung der Kolonien tritt auch im Dunkeln ein.

Gruppe III: *Nichtpigmentierte* Mykobakterien. Das sind langsam wachsende, weder im Hellen noch im Dunkeln zur Pigmentierung der Kolonien führende Mykobakterien. *(Mycobacterium-avium-intracellulare-Komplex).*

Gruppe IV: *Schnellwachsende* Mykobakterien. Hierzu gehört das *Mycobacterium fortuitum.*

Die atypische Mykobakteriose ist meist auf den Lungenbereich beschränkt, die Erkrankung verläuft für gewöhnlich gutartiger als die Lungentuberkulose. Diagnose und Differenzierung erfolgen wie bei der typischen Mykobakteriose. Bei der Chemotherapie ist darauf zu achten, daß viele atypische Mykobakterien primärresistent sind gegen INH, Streptomycin und PAS. Auch die Neigung zur Resistenzentwicklung ist sehr hoch, so daß man bis zu 6 Präparate miteinander kombiniert.

3.25.3 Mycobacterium leprae

Schon in der vorchristlichen Zeit war die Lepra als Aussatz in China, Indien und Ägypten bekannt, offenbar wurde sie dann durch römische Truppen nach Europa eingeschleppt. Im Mittelalter war die Lepra auch bei uns weit verbreitet, in allen Städten gab es sogenannte Leprosorien, in denen Leprakranke ausgesetzt wurden. Seit langer Zeit ist die Lepra aus Europa fast völlig verschwunden, eine Erklärung dafür kann nicht gegeben werden. Vereinzelt kommen jedoch Leprafälle vor (z. B. in Norwegen, Balkan, Spanien, Portugal). Insbesondere in Asien und Afrika gibt es noch immer rund 12 Millionen Leprakranke.

Die Leprabakterien sind bereits 1874 vom norwegischen Arzt HANSEN nachgewiesen worden. In ihrer Morphologie sind sie den Tuberkelbakterien sehr ähnlich, sie sind obligate Zellparasiten und kommen offensichtlich nur beim Menschen vor. Eine Kultur ist leider bisher noch nicht gelungen, auch in Tieren lassen sich diese Erreger nur ausnahmsweise anzüchten (z. B. bei Gürteltieren).

Die Leprabakterien werden offensichtlich von Mensch zu Mensch über Tröpfcheninfektion und Schmierinfektion übertragen, wozu jedoch ein sehr langer, intensiver Kontakt notwendig ist. Kinder sind empfänglicher als Erwachsene. Nach einer Inkubationszeit von Jahren bis zu Jahrzehnten beginnt die Lepra häufig in der Nasenregion, die säurefesten Stäbchen sind dann im Nasenschleim massiv zu finden. Die Leprabakterien werden insbesondere von neutrophilen Granulozyten und Makrophagen aufgenommen; in letzteren können sie dann lange Zeit intrazellulär parasitieren. Beim Weiterfortschreiten der Lepra treten als Kardinalsymptome *Sensibilitätsstörungen* durch Nervenzerstörung, typische *Hauterscheinungen* und *Leprome* (Lepraknoten) auf. Je nach klinischem Bild unterscheiden wir zwischen der *lepromatösen* Form (neben Befall peripherer sensorischer Nerven kommt es zu schweren Haut- und Schleimhautzerstörungen und zur Leprombildung, zur Facies leonina = „Löwengesicht") und der *tuberkuloiden* Lepra (Sensibilitätsstörungen in umschriebenen Hautpartien stehen im Vordergrund). Es gibt jedoch viele Übergangsformen.

Die Lepra zählt zu den gemeingefährlichen Weltseuchen, auch der Verdacht einer Erkrankung muß gemeldet werden. Leprakranke sollen isoliert und müssen umgehend chemotherapeutisch behandelt werden. Besonders im Anfangsstadium ist die Lepra heute zu heilen. Es muß jedoch die Behandlung über Monate und Jahre fortgeführt werden. Die Nervenausfälle lassen sich nicht mehr kompensieren. Als Chemotherapeutika werden insbesondere *Rifampicin, Clofazimin, Thalidomid* und die *Sulfone* empfohlen. Die Diagnose einer Lepra wird klinisch aufgrund der typischen Kardinalsymptome und der mikroskopisch nachzuweisenden Leprabakterien gestellt.

3.26   Aktinomyzeten

Aktinomyzeten sind grampositive, unbewegliche, sporenlose, aerobe oder anaerobe Stäbchen, die ein pilzähnliches myzeliales Wachstum mit Verzweigungen zeigen (s. Abb. 9e, S. 25).

3.26.1   Anaerobe Aktinomyzeten

Die anaeroben bzw. mikroaerophilen Aktinomyzeten gehören zur normalen Mundflora des Menschen, seltener sind sie auch im Darmtrakt zu finden. In der Außenwelt kommen sie nicht vor. Werden diese Aktinomyzeten ins Zwischengewebe verschleppt, dann können sie unter bestimmten Bedingungen (Anaerobiose, obligate Mischinfektion) ein sehr charakteristisches Krankheitsbild verursachen, das wir als *Aktinomykose* oder Strahlenpilzkrankheit bezeichnen. Es muß betont werden, daß diese endogen zur Aktinomykose führenden Aktinomyzeten keine Pilze, sondern Bakterien sind.

Die Aktinomykose des Menschen wird meistens durch den *Actinomyces israelii* verurscht, viel seltener können *Arachnia propionica* oder *Actinomyces naeslundii* nachgewiesen werden. Diese Aktinomyzeten sind die spezifischen Erreger der Aktinomykose, die obligate Mischinfektion kann dagegen aus den verschiedensten anaeroben oder aeroben Bakterien bestehen. Allen gemeinsam ist, daß sie normale Bewohner der menschlichen Körperflora sind. *Actinomyces bovis,* Erreger der Rinderaktinomykose, kommt beim Menschen nicht vor.

Die Aktinomykose des Menschen tritt bei uns besonders im Hals- und Gesichtsbereich (Zervikofazialregion) auf, bedingt durch die im Mundbereich für die Entstehung dieser meist chronischen Infektion günstigen Bedingungen: regelmäßiges Vorkommen von *Actinomyces israelii;* häufige Möglichkeiten, in das Zwischengewebe hineinzugelangen und dort eine Anaerobiose vorzufinden (Zahnextraktion, Kieferbrüche, Fremdkörper u. a.). Seltener kommt die Aktinomykose im Thorakal- oder Abdominalbereich vor. Die Prognose einer unbehandelten zervikofazialen Aktinomykose ist zweifelhaft, die der unbehandelten thorakalen und abdominalen Formen praktisch immer infaust. Bei rechtzeitiger antibiotischer Behandlung (besonders mit Aminopenicillinen) sind die Heilungschancen sehr gut.

Die Aktinomykosediagnose erfordert den Erregernachweis mittels Kultur. Die Anzüchtung und Differenzierung der Aktinomyzeten sind nicht einfach und benötigen Spezialkenntnisse. Bei rund der Hälfte der Aktinomykosen findet man im Eiter stecknadelkopfgroße harte Körnchen, die als *Drusen* bezeichnet werden. Es handelt sich hier um intravital gebildete Makrokolonien von *Actinomyces israelii.* Serologische Tests sind bei der Aktinomykose nicht ergiebig. Klinische Leitsymptome einer Aktinomykose sind: chronischer rezidivierender Verlauf, wenig schmerzhafte, brettharte Infiltrationen, Fistel- und Narbenbildung. Unbehandelt schreitet der Prozeß infiltrativ in die Umgebung vor, eine Metastasierung ist selten.

Aktinomyzeten verursachen auch eine meist mild verlaufende *Kanalikulitis* (Entzündung der Tränenkanälchen). Üblicherweise in Reinkultur ist hierbei insbesondere die Spezies *Arachnia propionica* nachzuweisen, an zweiter Stelle folgt *Actinomyces israelii*. Verschiedene Aktinomyzetenarten sind auch an der Entstehung von *Karies* und *Parodontitis* beteiligt. In den letzten Jahren hat man noch eine weitere pathogenetisch wichtige Beobachtung gemacht: Obwohl Aktinomyzeten nur selten in der Normalflora des Genitaltraktes zu finden sind, werden zur Geburtenkontrolle verwendete intravaginale Pessare und Intrauterinspiralen relativ oft massiv von Aktinomyzeten besiedelt (besonders *Actinomyces israelii* und *Actinomyces viscosus*) und können somit Ausgangspunkt einer aktinomykotischen Entzündung werden.

3.26.2 Nocardien

Es handelt sich hier um aerob wachsende Aktinomyzeten, die normalerweise nicht in der menschlichen Körperflora vorkommen, aber weit verbreitet als Freilandsaprophyten zu finden sind. Sie können unter bestimmten Bedingungen (Abwehrschwäche) zu einer exogenen Infektion des Menschen führen, die man als *Nocardiose* bezeichnet. Im Unterschied zur Aktinomykose ist die Nocardiose eine exogene Monoinfektion, hervorgerufen insbesondere durch *Nocardia asteroides* und *Nocardia farcinica*. Diese Erkrankung ist relativ selten, meist befällt sie primär die Lunge (die Erreger werden eingeatmet), sekundär kommt es zu Metastasen in anderen Organen, besonders ins ZNS. Die Nocardiose ist auch heute noch eine infauste Erkrankung, die Therapiemöglichkeiten sind wegen der hohen Antibiotikaresistenz der Nocardien begrenzt. Früher galten die Sulfonamide (insbesondere Sulfadiazin) in hoher Dosierung über Monate als die Mittel der Wahl zur Behandlung einer Nocardiose. In den letzten Jahren hat man gefunden, daß auch einige neuere Antibiotika zur erfolgreichen Behandlung dieser ansonsten infausten Entzündung eingesetzt werden können: Amikacin, Imipenem und das Kombinationspräparat Amoxicillin + Clavulansäure. Da Resistenzunterschiede vorkommen, sollte vom verursachenden Nocardia-Stamm stets ein Antibiogramm angefertigt werden.

In Tropenregionen können Nocardien auch lokalisierte Hautinfektionen verursachen, die sogenannten superfizialen Nocardiosen. Im Unterschied zur systemischen Nocardiose bleiben diese meist an den unteren Extremitäten auftretenden Infekte lokal begrenzt. Hauptsächlicher Erreger ist die *Nocardia brasiliensis*, seltener können auch *Nocardia asteroides* oder *Nocardia farcinica* nachgewiesen werden.

3.26.3 Übrige aerobe Aktinomyzeten und Streptomyzeten

Diese aeroben, grampositiven Stäbchenbakterien sind in der freien Natur weit verbreitet, humanmedizinisch haben sie bei uns kaum Bedeutung. In Tropen und Subtropen können sie ein Aktinomyzetom (Madurafuß) verursachen. Außerordentlich wichtig ist ihre Rolle als Lieferant der verschiedensten Antibiotika.

3.27 Spirochäten

Unter Spirochäten faßt man eine sehr heterogene Gruppe von im Zellaufbau gramnegativen, beweglichen, schraubenförmigen Bakterien zusammen (s. Abb. 1, S. 5). Humanmedizinisch bedeutsam sind die drei Gattungen *Borrelia, Treponema und Leptospira.*

3.27.1 Borrelien

Borrelien zeigen große, unregelmäßige Windungen; sie sind stark beweglich, lassen sich anfärben und anaerob in vitro anzüchten. Neben den Erregern des Rückfallfiebers und der Lyme-Krankheit zählen auch Kommensalen der menschlichen Mundflora zu diesen Bakterien.

3.27.1.1 Rückfallfieber

Wie der Name schon andeutet, kommt es bei dieser Infektionskrankheit zu schubweisen Fieberanfällen, unterbrochen von mehrtägigen fieberfreien Intervallen. Die Fieberschübe werden mit einem periodischen Eindringen der Borrelien aus den befallenen Organen in die Blutbahn erklärt. Die Krankheit tritt nach einer Inkubationszeit von wenigen Tagen bis zu 2 Wochen auf, plötzlich mit Schüttelfrost und Temperaturanstieg auf 40–41 °C. Bei komplikationslosem Verlauf kommt es nach mehreren Fieberanfällen zur spontanen Entfieberung. Die Letalität unbehandelter Fälle liegt bei 5 %. Als Therapeutikum der ersten Wahl haben sich die Tetracycline bewährt. Die Krankheitsdiagnose erfolgt in der Fieberphase durch den Erregernachweis im Blut. Die Prophylaxe des Rückfallfiebers muß auf eine Entlausung und auf eine Zeckenbekämpfung ausgerichtet sein.

Epidemiologisch und von der Erregerart her unterscheiden wir zwei Arten des Rückfallfiebers, nämlich das *Läuserückfallfieber* und das *Zeckenrückfallfieber.* Das *Läuserückfallfieber* wird durch *Borrelia recurrentis* hervorgerufen, deren Standort der Mensch ist und die durch die Kleiderlaus übertragen wird. Das Auftreten des Läuserückfallfiebers hängt mit dem Vorkommen der Kleiderlaus zusammen. Das Läuserückfallfieber tritt epidemisch auf, kältere Regionen werden bevorzugt (fehlender Kleiderwechsel). Das *Zeckenrückfallfieber* kommt dagegen endemisch vor, wir finden diese Krankheit auch heute noch in Teilen Afrikas. Erreger ist *Borrelia duttonii*, Überträger ist die Zeckenart *Ornithodorus moubata*.

3.27.1.2 Lyme-Krankheit

Diese Infektionskrankheit, nach einem Ort in den USA benannt, wird auch als Lyme-Borreliose oder Erythema-migrans-Borreliose bezeichnet. Obwohl die typischen Hauterscheinungen schon lange bekannt sind, gelang es erst 1983 BURGDORFER und Mitarbeitern, den Erreger in Patientenmaterial und in Zecken nachzuweisen. Dem Entdecker zu Ehren hat man den Erreger *Borrelia burgdorferi* benannt.

Mehrere Tage bis Wochen nach einem oft unbemerkten Zeckenbiß entsteht an der Bißstelle eine kleine Papel oder ein roter Fleck, aus denen sich ein scharf abgegrenztes, langsam größer werdendes Erythem entwickelt. Dieses Erythem wird dann im Zentrum heller, und es greift auf weitere Bereiche der Umgebung über. Häufig wird über Juckreiz und brennenden Schmerz geklagt. Mehrere Wochen bis Monate nach der Infektion kommt es, wenn keine Behandlung erfolgt, in rund der Hälfte der Fälle zu akut einsetzenden Arthritiden (besonders Kniegelenke) und bei rund 10–20 % der Patienten zu Erscheinungen von seiten des Zentralnervensystems (Meningitis, Enzephalitis). Auch kardiale Symptome können auftreten. Diese Lyme-Borreliose heilt meist von selbst aus, etwa nach 7–8 Monaten.

Die Lyme-Krankheit ist weltweit verbreitet, sie kommt auch in waldreichen Gebieten Europas (auch in der BRD) vor. Es besteht ein Erkrankungsgipfel im Sommer/Herbst, bedingt durch die Lebensweise des für uns wichtigsten Überträgers, der Zeckenart *Ixodes ricinus* (Holzbock). Tetrazykline werden als Therapeutika der ersten Wahl angegeben. Die Diagnose der Lyme-Borreliose wird entweder klinisch aufgrund der charakteristischen Hauterscheinungen gestellt oder serologisch durch Nachweis spezifischer Antikörper.

3.27.2 Leptospiren

Leptospiren sind aerobe, stark bewegliche, üblicherweise nicht anfärbbare Spirochäten, welche eine charakteristische Kleiderbügelform aufweisen (s. Abb. 1, S. 5). In serumhaltigen Nährböden können sie angezüchtet werden. Leptospiren kommen bei den verschiedensten Warmblütern vor, wo sie über die Nieren ausgeschieden werden und im Urin ins Freie gelangen. Im Freien können Leptospiren einige Monate im

Wasser und Abwasser überleben. Wir unterscheiden inzwischen mehr als hundert verschiedene Serotypen, die sich aber morphologisch sehr ähneln. Auch die durch sie hervorgerufene Erkrankung beim Menschen, die *Leptospirose,* ist nicht serotypgebunden. Je nach natürlichem Standort hat man früher zwischen den Erregerarten *Leptospira icterohaemorrhagiae* (Standort bei Ratten, sie ruft die Weilsche Krankheit hervor), *Leptospira canicola* (Standort beim Hund, Ursache der Stuttgarter Hundeseuche), *Leptospira pomona* (Standort beim Schwein, die durch sie verursachte Leptospirose wird als Schweinehüterkrankheit bezeichnet) und *Leptospira grippotyphosa* unterschieden (Standort bei Feldmäusen, die Erkrankung nennt man das Feld- oder Schlammfieber). Heute faßt man sie alle als Serotypen der einen Spezies *Leptospira interrogans* zusammen.

Die Leptospirose des Menschen ist eine Anthropozoonose, der Mensch infiziert sich über Hautverletzungen durch direkten Kontakt oder indirekt über das Wasser. Die Leptospiren sind in der Lage, die intakte Schleimhaut zu durchdringen. Eine Weiterverbreitung von Mensch zu Mensch erfolgt nicht, obwohl der Erkrankte Leptospiren über den Urin ausscheiden kann.

Nach einer Inkubationszeit von 1–2 Wochen ist typischerweise ein biphasischer Krankheitsverlauf zu beobachten. Schlagartig tritt hohes Fieber ein mit Wadenmuskel- und Kopfschmerzen sowie einer Konjunktivitis. Diese erste Phase, in der die Leptospiren im Blut vorhanden sind, dauert rund eine Woche. Nach einer kurz dauernden Entfieberung kommt es zur zweiten Phase der Organmanifestationen, zum Leber- sowie Nierenbefall und zur serösen Meningitis. Die zu beobachtende Symptomatik der zweiten Phase variiert beträchtlich, die Letalität schwankt zwischen 1–25 %. Beim schweren Verlauf kommt es zum Auftreten eines Ikterus, die nur leicht Erkrankten zeigen ein anikterisches Krankheitsbild. Als Spätfolge kann man eine chronisch-rezidivierende Iridozyklitis sehen. Nach Überstehen der Leptospirose heilen die Organschäden völlig aus.

Die bei uns in einer Häufigkeit von weniger als 100 Fällen pro Jahr auftretende Leptospirose ist meldepflichtig. Die *Diagnose* wird meist serologisch gestellt. Eine *Prophylaxe* soll ausgerichtet sein auf eine Ratten- und Mäusebekämpfung (bis zu 80 % der Ratten tragen Leptospiren) und auf eine Sanierung erkrankter Hunde sowie anderer Warmblüter. Eine Schutzimpfung besonders gefährdeter Personen wie Kanal- und Feldarbeiter, Tierärzte usw. ist möglich. Auch Hunde sollen leptospirengeimpft sein. Die *Therapie* der Leptospirose erfordert schon in der ersten Phase eine schnelle Antibiotikagabe (besonders Tetracycline), ansonsten besteht sie aus symptomatischen Maßnahmen.

3.27.3 Treponemen

Im Unterschied zu den Borellien sind die anaeroben, korkenzieher-
artig aussehenden Treponemen mit den üblichen Färbemethoden nicht
darstellbar, und die pathogenen Arten sind auf künstlichen Nährböden
nicht anzüchtbar. Zu den Treponemen zählen apathogene, in der normalen Körperflora (auch am äußeren Genitale!) des Menschen vorkommende Arten; am bekanntesten ist der anzüchtbare *Reiter*-Stamm
und *Treponema vincentii*. Für den Menschen pathogen sind die drei
sehr nahe verwandten Arten *Treponema pallidum, Treponema perte-
nue* und *Treponema carateum*.

3.27.3.1 Treponema pallidum

Diese Spirochäte ist ein obligater Parasit des Menschen und ruft die
Lues (Syphilis) hervor. Außerhalb des menschlichen Körpers stirbt
Treponema pallidum sehr schnell ab. Im Kaninchenhoden kann *Treponema pallidum* zur Vermehrung gebracht werden, nicht dagegen auf
künstlichen Nährböden (s. Abb. 2f, S. 8). Die Lues ist eine weltweit
verbreitete Geschlechtskrankheit, die offenbar nach Entdeckung
Amerikas durch COLUMBUS von dort nach Europa eingeschleppt
wurde. 1494/95 kam es im französischen Heer bei der Belagerung von
Neapel zum ersten seuchenartigen Ausbruch dieser damals sehr
schwer und akut verlaufenden Infektionskrankheit. Der französische
König hatte auch Spanier in seinem Heer, die mit COLUMBUS in der
Neuen Welt waren. Von dort aus hat die Lues eine verheerende Pandemie angetreten; sie scheint damals nicht nur durch den Geschlechtsverkehr, sondern auch durch Badewasser als akute Seuche übertragen
worden zu sein. Jedenfalls haben die Luesausbrüche mit zum Verschwinden der mittelalterlichen Bäder beigetragen.

Pathogenese und Klinik. Die Luesspirochäte wird fast immer durch
den Geschlechtsverkehr übertragen, sie kann aber auch transplazentar oder über eine Frischbluttransfusion (3 Tage im Kühlschrank
aufbewahrte Blutkonserven sind nicht mehr infektiös!) zur Infektion des Menschen führen. Die Lues verläuft typischerweise beim
Menschen in drei Stadien, es sind aber auch atypische klinische Bilder
möglich.

Nach einer Inkubationszeit von 2–5 Wochen beginnt das *Primärsta-
dium,* indem an der Eintrittsstelle ein hartes, nicht schmerzhaftes
Knötchen auftritt, das danach geschwürig zerfällt (Ulcus durum).
Zumeist findet man diesen Primäraffekt in der Genitalregion, bei ent-
sprechenden Sexualpraktiken aber auch in der Analregion oder im
Mundbereich. Die Luesspirochäte benötigt zum Angehen Haut- oder
Schleimhautdefekte. Charakteristisch ist, daß die regionären Lymph-
knoten stets mitbefallen sind (schmerzlose Schwellung). Nach etwa

4–6 Wochen verschwinden die Symptome des Primärstadiums von selbst, die Spirochäten sind jedoch schon ins Blut übergetreten.

Nach einer unterschiedlich langen beschwerdefreien Intervallzeit (meist 2–4 Wochen) beginnt das *Sekundärstadium* mit den typischen Hauterscheinungen: makulöser oder papulöser Hautausschlag, Condylomata lata, Enanthem der Mund-Rachen-Schleimhaut. Das Ulcus durum wie auch die Hautaffektionen enthalten massenhaft Luesspirochäten, sie sind daher hochinfektiös (Untersuchen nur mit Handschuhen!). Dieses zweite Stadium der Lues kann sich mit erscheinungsfreien Intervallen über mehrere Jahre erstrecken.

Nach einer oft mehrjährigen bis jahrzehntelangen Latenzzeit kann es zum *Tertiärstadium* kommen. Typische Verlaufsformen sind das *Gumma* (Luesknoten), die *Mesaortitis luetica* (Neigung zur Aneurysmabildung), die *progressive Paralyse* der Großhirnrinde (Abbau von Ganglienzellen des Frontalhirnes) und die *Tabes dorsalis* (Degeneration der sensorischen Nervenbahnen in den Hintersträngen des Rückenmarkes). In den Prozessen dieses dritten Stadiums sind die Spirochäten, wenn überhaupt, nur spärlich nachzuweisen.

Bei der *Lues connata* erfolgt die Infektion transplazentar von der Mutter auf das Kind. Je nach dem Zeitpunkt dieser Infektion treten Abort bzw. Mißbildungen auf, oder es kommt zur Geburt eines kranken Kindes.

Nach Überstehen einer Lues entsteht eine nur partielle Immunität, Reinfektionen sind möglich. Bei Infektion über Frischblut wird das Primärstadium übersprungen, es kommt gleich zum Sekundärstadium. Die Lues kann auch als berufsbedingte Infektion erworben werden (z. B. Zahnarzt, Arzt und Krankenpflegepersonal, Laborpersonal).

Epidemiologie. Die Lues wird durch den Geschlechtsverkehr zumeist genital, aber zunehmend auch extragenital (bei Homosexuellen ist meist die Analregion betroffen) übertragen. Bei Vorhandensein der massiv treponemenhaltigen Plaques muqueuses im Mundbereich kann schon ein Kuß zur Infektion führen.

Nach dem zweiten Weltkrieg wurde die Lues in allen zivilisierten Ländern dank der Penicillintherapie selten. Seit einigen Jahren tritt sie jedoch in allen Ländern wieder zunehmend häufiger auf. Diese Entwicklung hat ähnliche Ursachen wie der Vormarsch der Gonorrhoe, nämlich Prostitution, Personen mit hwG, sinkende Sexualmoral, Neigung zur Promiskuität, Tourismus u. a. Die Erkrankung an einer Lues ist meldepflichtig, wobei der Name des Patienten nicht genannt werden muß, wenn er sich der vollständigen Behandlung unterzieht. Der Geschlechtspartner des Patienten muß mituntersucht und eventuell mitbehandelt werden. Es ist jedoch darauf hinzuweisen, daß nicht jeder Kontakt mit einem Luespatienten zu einer Infektion führen muß.

Diagnose. Wenn typische Haut- und Schleimhauterscheinungen bestehen, dann kann versucht werden, *Treponema pallidum* im Dunkelfeld nachzuweisen. Dies verlangt jedoch eine große Erfahrung des Untersuchers, Verwechslungsmöglichkeiten mit apathogenen Treponemen sind groß.

Da Kultur und Tierversuch nicht möglich sind, kommt der *serologischen Luesdiagnose* eine große Bedeutung zu. Die früher vielfach verwendeten Flockungs- und Fällungsreaktionen werden heute nicht mehr benutzt, ihr Ausfall ist zu unspezifisch. Auch die sogenannte Pallida-KBR mit einem Proteinantigen aus der Reiter-Spirochäte hat ihre frühere Bedeutung verloren. Die moderne Luesserologie benutzt als verläßliche *Suchreaktion* den sogenannten *TPHA-Test* (TPHA = Treponema-pallidum-Hämagglutinationstest): *Treponema pallidum* aus Kaninchenhoden wird an Erythrozyten angelagert, nach Reaktion mit einem syphilitischen Serum kommt es zur Agglutination. Da man die Luesspirochäte selbst als Antigen benutzt, ist dieser Test sehr spezifisch, er wird etwa 2–3 Wochen nach Infektion positiv. Eine positive TPHA-Reaktion soll durch den *FTA-Test* (FTA = *F*luoreszenz-*T*reponemen-*A*ntikörpertest) kontrolliert werden. Insbesondere wenn man die eventuell störenden Antikörper gegen apathogene Treponemen aus dem Patientenserum herausabsorbiert (FTA-Abs-Test), sind Spezifität und Verläßlichkeit dieses Tests ausgezeichnet. Nur selten benötigt man noch den sehr aufwendigen *Nelson-Test* (TPI-Test = *T*reponema-*p*allidum-*I*mmobilisationstest): Frische lebende Luesspirochäten aus dem Kaninchenhoden werden mit Patientenserum versetzt, bei Anwesenheit von Luesantikörpern stellen die vorher sehr stark beweglichen Spirochäten ihre Beweglichkeit ein.

Der FTA-Test ist als erste Luesreaktion schon 2–3 Wochen nach Infektion positiv. TPHA-, FTA- und TPI-Tests bleiben noch nach erfolgreicher Luesheilung lange Jahre, manchmal lebenslang, positiv. Um den Therapieerfolg zu kontrollieren, wird heute entweder die *Cardiolipin-KBR* (früher als Wassermann-Reaktion bezeichnet) oder der *VDRL-Test* (VDRL = *V*enereal *D*isease *R*esearch *L*aboratories) quantitativ angesetzt. Das bei beiden Tests verwendete Antigen Cardiolipin kommt nicht nur in vielen Zellen des menschlichen und tierischen Körpers vor (z. B. im Rinderherz), es ist offensichtlich auch in *Treponema pallidum* enthalten. Spricht eine Luesbehandlung an, dann kommt es zu einem starken Titerabfall, und beide Reaktionen werden bald negativ.

Die Cardiolipinreaktion soll heute nicht mehr als Luessuchtest verwendet werden, da es unspezifisch positive Reaktionsausfälle gibt (besonders bei Pneumonien, bei bösartigen Tumoren, bei Erkrankungen der Leber und des Herzens, bei Schwangerschaften u. a.). Bei spezieller Fragestellung kann der FTA-Abs-Test auch zum spezifischen

Nachweis von IgG- oder IgM-Antikörpern herangezogen werden. Dieser Test ist jedoch sehr aufwendig und kostspielig. IgM-Antikörper treten vor den IgG-Antikörpern auf, sie werden wegen ihrer Größe nicht transplazentar übertragen. Weist man IgM-Antikörper beim Neugeborenen nach, so ist damit eine Lues connata bewiesen. (IgG-Antikörper können durch die Plazentaschranke gehen!)

Therapie. *Penicillin G* ist das Mittel der Wahl bei einer Luesbehandlung. Es sollen 1–2 Kuren über je 2–3 Wochen mit rund 10 Millionen IE pro Kur durchgeführt werden. Bei Penicillinallergie kann auf Cephalosporine, auf die neueren Tetracycline und auf Erythromycin ausgewichen werden.

3.27.3.2   Treponema pertenue

Diese morphologisch und auch antigenmäßig weitgehend mit den beiden anderen humanpathogenen Treponemenarten übereinstimmende Spirochäte verursacht die sogenannte *Frambösie*. Diese Krankheit kommt in den verschiedensten Tropengebieten, besonders in Afrika, vor und wird von Mensch zu Mensch durch Kontakt (Fliegen?) extragenital übertragen. Es treten typische Hautknoten auf, die wie Himbeeren aussehen können, daher auch der Name dieser Infektionskrankheit (französisch: framboise = Himbeere). Nach jahrelanger Erkrankung kann es zu schweren destruktiven Veränderungen der Haut, der Gelenke und des Knochens kommen. Innere Organe und ZNS werden nicht befallen, eine konnatale Infektion ist nicht bekannt. Bezüglich Diagnose und Therapie gelten die bei der Lues besprochenen Maßnahmen.

3.27.3.3   Treponema carateum

Treponema carateum ist der Erreger der besonders in Süd- und Mittelamerika vorkommenden Infektionskrankheit *Pinta*. Auch hier treten typische Hauterscheinungen auf, die Infektion erfolgt extragenital von Mensch zu Mensch, innere Organe und ZNS bleiben frei. Bezüglich Diagnose und Therapie siehe den Abschnitt über Lues.

3.27.3.4   Treponema vincentii (Angina Plaut-Vincenti)

In einer Symbiose mit Fusobakterien kann eine normalerweise in der Mundflora vorkommende Treponemenart, *Treponema vincentii*, zu einer sehr typischen, der Diphtherie ähnlichen Angina führen, die man als *Angina Plaut-Vincenti* bezeichnet. Auffällig ist der schwere lokale Befund bei geringen allgemeinen Symptomen sowie der faulige Mundgeruch. Die Diagnose wird durch den mikroskopischen Nachweis dieser Mischflora aus Fusobakterien und Treponemen gestellt. Die Pathogenese dieser Infektion ist noch nicht restlos geklärt. Die Therapie soll mit Penicillinpräparaten durchgeführt werden.

3.28 Rickettsien

Rickettsien sind sehr kleine Stäbchen (1–2 µm Länge, 0,3–0,7 µm Breite), die eindeutig zum Bakterienreich gehören, da sie alle typische Bakterieneigenschaften besitzen: Sie enthalten RNS und DNS, sie haben einen eigenen Stoffwechsel, sie sind antibiotikaempfindlich, sie zeigen den typischen Bakterienaufbau. Mit einer Ausnahme (Coxiella burnetii) werden alle menschenpathogenen Rickettsien durch blutsaugende Arthropoden übertragen, und sie leben obligat intrazellulär (Ausnahme Rochalimaea quintana). Rickettsien verhalten sich wie gramnegative Bakterien. Eine Züchtung gelingt gut im Dottersack des Hühnereies und in Zellkulturen, Tierversuche sind meist möglich, auf unbelebten Nährböden lassen sich Rickettsien nicht anzüchten. Ihren Namen verdanken sie dem am Fleckfieber verstorbenen Forscher RICKETTS. Die meisten Rickettsien zeigen eine partielle Antigengemeinschaft mit bestimmten Proteus-Stämmen, die man als *Proteus-OX-Stämme* bezeichnet.

Die *Pathogenese* beruht auf einem Befall von Endothelzellen kleiner Gefäße, besonders in der Haut, im Herzen und im Gehirn. Es kommt zu Gefäßthrombosen, entsprechend sind die klinischen Ausfallerscheinungen. Allen Rickettsien gemeinsam ist die gute *Tetracyclinempfindlichkeit,* diese gelten daher als Therapiemittel der Wahl. Die *Diagnose* erfolgt entweder durch Anzüchtung oder durch die Serologie: KBR oder eine als *Weil-Felix-Reaktion* bezeichnete Agglutination mit bestimmten Proteus-OX-Stämmen.

3.28.1 Rickettsia

Aufgrund der Antigenstruktur der jeweiligen Rickettsien und ihres Infektionsverhaltens kann man drei Gruppen unterscheiden.

3.28.1.1 Fleckfiebergruppe

Rickettsia prowazekii, der Erreger des *epidemischen Fleckfiebers,* wird hierbei von *Rickettsia typhi,* dem Erreger des sogenannten *endemischen* Fleckfiebers, abgegrenzt. *Rickettsia prowazekii* kommt nur beim Menschen vor und wird von Mensch zu Mensch durch die Kleiderlaus übertragen. *Rickettsia typhi* hat dagegen ihr Reservoir bei der Ratte und kommt über den Rattenfloh auf den Menschen. Beide Fleckfieberarten gleichen sich klinisch sehr, das endemische Fleckfieber verläuft jedoch für gewöhnlich gutartiger. Beide Erreger können weltweit vorkommen, die Häufigkeit der Erkrankung hängt von der Durchseuchung und von der Anwesenheit der obligaten Überträger ab. Das epidemische Fleckfieber ist besonders im asiatischen Raum beheimatet, das endemische Fleckfieber dagegen mehr in Afrika.

Auch das Fleckfieber gehört zu den gemeingefährlichen Seuchen, schon der Verdacht einer Erkrankung ist meldepflichtig.

Nach einer Inkubationszeit von 10–14 Tagen beginnt das Fleckfieber (auch Flecktyphus genannt) plötzlich mit hohem Fieber, Schüttelfrost, Kopf- und Gliederschmerzen. Nach etwa einer Woche tritt das typische Exanthem auf, das nur Gesicht, Handflächen und Fußsohlen freiläßt. Gleichzeitig kommt es zu schweren zerebralen Symptomen. Die Letalität des unbehandelten Fleckfiebers schwankt zwischen 5 und 50%, sie nimmt mit dem Lebensalter zu.

3.28.1.2 Zeckenbißfiebergruppe

Klinisch gleicht die Erkrankung dem klassischen Fleckfieber. Die verschiedenen Rickettsienarten werden hier mittels Zecken aus ihrem natürlichen Reservoir bei Nagetieren auf den Menschen übertragen. Am bekanntesten ist die *Rickettsia rickettsii* als Erreger des Rocky mountains spotted fever (Fleckfieber der Rocky Mountains, heute allerdings mehr in den Oststaaten der USA endemisch).

3.28.1.3 Tsutsugamushi-Fieber

Rickettsia tsutsugamushi verursacht dieses vorwiegend in Asien vorkommende Fleckfieber, welches auch als Milbenfleckfieber bezeichnet wird. Die Erkrankung verläuft meist schwer. Der Erreger kommt bei verschiedenen Nagetieren vor, bei den als Überträger fungierenden blutsaugenden Milben werden die Rickettsien transovariell vererbt.

3.28.2 Rochalimaea

Rochalimaea quintana verursacht das *Fünftagefieber* (Wolhynisches Fieber). Der Mensch ist das einzige Reservoir für diesen Erreger, den die Kleiderlaus von Mensch zu Mensch überträgt. Charakteristisch sind hier die periodischen Fieberschübe, der Krankheitsverlauf ist meist gutartig.

3.28.3 Coxiella

Coxiella burnetii ruft das sogenannte *Q-Fieber* hervor (Query-Fieber). Dieser Erreger ist weltweit verbreitet, er kann bei den verschiedensten Warmblütern wie Rinder, Ziegen, Schafe, Nagetiere gefunden werden und wird durch Einatmen von erregerhaltigem Staub auch auf den Menschen übertragen. Beim Menschen kommt es nach einer Inkubationszeit von rund 3 Wochen zum Auftreten einer *atypischen Pneumonie;* die Prognose ist gut. Eine Weiterverbreitung von Mensch zu Mensch ist selten.

3.29 Chlamydien

Chlamydien sind obligat intrazelluläre, sehr kleine (Durchmesser rund 0,3 µm) Bakterien, ihre Zellwand entspricht den gramnegativen Bakterien, und sie weisen alle typischen Bakterienmerkmale auf. Ihre natürlichen Reservoire sind der Mensch oder Tiere, sie werden direkt ohne Zwischenträger übertragen. Früher hat man sie auch als „Viren" der Psittakose-Lymphogranuloma-inguinale-Gruppe bezeichnet. Heute unterteilt man die Chlamydien in die beiden Arten *Chlamydia trachomatis* und *Chlamydia psittaci*. Die Krankheitssymptome hängen von der Lokalisation der Prozesse ab; durch den intrazellulären Parasitismus der Chlamydien kommt es zur Zellzerstörung und den entsprechenden Ausfällen. Zur *Diagnose* lassen sich die Chlamydien *mikroskopisch* nachweisen, sie können auch in Zellkulturen und im bebrüteten Hühnerei angezüchtet werden. Für *Chlamydia psittaci* kann auch ein Tierversuch eingesetzt werden. Wichtig für die Praxis ist die *serologische Diagnostik* mit Hilfe einer KBR und/oder der Immunfluoreszenz. Beim Lymphogranuloma inguinale gibt es einen Hauttest (Frei-Test). *Tetracycline* und Erythromycin sind auch hier die Therapeutika der Wahl.

3.29.1 Chlamydia trachomatis

Als natürliches Erregerreservoir von *Chlamydia trachomatis* ist der Genitaltrakt des Menschen anzusehen, von dort aus kommt es durch Kontakt (Schmierinfektion, Geschlechtsverkehr, verunreinigtes Badewasser) zur Weiterverbreitung auf andere Menschen. Die beim Menschen auftretenden Erkrankungen lokalisieren sich auf den Genitaltrakt und auf die Augen. Je nach vorliegendem Serotyp kommt es zu den nachfolgend aufgeführten Krankheitsbildern.

Trachom. Die Erreger infizieren das Epithel der Augenbindehaut, es kommt zu einer follikulären Keratokonjunktivitis mit narbigen Deformationen, die auch auf die Hornhaut übergreifen. Das Trachom ist weltweit verbreitet, kommt jedoch endemisch nur in warmen Regionen mit niedrigem Hygienestandard vor (z. B. in Nordafrika). Das Trachom stellt die häufigste Ursache einer erworbenen Blindheit dar.

Einschlußkonjunktivitis (Schwimmbadkonjunktivitis). Es handelt sich hier um eine eher gutartig verlaufende schleimig-eitrige Konjunktivitis, der Erreger wird entweder über Badewasser oder bei der Geburt (von der Mutter auf das Neugeborene) übertragen. Eine ausreichende Chlorung des Badewassers verhindert diese auch bei uns vorkommende Erkrankung.

Unspezifische Genitalinfektion. Durch Geschlechtsverkehr werden diese Erreger übertragen, sie haben eine große Bedeutung als Ursache der *nicht-gonorrhoischen Urethritis* (NGU). Vorwiegend werden Urethra und Zervix befallen, eine Prostatitis kann auftreten.

Lymphogranuloma inguinale. Nach einer Inkubationszeit von 1–3 Wochen kommt es an der Eintrittsstelle zum Auftreten eines bald ausheilenden Bläschens, danach tritt eine schmerzhafte, eitrige Einschmelzung der regionären Lymphknoten auf. Das Erregerreservoir ist der Genitaltrakt des Menschen, die Übertragung erfolgt durch den Geschlechtsverkehr. Bei uns ist diese Geschlechtskrankheit nur selten zu sehen.

3.29.2 Chlamydia psittaci

Dieser Erreger kommt bei den verschiedensten Vögeln weit verbreitet vor, welche ihn über Kot und Sekrete massiv ausscheiden. Diese Chlamydien überstehen eine Austrocknung sehr gut und werden dann vom Menschen durch eingeatmeten Staub aufgenommen. Nach einer Inkubationszeit von 1–3 Wochen kommt es zum Krankheitsbild einer atypischen Pneumonie, die man auch als *Psittakose* oder *Ornithose* bezeichnet. Diese Erkrankung kann sehr schwer verlaufen, unbehandelte Fälle zeigten früher eine Letalität bis zu 30 %. In Deutschland werden jährlich einige hundert Ornithosefälle gemeldet. Die prophylaktischen Maßnahmen müssen auf eine Begrenzung des Erregerreservoirs durch entsprechendes veterinärpolizeiliches Vorgehen ausgerichtet sein.

3.30 Mykoplasmen

Mykoplasmen sind zellwandlose Bakterien, die sich von den Bakterien und den sogenannten *L-Formen* (zellwandlose- bzw. -arme Varianten von Bakterien) durch den Cholesteringehalt ihrer Zytoplasmamembran und ihre Züchtbarkeit auf unbelebten isotonischen Nährmedien unterscheiden. Früher hat man sie auch als PPLO bezeichnet (PPLO = *P*leuro-*p*neumonia-*l*ike-*o*rganisms). Es handelt sich um obligate Parasiten von Mensch und Tier, welche sich aber extrazellulär vermehren. Dank ihrer kleinen Größe (0,3–0,5 µm) und ihrer Flexibilität gehen sie durch bakteriendichte Filter hindurch. Über ihre Pathogenitätsmechanismen ist noch sehr wenig bekannt. Von den vielen bisher differenzierten Mycoplasma-Arten sind nur drei humanmedizinisch von Bedeutung. Mykoplasmen zeigen strenge Wirtsspezifität, gegen Umwelteinflüsse sind sie sehr empfindlich. Die *Diagnose* einer Mycoplasma-Infektion erfolgt durch kulturellen Nachweis der Erreger und serologisch (KBR). Als Mittel der Wahl für eine Behandlung gelten auch hier die *Tetracycline, Erythromycin* kann ebenso gegeben werden.

3.30.1 Mycoplasma pneumoniae

Dieser weltweit verbreitete Erreger kommt nur beim Menschen in den Atemwegen vor, er wird von Mensch zu Mensch durch Tröpfcheninfektion übertragen. Nach einer Inkubationszeit von 12–20 Tagen entsteht eine *atypische Pneumonie,* die sich in ihrer Klinik nicht von anderen atypischen Pneumonien unterscheidet. Es sind die verschiedensten Komplikationen und Folgekrankheiten beschrieben worden. Man schätzt, daß rund 14 % aller Pneumonien durch *Mycoplasma pneumoniae* verursacht werden. Häufig treten *Kälteagglutinine* auf (Agglutination von roten Blutkörperchen bei Kühlschranktemperatur), ein auch diagnostisch verwertbares Phänomen.

3.30.2 Mycoplasma hominis und Ureaplasma urealyticum

Beide Mycoplasma-Arten kommen im Urogenitaltrakt des Menschen vor, und sie werden durch den Geschlechtsverkehr übertragen. Besonders beim Mann verursachen sie eine unspezifische, nichtgonorrhoische Urethritis (NGU) und Prostatitis, die sich klinisch nicht von anderen unspezifischen Entzündungen unterscheidet. Auch bei der Frau können Zervizitis, Vulvovaginitis, Bartholinitis und aufsteigende Infektionen beobachtet werden. Keimträger sind relativ häufig zu finden. Beim kulturellen Nachweis dieser Mykoplasmen muß stets der klinische Befund mitberücksichtigt werden, ebenso wie die im Sekret gefundene Keimzahl ($\geq 10^3$–$\geq 10^4$ Mykoplasmen/ml). Eine Therapie auch der Keimträger mittels Tetracyclinen ist angezeigt, ebenso wie Kontrolluntersuchungen und Behandlung der Geschlechtspartner.

4 Virologie

4.1 Allgemeines

Viren unterscheiden sich von den übrigen Mikroorganismen durch die folgenden, für sie charakteristischen Eigenschaften:

1. Viren enthalten entweder DNS oder RNS, nie jedoch beide Nukleinsäuren zugleich.
2. Viren haben keine zelluläre Struktur; ihnen fehlen Enzymsysteme für den Energie- und Eiweißstoffwechsel, sie können daher keine eigene Energie gewinnen oder Eiweißstoffe aufbauen.
3. Viren vermehren sich nicht durch Querteilung, in der infizierten Zelle werden die einzelnen Virusbestandteile getrennt gebildet und erst danach zusammengesetzt.
4. Viren sind antibiotikaresistent.
5. Viren können nur innerhalb bestimmter menschlicher, tierischer und pflanzlicher Zellen leben und sich darin vermehren (obligater intrazellulärer Parasitismus).

Der lateinische Name *Virus* wurde ursprünglich allgemein für Gift verwendet. Erst Ende vergangenen Jahrhunderts benutzte man diesen Namen für ultrafiltrierbare (werden durch bakteriendichte Filter nicht zurückgehalten), ultravisible (nicht sichtbar im üblichen Lichtmikroskop) und auf allen bekannten Bakteriennährmedien unzüchtbare Infektionserreger. Heute dient der Name Virus als Oberbegriff für bestimmte Kleinstlebewesen, welche die oben angeführten Merkmale zeigen.

4.1.1 Aufbau von Viren

Das einzelne Virusteilchen bezeichnet man auch als *Virion* (Mehrzahl Viria). Dieses Virion setzt sich zusammen aus der im Inneren liegenden, die Erbanlage tragenden *Nukleinsäure* (DNS oder RNS) und aus einem umhüllenden Proteinmantel, den man *Kapsid* nennt. Dieses Kapsid ist zumeist aus Untereinheiten aufgebaut, den sogenannten *Kapsomeren*. Je nach Anordnung dieser Kapsomere kann das Kapsid die Form eines Ikosaeders besitzen oder länglich wie ein Stäbchen aussehen. Die Nukleinsäure und das Kapsid faßt man auch als *Nukleokapsid* zusammen. Ein Virion kann nun entweder nur aus diesem nackten Nukleokapsid bestehen oder es trägt noch eine *Außenhülle*

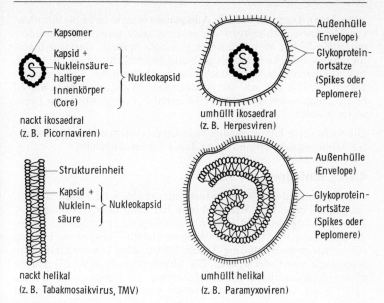

Abb. 26   Aufbauschema der wichtigsten Vertebratenviren (nach Prof. Dr. *H. J. Eggers*)

Tabelle 4   Unterschiede zwischen Viren und anderen Mikroorganismen

	Viren	Chlamydien	Rickettsien	Bakterien Mykoplasmen
Nukleinsäure vorhanden	DNS **oder** RNS	DNS und RNS	DNS und RNS	DNS und RNS
Vermehrungstyp	Synthese	Zweiteilung	Zweiteilung	Zweiteilung
Eigene Energie- gewinnung	–	–	+	+
Eigene Protein- synthese	–	+	+	+
Antibiotika- Empfindlichkeit	–	+	+	+
Obligat intrazellulärer Parasitismus	+	+	+	–

+ = vorhanden   – = nicht vorhanden

(Envelope). Diese schützende Außenhülle besteht aus Eiweißstoffen, Lipiden sowie Kohlenhydraten, und sie zeigt meist noch Fortsätze unterschiedlicher Morphologie (sogenannte Spikes). Der Durchmesser eines Virions kann zwischen 18 und 450 nm betragen (s. Abb. 26). Erst vor kurzem hat man noch eine Sonderform der Viren nachgewiesen, welche nur aus der Nukleinsäure besteht und kein Kapsid besitzt; man nennt diese bisher kleinsten bekanntgewordenen Lebewesen *Viroide*.

Die wichtigsten Unterscheidungsmerkmale zwischen Viren und anderen Mikroorganismen sind in der Tab. 4 zusammengefaßt.

4.1.2   Einteilung der Viren

Je nach vorhandener Nukleinsäure unterscheiden wir zwischen *DNS*- und *RNS-Viren*. Vom Wirtsspektrum her kann man von *Bakterien-, Pflanzen-, Insekten-* und *Vertebratenviren* sprechen. Auch die besondere Neigung der Viren, nur ganz bestimmte Gewebe zu befallen (Gewebstropismus), und die Art der Übertragung können für die Einteilung mit verwendet werden. Die Morphologie (s. Abb. 27) und die chemisch-physikalische Zusammensetzung der einzelnen Virusarten sind für die Differenzierung ebenfalls wichtig. Die *Taxonomie* und

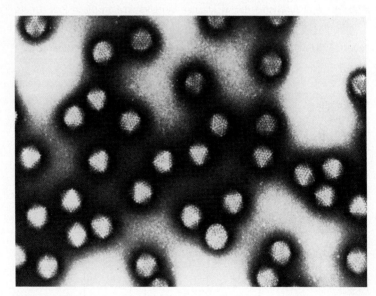

Abb. 27   Elektronenoptische Darstellung von Adenoviren (Aufnahme: Prof. Dr. *H. J. Eggers*, Köln)

Tabelle 5   Einteilung der klassifizierbaren Vertebratenviren

Nukleinsäure-Typ	Familie	Wichtigste Gattungen bzw. Arten
DNS	Papovaviridae	Warzenviren von Mensch und Tier, Papillomavirus, Polyomavirus, Vacuolatingvirus
	Adenoviridae	Adenoviren
	Herpesviridae	Herpes-zoster-Viren, Zytomegalievirus, Epstein-Barr-Virus
	Poxviridae	Pockenviren
	Parvoviridae	Parvoviren
RNS	Picornaviridae	Enteroviren, Rhinoviren
	Reoviridae	Reoviren, Rotaviren
	Orthomyxoviridae	Influenzaviren
	Paramyxoviridae	Parainfluenzaviren, Masernviren, Staupeviren, Mumpsviren
	Rhabdoviridae	Tollwutvirus
	Bunyaviridae	verschiedene Arboviren
	Togaviridae	Rötelnvirus, verschiedene Arboviren
	Flaviviridae	Gelbfiebervirus, FSME-Virus
	Coronaviridae	Coronaviren
	Arenaviridae	LCM-Virus, Lassa-Fieber-Virus
	Retroviridae	Retroviren, HIV, Tumorviren

Nomenklatur der Viren ist aber zur Zeit noch sehr im Fluß, und wir müssen für die Zukunft mit Umgruppierungen und Umbenennungen rechnen. Es ist heute üblich, die für den Menschen wichtigen *Vertebratenviren* je nach vorhandenem Nukleinsäure-Typ in die beiden großen Gruppen der *DNS*- und *RNS*-Virusfamilien einzuordnen. Soweit klassifizierbar, werden in diesen beiden Gruppen noch die in der Tab. 5 aufgeführten Virusfamilien aufgrund physikochemischer und genetischer Unterschiede voneinander abgegrenzt.

4.1.3 Virusvermehrung

Viren können nur innerhalb lebender Zellen schmarotzen und sich auf Kosten dieser Zellen vermehren. Der Vermehrungszyklus der tierischen Viren gleicht dem der Bakteriophagen. Die Nukleinsäure ist der eigentliche infektiöse Teil des Virions, welcher in die Wirtszelle eindringt und dort die Bildung neuer Viruspartikel auslöst. Der Viruszyklus läuft für gewöhnlich in folgenden Stadien ab:

1. *Adsorption:* Eine bestimmte Virusart kann nur ganz bestimmte Zellarten infizieren, darüber entscheidet das Vorhandensein oder Fehlen spezifischer Virusrezeptoren in der Zellmembran dieser Wirtszellen. Ist der dazu passende Zellmembranrezeptor vorhanden, dann bindet sich das Virus an die Zelle. Diese Bindung ist reversibel, das Virus kann in diesem Stadium noch durch spezifische Antikörper neutralisiert werden.

2. *Penetration:* Das adsorbierte Virus kann ins Innere der Wirtszelle penetrieren, oder es gelangt durch Verschmelzung der Virushülle mit der Zellmembran ins Zellinnere. Im Inneren der Wirtszelle wird die Nukleinsäure aus dem Viruskapsid freigesetzt, diesen Vorgang nennen wir „Uncoating".

3. *Synthese von Virusbestandteilen:* Nach Freisetzung der infektiösen Nukleinsäure werden die Stoffwechselzentren der Wirtszelle gezwungen, virusspezifische Proteine (u. a. Kapsidmaterial) und entsprechende Nukleinsäurestränge aufzubauen. Die Synthese dieser Virusbestandteile erfolgt getrennt voneinander.

4. *Reifung der neugebildeten Viren:* Für gewöhnlich werden in die fertig produzierten Viruskapside die neugebildeten Neukleinsäurestränge eingebaut.

5. *Ausschleusung der neugebildeten Viren:* Die neuen und fertig zusammengebauten Viren werden im Inneren der Wirtszelle gespeichert, sie können auch sofort ausgeschleust werden. Die Freisetzung der Viren erfolgt entweder durch aktives Ausschleusen der Viren oder durch die Lyse der Wirtszelle. Umhüllte Viren bekommen beim Ausschleusen einen Teil der Zellmembran der Wirtszelle als Außenhülle mit.

Ähnlich wie bei den Bakteriophagen kann es auch bei tierischen Viren zu einem nur unvollständigen Vermehrungszyklus kommen. Die Virusnukleinsäure wird z. B. in die Erbanlage der Wirtszelle eingebaut und bei deren Teilung an die Tochterzellen weitervererbt, oder sie bleibt in episomaler Form im Zytoplasma liegen (ähnlich den Plasmiden). Wirtszellen mit solchen integrierten abortiven Viren können veränderte Eigenschaften zeigen (z. B. bösartige Entartung). Das integrierte abortive Virus kann durch verschiedenste äußere Reize (UV-

Strahlen, mutagene Substanzen u. a.) wieder in ein Vollvirus verwandelt werden (s. auch Bakteriophagen).

4.1.4 Pathogenese einer Virusinfektion

Die für die Humanmedizin wichtigen Viren kommen häufig nur beim Menschen vor, sie werden von Mensch zu Mensch entweder direkt (Schmutz- und Schmierinfektion, Tröpfcheninfektion, Bluttransfusion) oder indirekt über Lebensmittel übertragen. Bei tierischen Virusarten, welche auch den Menschen befallen können, kommt darüber hinaus noch die Übertragung durch Beißen in Betracht (z. B. bei Tollwut). Als Eintrittspforten können Viren, ähnlich wie die Bakterien, die Haut- und Schleimhäute, den Respirationstrakt (Einatmen) sowie die Verdauungswege (Verschlucken) benutzen. Bestimmte Viren (z. B. der Gelbfiebererreger) werden durch Arthropoden verbreitet.

Der Infektionsverlauf kann *lokal* begrenzt bleiben oder *generalisieren*, dies hängt von der Virusart und von der Resistenzlage des Menschen ab. Sehr häufig zeigt eine Virusinfektion keine oder nur subklinische Erscheinungen (z. B. tritt dies bei 90–99 % aller Poliomyelitisinfektionen ein). Dennoch führt eine solche *inapparente Virusinfektion* oft zu einer langdauernden und vollständigen Immunität. Für die unerkannte Ausbreitung von Virusinfektionen sind solche inapparent infizierte Menschen von größter Bedeutung.

Eine Virusinfektion kann beim Menschen *persistieren:* Bei ständiger Virusvermehrung und Zugrundegehen von Zellen sprechen wir von einer *chronischen* Infektion. Ein chronischer Infekt kann mit klinischen Erscheinungen einhergehen, muß es aber nicht. Werden die Viren in das Chromosom der Wirtszelle oder episomal integriert und sind sie damit nicht mehr nachweisbar, dann liegt eine *latente* Infektion vor. Bei einer solchen latenten Infektion kann es jederzeit zu einer Reaktivierung der schlummernden Viren kommen.

Unter einer *Slow-virus-Infektion* verstehen wir langwierig verlaufende Virusinfekte, wobei zwischen Infektion und Auftreten klinischer Erscheinungen oft viele Jahre vergehen können. Slow-virus-Infekte treten besonders im zentralen Nervensystem auf. Es hat den Anschein, daß solche Slow-virus-Infektionen sowohl durch Viren als auch durch Viroide hervorgerufen werden können. Zumindest bei Tieren ist das Vorkommen *virusinduzierter Tumoren* gesichert. Es liegt daher die Vermutung nahe, daß auch beim Menschen bösartige Geschwülste durch Viren hervorgerufen werden (Viroide? abortive Virusinfektion?).

Eine Reihe von *unspezifischen* und *spezifischen Abwehrmechanismen* kann der Mensch auch gegen Viren einsetzen. Neben den schon im Rahmen der unspezifischen Abwehr besprochenen Möglichkeiten können die sogenannten *Interferone* benutzt werden. Diese unspezifisch wirkenden Proteine werden von den virusinfizierten Körperzellen gebildet und freigesetzt. Noch nicht virusinfizierte Zellen können die Interferone aufnehmen und sich damit gegen eindringende Viren schützen. Unser Wissen über die Interferone ist noch relativ begrenzt. Interessant ist, daß diesen Interferonen auch eine Antitumorwirkung zugesprochen wird. *Antikörper* und *zellgebundene Immunität* haben als Träger der spezifischen Immunität je nach Virusart eine recht unterschiedliche Bedeutung.

4.1.5 Nachweis einer Virusinfektion

Ein Großteil der Infektionskrankheiten von Mensch und Tier wird durch Viren verursacht. Zur Diagnose der Virusinfektionen werden die folgenden Verfahren herangezogen:

4.1.5.1 Direkter Nachweis

Manche Viren können aufgrund ihrer sehr typischen Morphologie bereits elektronenoptisch diagnostiziert werden. Wenn durchführbar, ist dieser morphologische Test wegen seiner Schnelligkeit in der Befunderhebung wichtig und empfehlenswert (z. B. Diagnose einer Pockeninfektion, Nachweis von Rotaviren im Stuhl). Auch die Immunfluoreszenz läßt sich manchmal einsetzen.

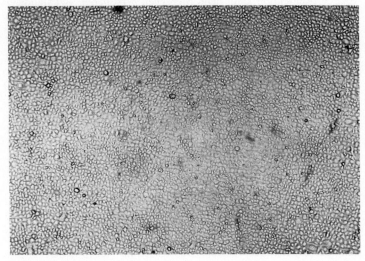

Abb. 28 Nichtinfizierte Affennierenzellkultur (Aufnahme: Prof. Dr. *H. J. Eggers*, Köln)

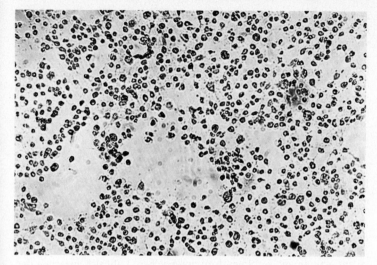

Abb. 29 Mit Enteroviren infizierte Affennierenzellkultur (zytopathischer Effekt) (Aufnahme: Prof. Dr. *H. J. Eggers*, Köln)

4.1.5.2 Virusisolierung

Der *Tierversuch* ist aus verschiedenen Gründen (sehr begrenztes Tiermaterial, nicht alle humanen Viren gehen im Tierversuch an u. a.) nur bedingt verwendbar. Viele Virusarten lassen sich entweder im bebrüteten *Hühnerei* oder in verschiedenen *Zellkulturen* anzüchten. Die Viruskulturen werden dann aufgrund typischer morphologischer Veränderungen (z. B. charakteristische Läsionen der Chorion-Allantois-Membran in der Hühnereikultur beim Pockenvirus oder zytopathische Effekte in der Zellkultur, s. Abb. 28 u. 29) und serologisch differenziert.

4.1.5.3 Serologie

Da die Virusisolierung zeit- und materialaufwendig ist, kommt bei der Diagnose von Virusinfektionen den serologischen Untersuchungen ein großer Stellenwert zu. Folgende Tests können zum Nachweis spezifischer Antikörper benutzt werden: KBR (Komplementbindungsreaktion), Neutralisationstest, HHT (Hämagglutinationshemmungstest = bei Anwesenheit von spezifischen Antikörpern wird die hämagglutinierende Eigenschaft bestimmter Viren neutralisiert), Immunadhärenztest (der am Immunkomplex aktivierte Komplementfaktor C_3 führt zur Agglutination menschlicher Erythrozyten), Immunfluoreszenztest (analog dem indirekten Coombs-Test werden hier fluoreszein-markierte, gegen menschliche Immunglobuline gerichtete Antikörper vom Tier verwendet), RIA-Test (*R*adio *i*mmuno *a*ssay = ein serologischer Reaktionspartner wird radioaktiv markiert, meist mit Jod 125; Nachweis der Reaktion im Gammazähler) und ELISA-Test (*E*nzyme *l*inked *i*mmuno *s*orbent *a*ssay = ein serologischer Reaktionspartner wird mit einem Enzym gekoppelt, meist mit einer Peroxidase oder alkalischen Phosphatase; Nachweis durch eine nachfolgende Enzym-Substrat-Reaktion mit Farbumschlag). Besonders die beiden letzteren Tests zeichnen sich durch ihre sehr hohe Empfindlichkeit aus (s. auch 2.3.4, S. 50).

Durch einen positiven serologischen Test wird die Anwesenheit spezifischer Antikörper im Patientenserum nachgewiesen. Diese Antikörper können gebildet worden sein durch eine stattgefundene apparente oder inapparente Infektion, durch eine vorhergegangene Schutzimpfung, oder sie können beim Neugeborenen auch transplazentar von der Mutter übertragen worden sein. Es ist unbedingt erforderlich, beim Patienten in Abständen von etwa 10–14 Tagen zwei Blutproben zu entnehmen und serologisch zu untersuchen. Läßt sich zwischen der ersten und zweiten Blutprobe ein Titeranstieg nachweisen, dann ist damit die Diagnose einer akuten Virusinfektion gesichert.

4.1.6 Prophylaxe und Therapie von Virusinfektionen

Neben der *Expositionsprophylaxe* (Isolierung von Erkrankten, Kontaktschutz von empfänglichen Personen) spielen in der Bekämpfung von Virusinfektionen auch Maßnahmen der *Immunprophylaxe* eine große Rolle. Bei einer ganzen Reihe von Virusarten stehen heute gut wirksame und verträgliche aktive Schutzimpfungen zur Verfügung. Bei manchen Virusinfektionen (z. B. bei Masern und Hepatitis) besteht auch die Möglichkeit einer passiven Immunisierung durch Gabe von humanem Hyperimmungammaglobulin.

Inzwischen sind auch die Grundlagen einer *antiviralen Chemotherapie* soweit erarbeitet und gesichert worden, daß sie mit Erfolg zur Behandlung bestimmter Virusinfekte eingesetzt werden kann. Grundsätzlich ist hierbei zwischen zwei Möglichkeiten zu unterscheiden:

1. *Gabe von Antimetaboliten* (Stoffwechselhemmern): Man nutzt gezielt Unterschiede in der Empfindlichkeit zwischen virusinfizierten und nichtinfizierten Körperzellen aus. Durch die verabreichten Substanzen sollen bestimmte Stoffwechselvorgänge in virusinfizierten Zellen gehemmt werden, nicht dagegen solche in virusfreien Zellen. Da diese quantitativen Unterschiede oft nur sehr gering sind, verursachen Antimetaboliten leider nicht selten beträchtliche Nebenwirkungen.

2. *Gabe von selektiven Virushemmern:* Inzwischen sind Substanzen gefunden worden, die ganz spezifisch bestimmte Stadien im Viruszyklus hemmen (z. B. den Vorgang des Uncoating). Obwohl die Forschung hier noch im Anfangsstadium steckt, kann man doch erwarten, daß zukünftig auch therapeutisch einsatzfähige Präparate analog den antibakteriellen Chemotherapeutika entwickelt werden.

4.2 Spezielle Virologie

4.2.1 DNS-Viren

4.2.1.1 Adenoviren

Adenoviren wurden 1953 erstmals aus adenoidem Gewebe (Tonsillen) isoliert, daher auch ihr Name. Viren dieser Gruppe finden wir beim Menschen und bei den verschiedensten Säugetieren. Bei den humanen Adenoviren (Durchmesser 70–90 nm) unterscheiden wir 41 Serotypen.

Die Adenoviren vermehren sich vorwiegend im Rachen, in der Augenbindehaut und im Dünndarm. Die humanen Adenoviren werden offensichtlich nur von Mensch zu Mensch direkt oder indirekt übertragen. Manche Serotypen neigen zum epidemischen Auftreten.

Nach einer Inkubationszeit von 5–8 Tagen kommt es beim Menschen meist zu leicht verlaufenden akuten Erkältungserscheinungen der oberen Luftwege und der Konjunktiven. Der Krankheitsprozeß bleibt für gewöhnlich lokal begrenzt, ein Fortschreiten in die unteren Luftwege ist möglich (Bronchopneumonien). Typisch ist auch eine eventuell epidemisch auftretende Keratokonjunktivitis, selten kommt es zu einer Meningoenzephalitis. Adenoviren rufen auch Gastroenteritiden hervor, die bei Kleinkindern schwer verlaufen können.

Adenoviren können mit Hilfe der Zellkultur aus dem Rachen, aus der Augenbindehaut, aus Stuhl und Urin, eventuell auch aus dem Liquor angezüchtet werden. Für die serologische Diagnostik stehen KBR, HHT und Neutralisationstest zur Verfügung.

4.2.1.2 Herpesviren

Von den humanmedizinisch wichtigen Virusarten dieser Gruppe sind zu nennen das *Herpes-simplex-Virus,* das *Varizellen-Zoster-Virus,* das *Zytomegalievirus* und das *Epstein-Barr-Virus.* Es handelt sich um sphärische DNS-Viren mit einem Durchmesser von 180 nm.

Herpes-simplex-Virus. Wir unterscheiden zwischen den beiden Serotypen 1 und 2. Diese Viren sind weltweit verbreitet, die meisten Menschen kommen schon in ihrer Kindheit zumindest mit dem Serotyp 1 in

Berührung. Der Serotyp 2 tritt erst später auf, da er häufig durch den Geschlechtsverkehr übertragen wird und sich dann genital ansiedelt.

Klinisch muß bei den Herpesviren zwischen einer *Primärinfektion* und den wiederholten *rekurrierenden* Infektionen unterschieden werden. Der *Primärkontakt* verläuft zu 99 % ohne Symptome. Wenn es beim Typ 1 überhaupt zu klinischen Erscheinungen kommt, dann sieht man bläschenförmige Entzündungen im Mund-Rachen-Bereich, eventuell eine Keratokonjunktivitis und nur selten eine Enzephalitis. Beim Typ 2 treten entsprechende Erscheinungen in der Genitalregion auf. Typisch für die Herpesviren ist, daß sie sehr häufig in den regionalen Ganglienzellen, oft lebenslang, persistieren. Von dort aus kann es bei Resistenzschwäche, Erkältungen, starker Sonneneinwirkung u. a. zu einer *rekurrierenden* Infektion kommen. Charakteristisch hierfür sind Bläschenbildungen in der Übergangszone zwischen Haut und Schleimhaut, im Mundbereich als *Herpes labialis* und im Genitalbereich als *Herpes genitalis* bezeichnet. Die Bläschen trocknen ein, verkrusten und heilen ohne Narbenbildung aus.

Beim Neugeborenenherpes wird das Virus während der Geburt von der Mutter auf das Kind übertragen, als Folge kann es zur generalisierten und sehr bösartig verlaufenden Sepsis kommen. Die Keratokonjunktivitis durch Herpesviren läßt sich chemotherapeutisch mit Erfolg behandeln.

Beim Herpes-simplex-Virus ist eine elektronenoptische Schnelldiagnose durchführbar. Ansonsten lassen sich diese Viren sehr gut in den verschiedensten Zellkulturen anzüchten. Eine serologische Diagnostik ist möglich, aber nur von geringer praktischer Bedeutung. Zur Chemotherapie können die folgenden Nukleosid-Analoge lokal und auch systemisch angewendet werden, die als Antimetaboliten in die Virus-DNS-Bildung eingreifen: 5-Jod-2'-Desoxyuridin (JUDR), Trifluorthymidin, 9-β-Arabinofuranosyladenin (Ara-A) und Acycloguanosin (Acyclovir). Bei häufig wiederkehrenden Rezidiven wird eine orale Acyclovir-Prophylaxe empfohlen.

Varizellen-Zoster-Virus (VZV). Diese morphologisch nicht vom Herpes-simplex-Virus zu unterscheidende Virusart ruft beim Menschen zwei unterschiedliche Krankheitsbilder hervor, nämlich die *Varizellen* (Windpocken) und den *Zoster* (Gürtelrose).

Varizellen. Die Windpocken gehören zu den häufigsten Infektionskrankheiten im Kindesalter, sie sind außerordentlich kontagiös. Auch bei uns sollen die meisten Kinder die Varizellen bis zum 6. Lebensjahr durchgemacht haben. Nach einer Inkubationszeit von 2–3 Wochen treten typische Hauterscheinungen auf, ein stark juckender bläschenförmiger Hautausschlag. Meist verlaufen die Varizellen milde, schwere Erkrankungen mit Pneumonien und Enzephalitis sind möglich. Kurz vor oder nach einer Infektion können Immunglobulingaben den Ausbruch von Varizellen verhindern (evtl. wichtig bei besonders gefährdeten Kontaktpersonen wie Schwangeren). Im Unterschied zu den Pocken bieten die Varizellen ein sehr buntes Bild (Hauteffloreszenzen sind in verschiedensten Stadien zu sehen); die Bläschen heilen nach Verschorfung narbenlos aus. Das Virus wird von Mensch zu Mensch übertragen, allerdings besteht eine Ansteckungsgefahr nur bis zum 5. Tag nach Auftreten der Hauterscheinungen. Sehr oft persistieren die Viren in den dorsalen Spinalganglien.

Zoster. Die in den dorsalen Spinalganglien persistierenden Viren können beim Erwachsenen reaktiviert werden, es kommt plötzlich unter großen Schmerzen zu der lokalisierten und abgegrenzten Gürtelrose (entsprechend dem von einem bestimmten Ganglienzellbereich versorgten Hautbezirk). Auch hier finden wir bläschenförmige Hauterscheinungen, die dann ohne Narben ausheilen. Meist tritt der Zoster einseitig im Rumpfbereich auf, es können aber auch verschiedene Hirnnervenbereiche betroffen werden (z. B. Trigeminuszoster).

Der klinische Verlauf von Varizellen und Zoster ist meist so typisch, daß eine Labordiagnostik nicht notwendig wird. Bei Abgrenzungsschwierigkeiten zu Pocken ist eine elektronenmikroskopische Untersuchung von Bläschen- und Pustelinhalt zu empfehlen. Ein serologisch nachgewiesener Titeranstieg kann ebenfalls zur Diagnose mit herangezogen werden. Bezüglich Chemotherapie ist auf den Herpes-simplex-Virusabschnitt zu verweisen.

Zytomegalievirus (ZMV). Diese aufgrund typischer Zellveränderungen so benannte Virusart ist weltweit verbreitet, zwischen 40 und 100% der jeweiligen Bevölkerung werden vor Eintritt in das Erwachsenenalter durchseucht. Die Übertragung von Mensch zu Mensch und auch die Epidemiologie sind aber noch nicht völlig geklärt.

Zumeist führt das Zytomegalievirus zu keinen klinischen Erscheinungen, es tritt jedoch häufig eine Viruspersistenz ein. Bei 0,5–3,5% aller Neugeborenen ist bereits eine *intrauterine* Infektion nachzuweisen. In den meisten Fällen sind keine klinischen Symptome zu sehen, es kommen aber auch Gehörschäden, Knochen- und geistige Entwicklungsschäden vor. Im *Kindesalter* kann das klinische Bild einer infektiösen Mononukleose entstehen. Während der Schwangerschaft, unter immunsuppressiver Therapie und bei Tumorpatienten ist eine Reaktivierung dieser latenten Infektion mit einer Generalisierung möglich. Man nimmt an, daß die Viren im retikuloendothelialen System (RES) persistieren bzw. in Granulozyten oder Lymphozyten.

Zur Diagnose soll die Anzüchtung der Viren aus dem *Urin* versucht werden. (Besonders im Urin werden diese Viren monate- bis jahrelang ausgeschieden.) Aber auch Speichel, Muttermilch, Blut und Biopsiematerial können untersucht werden. Für den Antikörpernachweis stehen verschiedene Methoden zur Verfügung.

Epstein-Barr-Virus. Dieses Virus weist eine sehr hohe, weltweite Durchseuchung auf, bis zum Eintritt in das Erwachsenenalter werden 80–90 % aller Menschen infiziert. Die Virusaufnahme erfolgt oral und parenteral durch infiziertes Blut, es kommt zur Infektion der B-Lymphozyten. Im Frühkindesalter treten nur selten klinische Erscheinungen auf. Kommt es im Erwachsenenalter zur Erstinfektion, dann finden wir meist die typischen klinischen Erscheinungen einer *infektiösen Mononukleose*. Dieses Krankheitsbild ist dadurch charakterisiert, daß fast stets eine Pharyngitis mit Lymphknotenentzündung und Fieber sowie Milzvergrößerung auftritt. In 11 % kommt es zu Ikterus, in 3 % zu einem masernähnlichen Exanthem. Die akute Erkrankung ist nach 1–2 Wochen beendet, die Rekonvaleszenz kann mehrere Wochen betragen, Komplikationen können vorkommen.

Aus noch nicht geklärten Gründen kann dieses Virus in geographisch umgrenzten Gegenden zwei weitere Krankheitsbilder verursachen: In Afrika tritt besonders bei Kindern der sogenannte *Burkitt-Tumor* auf, ein ungewöhnlich malignes Lymphom. Vorwiegend bei Männern hat man in Südchina ein *Nasopharyngealkarzinom* gefunden, welches offensichtlich durch das Epstein-Barr-Virus hervorgerufen wird. Bei beiden Krankheitsbildern ist aber noch vieles ungeklärt geblieben.

Die Diagnose basiert auf typischen klinischen Erscheinungen und Veränderungen des Blutbildes (Monozytose mit atypischen großen Lymphozyten) sowie auf serologischen Tests (spezifische Tests, PAUL-BUNNELL-Reaktion) und Virus-Nachweis.

4.2.1.3 Papovaviren

Der Name *Papovavirus* ist als Kurzform für folgende Virusarten zu verstehen: *Pa*pillomavirus, *Po*lyomavirus und *Va*cuolating Virus der Affen (Simian-Virus 40 = SV 40). Zu dieser Gruppe gehören die Warzenviren von Mensch und Tier; auch tumorerzeugende Viren scheinen hier vorzukommen. Das *Papillomavirus*, welches mindestens 3 Serotypen aufweist, ruft die menschlichen Warzen und die im Genitaltrakt auftretenden warzenähnlichen Condylomata acuminata hervor (werden durch Geschlechtsverkehr übertragen). *Polyomaviren* werden in Zusammenhang mit dem Lymphosarkom und der chronisch-myeloischen Leukämie gebracht.

4.2.1.4 Pockenviren

Diese mit einem Durchmesser bis zu 450 nm sehr großen DNS-Viren können im Lichtmikroskop bei starker Vergrößerung noch soeben gesehen werden. Von den 8 Untergruppen der Pockenviren ist besonders das *Variolavirus* als Erreger der Pocken für den Menschen von großer Bedeutung. Aufzuführen sind weiterhin das *Kuhpockenvirus*, das *Alastrim-Virus*, das *Vakziniavirus*, das *Affenpockenvirus* und der Erreger des *Molluscum contagiosum*. Das für die Herstellung des Pockenimpfstoffes verwendete *Vakziniavirus* stammt wahrscheinlich vom Kuhpockenvirus ab, es hat für den Menschen nur eine sehr geringe Virulenz. Morphologisch sind das Variolavirus und das Vakziniavirus nicht voneinander zu unterscheiden.

Variolavirus. Dieses die *Pocken* oder *Variola major* verursachende Virus kommt offensichtlich nur beim Menschen vor, ein tierisches Reservoir konnte bislang nicht gefunden werden. Das Pockenvirus wird durch Einatmen von Mensch zu Mensch weiterverbreitet, diese Viren können allerdings in der Außenwelt relativ lange überleben. Von infizierten Menschen wird das Pockenvirus besonders in der ersten Krankheitsphase über ausgehustete Rachentröpfchen ausgeschieden, im Stadium der Hauterscheinungen sind die stark virushaltigen Bläschen und Krusten als Hauptinfektionsquellen anzusehen.

Nach einer Inkubationszeit von 2 Wochen sieht man vorerst im Rachenbereich uncharakteristische Entzündungserscheinungen. Danach kommt es zur Virämie und zur Ausbildung der typischen Haut- und Schleimhauterscheinungen: Am ganzen Körper sind zunächst rote Flecken (Makulae) zu beobachten, daraus entwickeln sich dann Knötchen (Papulae) und später einkammerige Bläschen (Vesikulae). Diese Bläschen werden eitrig (Pusteln), sie verschorfen und heilen unter Narbenbildung aus. Im Unterschied zu den Varizellen ist typisch, daß die Haut- und Schleimhauterscheinungen kein buntes Bild zeigen, sondern stets im gleichen Stadium stehen.

Der Schweregrad dieser mit einer durchschnittlichen Letalität von 15 % zu den gemeingefährlichen Weltseuchen zählenden Pocken kann sehr unterschiedlich sein. Die Krankheitsskala reicht von einem sehr abgeschwächten milden Verlauf (Variolois) bis zu den schnell zum Tode führenden hämorrhagischen Pocken. Dank der konsequent durchgeführten Schutzimpfungen sind die Pocken heute weltweit offensichtlich verschwunden. Ob es allerdings gelungen ist, diese früher auch bei uns sehr verbreiteten Pocken (noch im 18. Jahrhundert starben in Europa jährlich rund 400 000 Menschen an dieser Seuche) völlig auszurotten, muß noch offenbleiben.

Die Geschichte der *Pockenschutzimpfung* ist sehr lang. Schon seit urdenklicher Zeit ist bekannt, daß von den Pocken genesene Menschen nicht wieder an dieser Seuche erkranken. Im alten China versuchte man, Pockeneiter durch Einblasen in die Nase zu übertragen. Die Inder führten dann die sogenannte *Variolation* ein; man rieb Pustelinhalt von leicht an den Pocken erkrankten Menschen in Hautschnitte am Arm ein. Im Mittelalter wurde ähnliches auch in Europa versucht, indem man zum Beispiel das Hemd von pockenkranken Menschen anzog. Durch solche Maßnahmen konnte unzweifelhaft ein Schutz gegen Pocken erreicht werden. Andererseits war die Variolation aber nicht ungefährlich, da damit eine echte Pockenerkrankung hervorgerufen wurde. Die heute übliche, als *Vakzination* bezeichnete Schutzimpfung geht auf den englischen Landarzt JENNER zurück. JENNER bewies 1796, daß ein vorher mit dem Pustelinhalt von Kuhpocken geimpfter Knabe später nicht mehr an den echten Pocken erkrankt. Bereits 1799 wurden die ersten Impfanstalten gegründet, 1803 auch solche in Deutschland (Köln und Berlin). In den folgenden Jahrzehnten hat sich die Vakzination überall durchsetzen können. Ursprünglich wurde von Mensch zu Mensch geimpft, später stellte man den Impfstoff (Vakzine) mit Hilfe infizierter Rinder her. Heute wird die Pockenvakzine über Zellkulturen gewonnen und weitgehend gereinigt angewendet. 1874 wurde in Deutschland das bis 1976 gültig gewesene Impfgesetz erlassen: Jedes Kind mußte bis zum Ende des auf sein Geburtsjahr folgenden Kalenderjahres erstgeimpft werden; eine Wiederimpfung war im 12. Lebensjahr obligatorisch vorgeschrieben.

Der unbestreitbar positiven Erfolgsbilanz der Pockenschutzimpfung, dank der die Pocken heute praktisch verschwunden sind oder zumindest weitgehend zurückgedrängt wurden, steht leider die Gefahr von Impfkomplikationen gegenüber: Neben verschiedenen Verlaufsabweichungen muß hier die *postvakzinale Enzephalitis* genannt werden. Diese bis heute ätiologisch nicht abgeklärte Enzephalitis tritt bei Erstimpflingen besonders jenseits des 3. Lebensjahres auf. Heute kann man diese Gefahr weitgehend ausschalten, indem man Erstimpflinge 8–14 Tage vor der eigentlichen Impfung mit einer hoch attenuierten Lebendvakzine (z. B. MVA) vorbehandelt oder gleichzeitig mit der Impfung humanes Hyperimmungammaglobulin gibt. Obwohl das jetzt gültige Bundesimpfgesetz vom 18. 5. 1976 eine allgemeine gesetzliche Erstimpfung gegen Pocken nicht mehr vorschreibt, sollten zumindest alle Ärzte, das Labor- und auch das Krankenpflegepersonal pockenschutzgeimpft sein. Auch wenn in den letzten Jahren keine Pockenfälle mehr gemeldet worden sind, sollte man doch die Ausrottung der Pocken skeptisch beurteilen.

Bei der *Pockendiagnose* steht wegen der erforderlichen Schnelligkeit der elektronenoptische Nachweis an erster Stelle. Hiermit kann die Diagnose innerhalb weniger Stunden gestellt werden. Jeder Verdacht einer Pockenerkrankung ist meldepflichtig.

Variola-minor-Virus. Dieses Virus ruft eine pockenähnliche, aber sehr mild verlaufende Infektion hervor, die man auch *Alastrim* nennt.

Kuhpocken und Melkerknoten. Rinder können offenbar zwei unterschiedliche Virusinfektionen auf den Menschen übertragen, nämlich das Kuhpockenvirus und den Erreger des Melkerknotens. Die Kuhpocken treten am Euter auf, an den Händen der Melker kommt es dann zu pockenähnlichen Bläschen. Auch der Melkerknoten tritt an den Händen nach Kontakt mit infiziertem Euter auf.

Affenpockenviren. In verschiedensten Teilen Afrikas ist in den letzten Jahren über pockenartige Erkrankungen berichtet worden, die durch direkten Kontakt von Affen auf den Menschen übertragen werden. Klinische Erscheinungen und Letalität ähneln den echten Pocken, eine Pockenschutzimpfung schützt offensichtlich auch gegen diese Affenpockenviren.

Molluscum contagiosum. Dieses Virus kommt nur beim Menschen vor. Nach einer Inkubationszeit von rund 2 Wochen und länger treten überall am Körper zahlreiche kleine Knötchen auf; ausgenommen sind Handinnenflächen und Fußsohlen.

4.2.1.5 Parvoviren

Erst in den letzten Jahren ist man auf diese sehr kleinen DNS-Viren aufmerksam geworden. Parvoviren benötigen zu ihrer Vermehrung die Mithilfe anderer Viren. Bei Infektionen während der Schwangerschaft können sie zu kindlichen Mißbildungen führen, sie verursachen auch das Erythema infectiosum. Auch bei nicht-immunbedingten hämolytischen Anämien sollte man an Parvoviren-Infektionen denken.

4.2.1.6 Hepatitisviren

Zur Zeit werden beim Menschen mindestens vier Arten einer Virushepatitis unterschieden: die infektiöse Hepatitis durch das *Hepatitis-A-Virus,* die Serumhepatitis mit dem *Hepatitis-B-Virus,* die Hepatitis *Delta* durch das *Hepatitis-D-Virus* und die Hepatitis durch *Non-A-Non-B-Hepatitis-Viren.* Auch bei uns zählt die Virushepatitis zweifellos zu den wichtigsten und häufigsten Infektionskrankheiten. Bedingt durch die schwierigen bzw. fehlenden Anzüchtungsmöglichkeiten ist unser Wissen über diese Viren leider noch sehr begrenzt.

Hepatitis A. Das *Hepatitis-A-Virus,* ein RNS-Virus (Picornavirus), kommt offensichtlich nur beim Menschen und wenigen Affenarten vor. Eine Anzüchtung ist möglich, auch kann der Erreger im Stuhl elektronenmikroskopisch aufgefunden werden.

Direkt, häufiger jedoch indirekt über verunreinigte Lebensmittel bzw. Trinkwasser wird dieser Erreger von Mensch zu Mensch weitergegeben. Nach einer Inkubationszeit von 20–30 (14–45) Tagen tritt die Hepatitis oft epidemisch auf. Das Virus wird bis zum Krankheitsbeginn (bei einem Teil der Patienten auch noch einige Wochen nachher) über Stuhl ausgeschieden. Die Hepatitis verläuft meist gutartig und heilt für gewöhnlich völlig aus, die Letalität ist niedrig. Beim Überstehen der infektiösen Hepatitis bleibt eine lebenslange Immunität.

Zur serologischen Diagnose werden ELISA- und RIA-Teste eingesetzt. Die infektiöse Hepatitis tritt vorwiegend in Ländern mit niedrigem Hygienestandard auf. Eine Infektionsprophylaxe durch Gabe von Gammaglobulin ist möglich, allerdings hält der begrenzte Schutz nur 4–6 Monate an. Dem Personal von Infektionsstationen und auch Reisenden in tropische bzw. subtropische Länder ist diese Immunprophylaxe sehr zu empfehlen.

Hepatitis B. Das *Hepatitis-B-Virus* wurde bislang beim Menschen gefunden, eine Züchtung ist aber noch nicht gelungen. Bei diesem DNS-Virus (Größe 42 nm) konnten inzwischen verschiedene Antigene dargestellt werden: das HB_S-Antigen (Oberflächenantigen = surface antigen, auch Australia-Antigen genannt) und das HB_C-Antigen (Innenkörper = core). Im Serum von Hepatitis-B-Patienten wurde darüber hinaus noch das HB_E-Antigen gefunden, welches wahrscheinlich auch ein Virusbestandteil ist und bei Persistenz als prognostisch ungünstiges Zeichen gewertet wird. Gegen alle drei Antigene werden entsprechende Antikörper gebildet (nachweisbar über RIA- und ELISA-Tests).

Die *Serumhepatitis* wird vorwiegend parenteral übertragen durch Inokulation von Blut oder Blutprodukten und durch engen körperlichen Kontakt (Geschlechtsverkehr). Die Inkubationszeit beträgt 50–90 (30–240) Tage. Die Hepatitis B verläuft relativ schwer, bei einer Persistenz des Virus im Blut kann es zur chronischen Hepatitis mit Zirrhose kommen. Üblicherweise ist das Hepatitis-B-Virus im Blut der Erkrankten einige Wochen nachweisbar. Inwieweit Speichel, Tränenflüssigkeit und Sperma infektiös sein können, ist noch nicht geklärt. Sicherheitshalber sollte man diese Ausscheidungen als infektiös ansehen. Nicht erkrankte Virusträger kommen nicht selten vor.

Hepatitis-B-Infektionen werden auch bei uns relativ oft gemeldet, bei besonders exponierten Personen (Personal von Dialyse- und Infektionseinheiten, Laborpersonal) beträgt die Durchseuchung bis zu 40 % (nosokomiale Infektionen). Die Epidemiologie der Serumhepatitis ist noch nicht befriedigend geklärt. Virusträger dürfen nicht als Blutspender herangezogen werden!

Die Diagnose der Serumhepatitis und der Hepatitis-B-Virusträger erfolgt serologisch. Neben den RIA- und ELISA-Tests werden noch die Überwanderungselektrophorese und die passive Hämagglutination eingesetzt. Eine Schutzimpfung ist möglich, sie ist allen in der Krankenpflege und im Labor Tätigen dringend anzuraten. Eine Infektionsprophylaxe mit Hyperimmungammaglobulin kann durchgeführt werden. Eine homologe Immunität scheint nach Infektion lebenslang zu bestehen.

Hepatitis Delta. Der Erreger dieser Hepatitis ist das kleine replikationsdefekte *Hepatitis-D-Virus.* Es ist ein RNS-Virus, das sich offensichtlich nur zusammen mit dem Hepatitis-B-Virus oder anderen Hepatitisviren vermehren kann. Das Hepatitis-D-Virus wird ebenfalls parenteral übertragen, und es scheint weltweit vorzukommen. Vieles ist aber noch ungeklärt.

Hepatitis Non-A, Non-B. Die Erreger dieser Hepatitis konnte man bislang noch nicht eindeutig identifizieren, es scheinen hier 2 Gruppen von Viren zu bestehen:

a) *Parenteral* übertragene Viren. Infektionsweg, Klinik und auch Folgeerscheinungen (Leberzirrhose) sind ähnlich den Gegebenheiten bei der Hepatitis B. 80–90 % aller heute noch vorkommenden Hepatitisfälle nach Bluttransfusionen gehen auf das Konto dieser Viren, da man bislang Blutspender nicht diesbezüglich überprüfen kann.

b) *Oral* übertragene Viren. Wie das Hepatitis-A-Virus führen auch diese Viren über den fäkal-oralen Weg zur Hepatitis, welche vorwiegend in Asien beobachtet wird.

4.2.2 RNS-Viren

4.2.2.1 Arenaviren

Diese RNS-Viren verdanken ihren Namen dem Umstand, daß sie sandkornähnliche Gebilde enthalten (arena = Sand). Die Arenaviren verursachen vorwiegend bei Tieren chronische Infektionen, von dort aus können die Erreger aber auch auf den Menschen übergehen. Zu dieser Gruppe gehören das Virus der lymphozytären Choriomeningitis und Viren, welche ein hämorrhagisches Fieber in Süd- und Mittelamerika sowie das sogenannte Lassafieber hervorrufen.

Das Virus der *lymphozytären Choriomeningitis* (LCM) ist besonders bei Mäusen weit verbreitet und wird von ihnen über Urin und Stuhl ausgeschieden. Auch Meerschweinchen und Goldhamster können dieses Virus beherbergen. Von diesem natürlichen Standort aus kann das LCM-Virus gelegentlich auch auf den Menschen übertragen werden, wo es dann zu grippeähnlichen Erscheinungen, zur aseptischen Meningitis oder zu einer Meningoenzephalitis kommt. LCM-Virus-Infektionen sind auch bei uns zu beobachten.

Das *Lassafieber* wurde nach einem Ort in Nigeria benannt, wo diese Infektion das erste Mal gesehen wurde. Dieses Virus sitzt primär bei Ratten. Beim Menschen kann es zu einem sehr ernsten, hochkontagiösen (Infektionen des Pflegepersonals sind häufig!) Krankheitsbild kommen mit hohem Fieber und schweren Blutungen bis zum hämorrhagischen Schock. Die beiden anderen bekannten Virusarten rufen einen ähnlichen, unter dem Namen *hämorrhagisches Fieber* gefürchteten Infekt hervor: Argentinisch-hämorrhagisches Fieber (Junin-Virus) und Bolivianisch-hämorrhagisches Fieber (Machupo-Virus); Feldmäuse sind das Erregerreservoir beider Virusarten.

Zur Diagnose von Arenaviren werden Zellkulturen und spezifische Antikörpertests herangezogen. Wegen der außerordentlich hohen Infektionsgefahr muß das Arbeiten mit dem *Lassafiebervirus* und mit den Erregern des hämorrhagischen Fiebers einigen speziell eingerichteten Labors vorbehalten bleiben.

4.2.2.2 Coronaviren

Die 1965 entdeckten Coronaviren wurden nach ihren strahlenförmigen Fortsätzen auf der Virusoberfläche benannt. Diese RNS-Viren rufen beim Menschen relativ häufig leichte Erkältungskrankheiten hervor, welche fast stets auf die oberen Luftwege beschränkt bleiben. Man schätzt, daß etwa 25 % aller Erkältungskrankheiten von diesen aerogen übertragenen Coronaviren verursacht werden.

4.2.2.3 Influenzaviren

Die *Influenzaviren A, B und C* werden zu den *Orthomyxoviren* gerechnet. Es handelt sich hier um ca. 120 nm große RNS-Viren, in denen vier Antigenpartien nachweisbar sind: das Nukleokapsid, das Matrixprotein und die beiden außen in Form von Spikes angeordneten antigenen Eigenschaften Hämagglutinin und der Neuraminidase. Besonders das Hämagglutinin ist für die Ausbildung einer schützenden Immunität wichtig. Das Hämagglutinin ist für die Pathogenität der Influenzaviren von entscheidender Bedeutung, es muß durch Wirtszell-Proteasen oder durch bakterielle Proteasen (z. B. von Staphylococcus aureus) in 2 Hälften gespalten und somit aktiviert werden. Nur solche Influenzaviren, die ein „aktiviertes" Hämagglutinin an ihrer Oberfläche tragen, sind infektiös. Bei Fehlen entsprechender Proteasen bleiben die Viruspartikelchen apathogen, sie können nicht zur Infektion führen. Kennzeichen der Influenzaviren, besonders des Typs A, ist die große Neigung der beiden Oberflächenantigene Neuraminidase und Hämagglutinin zu Antigenveränderungen (Antigenshift durch Genaustausch bzw. durch Mutation). Diese nur bei wenigen anderen Krankheitserregern zu beobachtende Antigenvariabilität führt zu immer wieder veränderten Influenzaviren, die mit den bislang vorhandenen Erregern nur mehr eine graduell unterschiedliche Übereinstimmung haben und dementsprechend auf mehr oder weniger ungeschützte Menschen treffen. Weiterhin zeichnen sich die Influenzaviren, auch hier wiederum in besonderem Maße der Typ A, durch eine Tendenz zum epidemischen oder sogar pandemiehaften Auftreten aus.

Die *Influenza* oder *Grippe* beginnt nach einer Inkubationszeit von 2–3 Tagen mit lokalen Infektionserscheinungen von seiten der oberen Luftwege und mit mehr allgemeinen Symptomen, wie Fieber, Kopfweh, evtl. Erbrechen und Durchfällen. Als Komplikation gefürchtet sind eine Pneumonie, welche sehr häufig bakteriell superinfiziert ist (meist mit Staphylokokken, Influenzabakterien oder Pneumokokken), eine Myo- und Perikarditis, Sinusitis, Otitis und seltener ein Enzephalitis. Besonders gefährdet sind Kinder unter einem Jahr, ältere Menschen und pulmonale bzw. kardial vorgeschädigte Personen.

Die Grippe zeigt eine saisonale Häufung in den Wintermonaten. Wie schon erwähnt, rufen Influenzaviren des Typs A Pandemien hervor, so kam es in diesem Jahrhundert in den Jahren 1918/19, 1957 (Typ Singapore) und 1968 (Typ Hongkong) zu solchen Pandemien. Allein die Pandemie 1918/19 hat schätzungsweise 20 Millionen Menschen das Leben gekostet.

Die Grippeviren werden zumeist direkt durch Tröpfcheninfektion von Mensch zu Mensch übertragen, seltener kann es auch zu einer indirekten Verbreitung kommen. Tiere scheinen als Reservoir nicht in Betracht zu kommen. Eine Schutzimpfung ist möglich und insbesondere gefährdeten Personen anzuraten, der Schutzeffekt ist allerdings nicht vollkommen, er liegt bei 60–80 %. Da die Infektiosität der Influenzaviren offensichtlich groß ist, sollten zu Epidemiezeiten Massenansammlungen von Menschen gemieden werden. Amantadinhydrochlorid zeigt bei Influzenzaviren eine antivirale Wirkung, es kann daher als Prophylaktikum in einer Epidemiesituation bei Risikopatienten und Pflegepersonal eingesetzt werden. Interferone haben bislang keine überzeugenden Erfolge gezeigt.

Das Influenzavirus ist nur innerhalb der ersten Krankheitstage aufzufinden, es kann in Zellkulturen angezüchtet werden. Eine Schnelldiagnose mittels Immunfluoreszenz ist möglich. Antikörper lassen sich mit Hilfe des HHT oder einer KBR nachweisen.

4.2.2.4 Paramyxoviren

Zu den relativ großen *Paramyxoviren,* welche mit den Orthomyxoviren Ähnlichkeiten haben, werden die folgenden humanmedizinisch bedeutsamen Virusarten gerechnet: *Parainfluenzaviren* (Typ 1–4), *Masernvirus, Mumpsvirus* und das *Respiratory-Syncytial-Virus.*

Parainfluenzaviren. Wir unterscheiden vier Serotypen, von denen die Serotypen 1, 2 und 3 weltweit verbreitet sind, der Serotyp 4 wird dagegen vorwiegend in Amerika gefunden. Die Durchseuchung ist hoch, bereits im Kindesalter haben die meisten Menschen Parainfluenzavirusinfektionen überstanden. Es kommt zu grippeähnlichen Erkrankungen, die aber für gewöhnlich milder verlaufen als die echte Grippe. Pathogenese, Klinik und Übertragung (direkte Kontakte und Tröpfcheninfektion) ähneln den Verhältnissen bei den Influenzaviren.

Mumpsvirus. Mumps zählt zu den häufigsten Kinderkrankheiten. Während der akuten Erkrankung kommt es zur Entzündung der Mundspeicheldrüse (Parotitis). Häufig folgt eine Virämie, die bei Männern in 25% zu einer schmerzhaften Hodenentzündung führt, weiterhin können Pankreatitis, eine seröse Meningitis oder eine Meningoenzephalitis ausgebildet werden. Der Befall noch anderer Organe ist möglich, die Prognose ist jedoch meist gut.

Das Mumpsvirus wird über Speichel und Tröpfcheninfektion übertragen, die Kontagiosität ist aber nicht so groß wie die der Influenzaviren. Die Viren werden einige Tage vor Beginn der klinischen Erscheinungen und noch bis zu einer Woche nach Krankheitsbeginn ausgeschieden. Rund 20–30% aller Infektionen mit dem Mumpsvirus verlaufen inapparent ohne klinische Symptome.

Die Mumpsdiagnose wird meist klinisch gestellt. Fehlen die typischen Parotitissymptome, dann kann die Erkrankung durch Virusanzüchtung und serologisch nachgewiesen werden. Eine Schutzimpfung mit einer abgeschwächten Lebendvakzine ist möglich, ebenso eine passive Immunprophylaxe bei besonders gefährdeten Personen (schwangere Frauen) mit einem spezifischen humanen Gammaglobulin.

Masernvirus. Auch bei uns zählen die Masern zu den gängigsten Kinderkrankheiten. Das Masernvirus wird durch Tröpfcheninfektion von Mensch zu Mensch übertragen, die Infizierten sind hierbei vom achten Tag der Infektion bis zum sechsten Tag nach Auftreten der Hauterscheinungen infektiös. Die Infektiosität des Masernvirus ist sehr groß, fast alle Kontaktpersonen erkranken. Nach einer Inkubationszeit von 9–12 Tagen kommt es zum Auftreten von Fieber, katarrhalischen Erscheinungen der oberen Luftwege und den sogenannten Koplikschen Flecken an der Wangenschleimhaut. Während der nächsten drei Tage erscheint das typische Masernexanthem: Dieser großfleckige Hautausschlag beginnt in der Kopfregion und breitet sich dann über den ganzen Körper aus. Die Masern führen in etwa 10% zu ernsten Komplikationen: Am häufigsten sind Mittelohrentzündung und Bronchopneumonien zu nennen, nicht selten (1 Fall unter 1000 Erkrankten) kommt es zur Masernenzephalitis mit einer Letalität von 10%. Bei Überstehen dieser Hirnentzündung bleiben Rückstände wie epileptische Anfälle und Persönlichkeitsveränderungen. Sehr selten (1 Fall auf etwa 1 Million Masernerkrankter) sieht man als besonders schwerwiegende Komplikation eine subakute sklerosierende Panenzephalitis.

Die Masern verlaufen im Kindesalter meist harmloser als beim Erwachsenen. Die Erkrankung zeigt einen Häufigkeitsgipfel in den Wintermonaten. Masern treten auch epidemisch auf. Werden sie in über lange Zeit isoliert lebende Bevölkerungsgruppen eingeschleppt, dann kommt es zu verheerenden Ausbrüchen mit hoher Letalität (Beispiel Masernepidemie auf den Faröerinseln Mitte des vergangenen Jahrhunderts). Die Immunität nach einer Maserninfektion besteht offensichtlich lebenslang.

Die Maserndiagnose wird durch die typische klinische Symptomatik, durch die Virusanzüchtung aus Nasen-, Rachen- oder Konjunktivaabstrichen innerhalb der ersten Tage der Erkrankung und serologisch gestellt.

Die doch nicht unerhebliche Gefahr von Komplikationen nach Masern macht die *Masernschutzimpfung* notwendig und empfehlenswert. Bei Impfung mit einem abgeschwächten Masernvirusstamm kommt es eventuell zu einer sehr milden masernähnlichen Erkrankung. Da bei Anwendung der Maserntotvakzine Komplikationen in Form einer Panmyelopathie auftreten können, sollte man nur den Masernlebendimpfstoff verwenden. Bei gefährdeten Menschen (Patienten mit Immundefekten oder immunsuppressiver Therapie) kann die rechtzeitige Gabe (möglich bis einige Tage nach Masernkontakt) von Gammaglobulin aus Masern-Rekonvaleszentenserum den Ausbruch der Erkrankung verhindern.

Respiratory-Syncytial-Virus. Schon im frühen Kindesalter scheint die Durchseuchung mit diesem Virus sehr hoch zu sein. Besonders in den Wintermonaten treten Infektionen der oberen, z. T. auch der unteren Luftwege auf, schwere Krankheitsverläufe sind möglich. Die Virusanzüchtung ist problematisch, besser durchführbar ist der direkte Erregernachweis mit Hilfe der Immunfluoreszenz. Spezifische Antikörper können über eine KBR nachgewiesen werden.

4.2.2.5 Picornaviren

Der Name dieser Viren ist auf die beiden folgenden Begriffe zurückzuführen; picos = klein und RNA (Ribonucleid acid = RNS).

Enteroviren. Zu diesen 20–30 nm kleinen RNS-Viren gehören das *Poliovirus,* das *Coxsackievirus* und das *Echo-Virus;* das einzige bekannte Erregerreservoir ist der Mensch. Die Enteroviren sind säurestabil, daher können sie die Verdauungswege als Eintrittspforte benutzen. Die oral aufgenommenen Enteroviren vermehren sich lokal in der Darmschleimhaut, was meist nicht mit klinischen Erscheinungen einhergeht. Zur Erkrankung kommt es nur dann, wenn die Viren generalisieren und zu Organschäden führen. Bei den Enteroviren finden wir eine saisonale Häufung in den Sommermonaten. Die Enteroviren werden zu Beginn über Rachentröpfchen, später über den Stuhl ausgeschieden. Die Übertragung von Mensch zu Mensch erfolgt nicht nur direkt über Tröpfcheninfektion und Schmutzinfektion, sondern auch indirekt über verunreinigte Lebensmittel. Die Relation Infizierter zu Erkrankten ist meist sehr klein. (Beim Poliovirus z. B. erkrankt 1 Kind auf 100 infizierte Kinder.) Die klinisch inapparent infizierten Menschen stellen meist die Hauptinfektionsquelle dar.

Die durch Enteroviren hervorgerufenen klinischen Krankheitsbilder sehen sehr oft ähnlich aus, so daß man bei der Diagnostik immer alle Enteroviren als mögliche Erreger einbeziehen muß. Wichtig ist deshalb der Versuch einer Erregerisolierung über verschiedene Zellkulturen. Als Untersuchungsmaterial kommen insbesondere Stuhlproben in Betracht, aber auch Rachenabstriche in der ersten akuten Krankheitsphase und evtl. Liquor. Antikörper können mit verschiedenen serologischen Reaktionen nachgewiesen werden.

Poliovirus

Die *Polioviren* sind die Erreger der *Poliomyelitis* (spinale Kinderlähmung, Heine-Medin-Krankheit), wir unterscheiden serologisch die *Typen 1, 2 und 3*. Das Poliovirus wird über den Mund aufgenommen und vermehrt sich in der Rachen- und Darmschleimhaut. Meist treten in dieser ersten Phase keine klinischen Erscheinungen auf oder man sieht uncharakteristische Symptome von seiten des Rachens und des Darmes, wie Fieber, Übelkeit, Gliederschmerzen und evtl. Durchfälle. In diesem Frühstadium werden die Polioviren im Rachensekret (über 1–2 Wochen) und im Stuhl (über mehrere Wochen) ausgeschieden, es kann sich dann eine virämische Phase anschließen und die Polioviren siedeln sich in verschiedenen Organen an. Das Poliovirus kann dabei auch ins Rückenmark gelangen und Lähmungen verursachen. Klinisch ist für die Poliomyelitis ein biphasischer Verlauf typisch: Nach einer schnellen Abheilung der ersten Phase kommt es einige Tage später zur zweiten Krankheitsphase mit meningealen Reizsymptomen und nachfolgenden Lähmungen. Die Paralysehäufigkeit und die Stärke der Erkrankung hängen vom Virus, vom Lebensalter des Betroffenen und seiner Resistenzlage ab.

Die Poliomyelitis tritt epidemisch und endemisch auf, der Mensch ist das alleinige Virusreservoir. Generell gilt: Je früher der Mensch eine Polioerkrankung durchmacht, um so leichter verläuft sie. So ist es verständlich, daß in Ländern mit niedrigem Hygienestandard eine mehr oder weniger vollständige Durchseuchung schon im Frühkindesalter erfolgt, und zwar bei relativ wenig manifesten Krankheitsfällen. Bei Verbesserung der hygienischen Verhältnisse verschiebt sich der Infektionszeitpunkt mehr ins Erwachsenenalter, die Zahl der Erkrankungen und die der Paralysen nehmen zu. Im Frühstadium ist eine Infektion von Mensch zu Mensch über Rachentröpfchen möglich, später geht die Infektion über fäkale Verunreinigungen. (Pro Gramm Stuhl werden rund 10^6 Viren ausgeschieden.) Auch klinisch gesunde Menschen können längere Zeit Polioviren ausscheiden und sind daher eine sehr wichtige Infektionsquelle.

Die *Polioschutzimpfung* hat sich als eine der wirksamsten und auch verträglichsten prophylaktischen Maßnahmen erwiesen: Verwendet werden kann entweder die *Totvakzine* nach SALK oder eine *Lebendvakzine* mit abgeschwächtem Poliovirus, z. B. der Impfstoff nach SABIN. In allen Vakzinen sind die 3 Poliovirustypen enthalten. Die Polioschutzimpfung hat zu einem drastischen Rückgang der Poliomyelitismorbidität geführt. Die Salk-Vakzine induziert eine humorale Immunität, während mit der Sabin-Vakzine darüber hinaus auch eine lokale Immunität zumindest der Darmschleimhaut erzeugt wird. Die Lebendvakzine ist aber mit der, wenn auch sehr seltenen Möglichkeit des Auftretens einer Polioerkrankung belastet (dies soll bei 1 Fall auf 1 Million Geimpfter vorkommen). Während die Totvakzine die Generalisierung der Polioviren verhindert, reduziert die Lebendvakzine schon eine Darminfektion in der ersten Phase. Da Polioerkrankungen bei uns jetzt selten sind, ist zu befüchten, daß die Durchimmunisierung der Bevölkerung aufgrund von Infektionen und Schutzimpfungen abnehmen wird (Impfnachlässigkeit!). Dadurch wird die Gefahr epidemischer Polioausbrüche größer. Es ist daher außerordentlich wichtig, auch jetzt die Impfdisziplin durch eine möglichst vollständige Durchimmunisierung der Kinder zu stärken.

Coxsackievirus

Der Name dieses Virus geht auf einen Städtenamen in den USA zurück, wo 1948 die Erstisolierung gelang. Wir unterscheiden inzwischen 24 Serotypen des *Coxsackievirus A* und 6 Serotypen des *Coxsackievirus B*. Diese Viren sind weltweit verbreitet, ihre Epidemiologie ist dem Poliovirus ähnlich. Auch hier können häufig klinisch inapparente Infektionen vorkommen. Beim leichten Krankheisverlauf sind folgende Erscheinungen zu beobachten; grippeähnliche Erkrankung der oberen Luftwege, Gastroenteritis, Herpangina (schmerzhafte Bläschenbildung im Mund-Rachen-Raum), Bornholmer Krankheit (Fieber, schmerzhafte Entzündung von Muskelpartien, insbesondere der Zwischenrippenmuskeln), Exanthem, Lymphknotenentzündung und Hodenentzündung. Aber auch schwere Verläufe sind möglich: Meningitis, Enzephalitis, Hepatitis, Pneumonie, Myo- und Perikarditis. Zwischen diesen Krankheitsbildern und den verschiedenen Serotypen bestehen offenbar Zusammenhänge.

Echo-Virus

Der Name der 1951 erstmals isolierten Echo-Viren ist auf die folgende ursprünglich verwendete Bezeichnung zurückzuführen: *e*nteric *c*ytopathic *h*uman *o*rphan virus. Dieser Name wurde damals deshalb gewählt, weil man wohl die Viren selbst, jedoch keine dazugehörigen Krankheitsbilder kannte (orphan = Waise). Typisch für diese Viren ist auch ihr ausgeprägter zytopathischer Effekt in Zellkulturen. Inzwischen weiß man, daß die 33 Serotypen der Echo-Viren weltweit verbreitet sind, die Durchseuchung der Bevölkerung ist groß und findet meist schon in frühen Jahren statt. Die durch Echo-Viren hervorgerufenen Krankheitsbilder ähneln den Coxsackievirusinfektionen.

Rhinovirus. Die bis heute bekannten über 110 Serotypen der Rhinoviren sind die eigentlichen Erreger des banalen Schnupfens des Menschen. Schätzungsweise 50% aller akuten Erkältungskrankheiten gehen auf das Konto dieser Rhinoviren. Auch das Virus der Maul- und Klauenseuche des Rindes gehört in diese Virusgruppe.

4.2.2.6 Reoviren

Die Reoviren hatten ursprünglich den Namen *R*espirenter*o*viren. Wir unterscheiden inzwischen 6 Gruppen, von denen die sogenannten *Rotaviren* sehr häufig als Erreger von Säuglingsenteritiden nachzuweisen sind. Die Reoviren sind bei Mensch und Tier weit verbreitet, die meisten Infektionen verlaufen symptomlos oder mild. Die Inkubationszeit beträgt wenige Tage. Die Rotaviren befallen offensichtlich nur die Dünndarmschleimhaut, sie werden fäkal-oral im Sinne einer Schmutzschmierinfektion oder Nahrungsmittelinfektion übertragen. Besonders bei Säuglingen und Kleinkindern kann es zu epedemieartigen Ausbrüchen kommen (bei uns besonders in den Wintermonaten), im Schulalter ist meist schon eine breite Durchseuchung erreicht. Rotaviren werden am besten durch direkten Erregernachweis (Elektronenmikroskopie, Antigen-Nachweisteste) im Stuhl diagnostiziert (bis Ende der 1. Krankheitswoche).

4.2.2.7 Rhabdoviren

Von den verschiedenen tierischen und pflanzlichen Virusarten, die zu den Rhabdoviren gerechnet werden, haben das *Tollwutvirus* und das *Marburgvirus* auch humanmedizinische Bedeutung.

Tollwutvirus. Das Tollwutvirus kann beim Menschen und vielen Tieren gefunden werden, wie z. B. bei Hunden, Katzen, Wölfen, Füchsen, Fledermäusen, Rindern, Pferden, Schafen und Schweinen. Die Tollwut (Lyssa oder Rabies) ist primär eine Zoonose, die relativ selten durch Biß auf den Menschen übertragen wird. Eine Weiterverbreitung von Mensch zu Mensch ist nicht bekannt.

Die Inkubationszeit beim Menschen ist relativ lang, im Durchschnitt liegt sie bei 1–3 Monaten, sie kann aber auch bis zu einem halben Jahr und länger betragen. Generell gilt, je kürzer die Inkubationszeit, um so schwerer die Erkrankung. Nur etwa ein Drittel der von tollwütigen Tieren gebissenen Menschen erkrankt an der Tollwut. Es treten zunächst uncharakteristische Symptome wie Fieber, Kopfschmerzen und evtl. Erscheinungen von seiten der Bißstelle auf. Danach tritt eine Übererregbarkeit der Muskulatur ein, es kommt zu Krämpfen. Typischerweise sind diese Krämpfe zuerst in der Schluckmuskulatur lokalisiert, danach in der Kaumuskulatur und erst später am Körper. Die Patienten können kein Wasser trinken (Hydrophobie). Die Erkrankung kann dann einen paralytischen Verlauf nehmen (stille Wut) und zum Tode führen. Typischerweise finden wir in den Ganglienzellen Einschlüsse, die sogenannten *Negrischen Körperchen*.

Die Tollwut ist, sieht man von einigen isolierten Ländern wie England und Japan ab, weltweit verbreitet. In Mitteleuropa schreitet die Tollwut von Osten nach Westen vor, bei uns kommt sie bereits in manchen westlichen Regionen vor. Etwa 80 % der bei uns gesehenen tierischen Tollwutfälle entfallen auf den Fuchs, andere Wildtiere machen rd. 15 % aus. Die übrigen Fälle verteilen sich auf die verschiedenen Haustiere. Die in Deutschland gemeldeten Tollwutfälle des Menschen sind selten. Die infizierten Tiere scheiden das Tollwutvirus bereits einige Tage vor Beginn von Krankheitserscheinungen massiv über den Speichel aus.

Tollwutverdächtige Tiere sollen in Quarantäne gesetzt werden (bis zu 2 Wochen). Das Virus kann histologisch in Form der Negrischen Einschlußkörperchen nachgewiesen werden, auch ein Tierversuch ist möglich. Wichtig für eine schnelle Diagnose ist auch hier der direkte Virusnachweis (Hirngewebe, Kornea).

Nach Möglichkeit soll das Virusreservoir bei den wildlebenden Tieren eingeschränkt werden (Füchse!); Hunde und Katzen sollen prophylaktisch tollwutgeimpft werden. Wird ein Mensch von einem tollwütigen Tier gebissen, dann soll die Bißstelle schnell gesäubert und desinfiziert werden. Eine aktive Schutzimpfung mit einem gereinigten und daher recht gut verträglichen Impfstoff wird angeschlossen. (Bei den älteren Impfstoffen bestand die Gefahr von Komplikationen.) Zusätzlich soll menschliches Hyperimmunserum verabreicht werden.

Marburg-Virus. Dieses Virus wurde 1967 in Marburg und Frankfurt bei Laborangehörigen nachgewiesen, welche Umgang mit bestimmten Affen hatten. Die Virusübertragung auf den Menschen erfolgt meist aerogen durch Einatmen von infiziertem Staub. Die durch das Marburgvirus beim Menschen hervorgerufene Krankheit ist durch Fieber, Hauterscheinungen und Blutungen gekennzeichnet (fieberhaft-exanthematisch-hämorrhagisch). Schäden des Pankreas, der Nieren und Leber sind möglich. Die Letalität beträgt rund 25%. Das Virus kann zu Beginn der Fieberphase aus dem Blut und aus den befallenen Organen angezüchtet und auch elektronenoptisch nachgewiesen werden. Eine KBR läßt sich ebenfalls durchführen. Eine Übertragung von Mensch zu Mensch ist möglich, insbesondere Blut und Organe von Patienten und Verstorbenen sind hochinfektiös. 1976 wurde im Sudan und in Zaire ein ähnliches Virus bei Epidemien mit einer sehr hohen Letalität nachgewiesen, das man *Ebola*-Virus nannte (Ebola ist ein Fluß in Zaire). *Marburg-* und *Ebola*-Viren sind die Erreger des sogenannten *hämorrhagischen Fiebers*.

4.2.2.8 Togaviren

Zu den Togaviren zählt man heute mehr als 80 verschiedene einsträngige, kleine, von einer Außenhülle umgebenden RNS-Viren, die in den folgenden 4 Gruppen zusammengefaßt werden: *Alpha-Viren, Flaviviren, Rötelnvirus* und *Pestvirus*. Alpha- und Flaviviren werden von Arthropoden übertragen, sie gehören daher zu den sogenannten *Arboviren* (*arthropod-borne*-ne-viruses). Von den über 300 heute bekannten Arboviren können etwa 50 Arten auf den Menschen übertragen werden, insgesamt verteilen sie sich auf die folgenden Familien: Togaviren, Arenaviren, Bunyaviren, Reoviren und Rhabdoviren. Arboviren vermehren sich im Darm der selbst nicht ernsthaft erkrankenden Überträger (Mücken, Zecken) und werden über die Speicheldrüse ausgeschieden.

4.2.2.8.1 Alpha-Viren

Besonders von infizierten Pferden aus werden in Amerika, Afrika und Asien verschiedene Viren durch Moskitos auf den Menschen übertragen, wo sie zu Influenza-ähnlichen Erkrankungen, manchmal aber auch zu sehr schwer verlaufenden Enzephalitiden führen können. Von diesen Infektionen sind am besten bekannt die im Osten der USA vorkommende *Eastern Equine Encephalitis* (EEE), die im Westen und Südwesten der USA auftretende *Western Equine Encephalitis* (WEE) und die in Zentral- sowie Südamerika zu beobachtende *Venezuelan Equine Encephalitis* (VEE). Die Diagnose dieser Virusinfekte wird serologisch gestellt.

4.2.2.8.2 Flaviviren

Flaviviren haben ihr primäres Reservoir beim Menschen (Dengue-Fieber, urbanes Gelbfieber), beim Affen, bei Vögeln, Nagern und verschiedenen anderen Säugetieren, von wo sie über Moskitos und Zecken auf andere Wirte übertragen werden. Beim Menschen kommt es meist zu nur uncharakteristischen Infekten mit einem oft zweiphasi-

gen Fieberverlauf. Es kann aber auch zu sehr gravierenden Erkrankungen kommen wie Enzephalitis, hämorrhagisches Fieber und Fieber
mit Gelenkbeteiligung. Hierzu gehören:

Dengue-Virus. Dengue-Viren werden im Mittelmeergebiet, in Nordafrika, Ostasien und Indien durch Aedesmücken auf Mensch und Tier
übertragen. Nach einer Inkubationszeit von 5–8 Tagen kommt es zu
Fieber, Schüttelfrost, Schmerzen in den großen Gelenken der Extremitäten und zu einem Gesichtserythem. Nach etwa 2–3 Tagen fällt das
Fieber, nach kurzer Zeit kommt es jedoch zu einer zweiten Fieberphase mit einem Erythem des ganzen Körpers (das Gesicht wird nun
ausgespart). Die Letalität kann bis zu 10 % betragen.

FSME-Virus. Dieses Virus ruft die *Frühlings-Sommer-Meningo-Enze-*
phalitis (FSME) hervor. Das Erregerreservoir sitzt offensichtlich bei
verschiedenen wildlebenden Nagetieren, der Erreger wird durch infizierte Zecken auf den Menschen übertragen. Die FSME zeigt eine
zunehmende Verbreitung von Ost nach West, auch in den verschiedensten Gegenden Deutschlands wird sie schon beobachtet. Die Symptome dieser ebenfalls zweiphasigen Erkrankung können verschieden
stark ausgeprägt sein, in vollständiger Form kommt es zu einer Meningitis oder Meningoenzephalitis, evtl. mit Lähmungserscheinungen. Für
die Diagnose stehen KBR und HHT zur Verfügung. Eine Schutzimpfung gegen FSME ist möglich und bei exponierten bzw. zecken-
empfänglichen Menschen empfehlenswert, auch eine passive Immunprophylaxe mit humanem Hyperimmungammaglobulin kann durchgeführt werden.

Gelbfiebervirus. Das besonders in Afrika, in Süd- und Mittelamerika
vorkommende Gelbfieber zählt zu den gemeingefährlichen Weltseuchen. Das natürliche Erregerreservoir stellen wildlebende Affen im
Dschungel dar (Dschungelgelbfieber), zwischen denen das Virus durch
blutsaugende Mücken übertragen wird. Von dort aus kann der Erreger
auch auf den Menschen gelangen, und der Mensch kann dann selbst
zum Virusstandort werden (Städtegelbfieber). Von Mensch zu Mensch
wird das Gelbfiebervirus ausschließlich über Mücken (Aedes) übertragen. Die Erkrankung gehört zu den hämorrhagischen Fieberarten;
Kardinalsymptome sind plötzliches hohes Fieber, Glieder- und Kopfschmerzen, z. T. schwere Blutungen, gastrointestinale Störungen und
Leberbeteiligung. Die Letalität ist hoch.

KBR und HHT können zur serologischen Diagnose eingesetzt werden.
Eine gut wirksame und auch verträgliche Schutzimpfung gegen Gelbfieber ist möglich, sie wird im internationalen Reiseverkehr für
bestimmte Länder Afrikas und Amerikas gefordert und ist allen Reisenden dorthin dringend zu empfehlen. Der Impfschutz dauert mindestens 10 Jahre an, danach ist eine Wiederholungsimpfung angezeigt.

Verwendet wird ein abgeschwächter Lebendimpfstoff, der damit erzielte Impfschutz kann als zuverlässig bezeichnet werden.

4.2.2.8.3 Rötelnvirus

Das Rötelnvirus wird nicht durch Arthropoden übertragen, die Verbreitung geschieht von Mensch zu Mensch durch Tröpfcheninfektion. Dieser Erreger ruft eine typische Kinderkrankheit hervor, nämlich die *Röteln* oder *Rubella*. Der Erreger konnte 1962 erstmals angezüchtet werden.

Die Röteln verlaufen als Erkrankung meist harmlos. Zu Beginn kommt es zu katarrhalischen Erscheinungen von seiten der oberen Luftwege und zu leichtem Fieber, anschließend tritt dann das typische Rötelnexanthem auf: Beginn im Gesicht und dann Ausbreitung über Hals, Rumpf und Extremitäten. Gefährlich sind die Röteln in der Schwangerschaft: Schon 1941 konnte in Australien der Augenarzt GREGG nachweisen, daß das Rötelnvirus in den ersten vier Schwangerschaftsmonaten die Rötelnembryopathie hervorrufen kann. Zu den typischen Erscheinungen der Rötelnembryopathie gehören der ein- oder beidseitige Katarakt (Augenstar), Hörnervenschäden und Entwicklungsfehler des Herzens. Mit solchen Schäden ist relativ oft zu rechnen, mindestens in 20% der Fälle. In den späteren Schwangerschaftsmonaten besteht die Gefahr einer Rötelnembryopathie offensichtlich nicht mehr. (Die Organdifferenzierung des Embryos ist abgeschlossen.)

Die klinische Rötelndiagnose ist nicht mit Sicherheit zu stellen, da das Exanthem oft nicht von anderen Hautausschlägen abgrenzbar ist. Wichtig ist daher der Nachweis spezifischer Antikörper mittels des HHT, eventuell ist ein spezifischer IgM-Test erforderlich. Wegen der schwerwiegenden Rötelnembryopathie ist dringend zu empfehlen, bei Mädchen vor Beginn der Geschlechtsreife einen Rötelnantikörpertest durchzuführen. Wenn dieser Test negativ ausfällt und damit das Überstehen der Röteln in der Kindheit ausgeschlossen werden kann, sollte eine Schutzimpfung mit einem Lebendimpfstoff verabreicht werden. Diese Impfung ist gut verträglich und verleiht einen ausreichenden Impfschutz. In der Schwangerschaft darf eine solche Impfung nicht erfolgen, da evtl. auch das Impfvirus auf den Föt übergehen und dort zu Schäden führen kann.

4.2.2.8.4 Pestvirus

Auch diese Viren werden direkt übertragen ohne Einschaltung von Zwischenwirten. Beim Menschen können diese Viren Durchfälle und hämorrhagische Diathesen verursachen.

4.2.2.9 Bunyaviren

Bunyaviren werden durch Vektoren übertragen. Von den insgesamt etwa 150 bekannten Serotypen haben nur einige wenige Typen klinische Bedeutung. Beim Menschen können Bunyaviren uncharakteristische fieberhafte Infekte auslösen, evtl. mit Enzephalitis, hämorrhagischen und renalen Erscheinungen. Für Europa haben Bunyaviren offensichtlich keine medizinische Bedeutung.

4.2.2.10 Retroviren

Retroviren sind kleine kugelige RNS-Viren. Diese Viren besitzen eine reverse Transkiptase (daher auch ihr Name), mit deren Hilfe die virale einsträngige und lineare RNS nach einer Infektion in eine doppelsträngige DNS umgeschrieben wird. Retroviren sind in der Natur weit verbreitet, bei zahlreichen Warmblütern sind sie als Krebsverursacher bekannt. Man unterteilt die Retroviren in 3 Hauptgruppen: *Onkoviren, Lentiviren* und die bei Primaten vorkommenden, für den Menschen wahrscheinlich ungefährlichen *Spumaviren*.

4.2.2.10.1 Onkoviren

Sogenannte Tumorviren hat man inzwischen in den verschiedensten Familien von DNS-Viren gefunden. Als Provirus chromosomal oder extrachromosomal in die Wirtszelle integriert, verleiht sie ihr eine onkogene Eigenschaft, und man bezeichnet diese Viren daher auch als tumorerzeugende Viren. Innerhalb der bisher bekannten Gruppen von menschenpathogenen RNS-Viren hat man, sieht man von den Retroviren ab, bis heute keine Tumorviren nachweisen können. Bei verschiedenen Warmblütern konnten insbesondere Leukämien und Sarkome mit bestimmten Onkoviren in Verbindung gebracht werden, so z. B. das Rous-Sarkomvirus beim Huhn. Viele dieser Onkoviren scheinen in ihrer Replikation defekt zu sein, sie können sich daher nur bei Anwesenheit verwandter „Helferviren" in der Wirtszelle vermehren. Das erste menschliche Onkovirus wurde 1981 bei einem Patienten mit einer T-Zell-Leukämie nachgewiesen. Dieses Retrovirus hat man daher als *HTLV I* bezeichnet (HTLV = *h*uman T-*l*ymphotropic *v*irus). Es kommt relativ oft im Süden Japans vor, auch in Zentralafrika und in der Karibik. In Europa hat man HTLV I bislang nur selten nachgewiesen. Man schätzt, daß jeder 1000. an HTLV I-Infizierte später eine T-Zell-Leukämie bekommt. Der ursächliche Zusammenhang zwischen HTLV I und dieser T-Zell-Leukämie erscheint gesichert, obwohl noch nicht alle Zusammenhänge klar erkannt sind. Ein weiteres Onkovirus, das *HTLV II*, scheint beim Menschen ebenfalls Ursache einer Leukämieform zu sein.

4.2.2.10.2 Lentiviren

Der für den Menschen wichtigste Vertreter der Lentiviren ist das sogenannte *AIDS-Virus* (AIDS = *a*cquired *i*mmuno*d*eficiency *s*yndrome). Früher bezeichnete man dieses Virus auch als Typ LAV/HTLV III, neuerlich wird es auch *HIV* genannt (HIV = *h*uman *i*mmunodeficiency *v*irus).

1981 wurde man in den USA erstmals auf ein bis dahin unbekanntes Krankheitsbild aufmerksam, das epidemieartig insbesondere bei Homosexuellen auftrat. Aufgrund der beobachteten Krankheitssymptomatik nannte man diese Infektion AIDS. MONTAGNIER u. Mitarb. gelang es 1983, dieses Virus zu isolieren, dessen Erregernatur und Zugehörigkeit zu den Retroviren 1984 von GALLO u. Mitarb. aufgezeigt werden konnten. AIDS ist eine erworbene zelluläre Immunschwäche, bedingt durch den Befall und die Zerstörung der T-Helfer-Zellen (T_H-Lymphozyten). HIV ist zweifelsohne der Verursacher dieser weltweit zunehmend auftretenden lebensgefährlichen neuen Infektionskrankheit.

Das AIDS-Virus oder HIV ist ein relativ kleines kugeliges Partikelchen mit einem zylindrischen Kern. Es besitzt eine lipidhaltige äußere Hülle, welche weitgehend identisch ist mit der Plasmamembran der befallenen T_H-Lymphozyten. Das Ausschleusen der Viren geschieht hier in Form eines Knospungsprozesses, dabei nehmen die neu gebildeten Viruspartikelchen Teile der Plasmamembran als Hülle mit. Die Adsorption des HIV erfolgt über spezifische Rezeptoren der Wirtszelloberfläche. Die Spezifität dieser Rezeptoren ist sicherlich die Erklärung dafür, daß das AIDS-Virus selektiv T_H-Lymphozyten befällt. T_S-Lymphozyten werden offensichtlich nicht infiziert, wohl dagegen scheint eine Adsorption und Infektion von Makrophagen, Endothelzellen und einigen anderen Gewebszellen möglich zu sein. Folgende Effekte werden den AIDS-Viren zugeschrieben:

– T_H-Lymphozyten werden direkt befallen und zerstört.
– In einigen überlebenden T_H-Zellen kann das AIDS-Virus als Provirus chromosomal integriert werden, dies bedingt eine HIV-Persistenz.
– Zerstörung und Ausfall der T_H-Zellen führen sekundär zu schweren Störungen der Immunabwehr; Interleukin 2 (IL 2) und gamma-Interferon (γ-IF) werden nicht mehr ausreichend produziert; damit unterbleibt eine Aktivierung der Makrophagen, der T_K-Zellen und der NK-Zellen; B-Lymphozyten ebenso wie auch T-Lymphozyten werden nicht weiter differenziert (s. Kapitel über Immunologie).

Das AIDS-Virus wird von Mensch zu Mensch über Blut und Sperma übertragen, weitere Übertragungsmöglichkeiten sind bislang unbewiesen geblieben. Nach einer variabel langen Inkubationszeit zwischen

6 Monaten und 6 Jahren, während der der infizierte Mensch bereits infektiös ist, kommt es vorerst meist zu uncharakteristischen Influenza-ähnlichen klinischen Erscheinungen. Erst allmählich treten typische AIDS-Symptome auf, besonders in Form einer generalisierten Lymphknotenschwellung (LAS = Lymphadenopathie-Syndrom). Aufgrund des Zusammenbruches der zellvermittelten Immunität kommt es dann zum vollen AIDS-Krankheitsbild (LAS plus 2 zusätzliche Leitsymptome wie opportunistische Infektionen und/oder Kaposi-Sarkom resp. andere Tumoren). 95% aller AIDS-Patienten starben bislang innerhalb von 3 Jahren nach Auftreten der ersten opportunistischen Infektionen bzw. des Kaposi-Sarkoms; die mittlere Überlebenszeit wird mit 18 Monaten angegeben. Als Opportunisten von AIDS-Infektionen findet man vorwiegend Candida-albicans (orale Kandidiasis), Pneumocystis carinii (Pneumonie) und Kryptosporidien (Durchfälle).

AIDS ist inzwischen weltweit verbreitet, die Erkrankungszahlen nehmen noch laufend epidemieartig zu. Nicht nur Mitglieder von sogenannten Risikogruppen sind betroffen (z.B. Homosexuelle mit häufig wechselnden Partnern, Rauschgiftsüchtige, früher auch Hämophile), HIV kann sich offensichtlich auch heterosexuell über Geschlechtsverkehr verbreiten. Wo diese AIDS-Viren ursprünglich herkommen, ist nicht geklärt. Viele Fakten sprechen dafür, daß HIV in Zentralafrika in einem geschlossenen Endemiegebiet vorhanden war (ob nur beim Menschen oder in bestimmten Tieren, dies ist ebenfalls nicht eindeutig geklärt). Aus diesem Endemiegebiet wurde HIV auf nicht geklärtem Weg nach Haiti und weiter in die USA eingeschleppt, von dort und auch aus Afrika direkt kam es zur weltweiten Verbreitung von AIDS. In manchen Teilen Afrikas ist AIDS aufgrund der dort üblichen Lebensgewohnheiten (hohe Promiskuität) weit verbreitet, Prostituierte sollen bis zu 80% HIV-infiziert sein. Genaue epidemiologische Daten fehlen jedoch, da es in diesen Ländern keine Meldepflicht bzw. Seuchenüberwachung gibt. AIDS ist zweifelsohne eine seuchenhafte Infektionskrankheit, die man sehr genau beachten und bekämpfen muß. Da die epidemieartige Verbreitung von AIDS jedoch praktisch ausschließlich über den Geschlechtsverkehr geht (AIDS ist eine Geschlechtskrankheit), ist AIDS als seuchenhafte Bedrohung der Menschheit nicht vergleichbar mit den großen Seuchen der vergangenen Jahrhunderte wie Pocken, Pest, Cholera. Eine entsprechende Aufklärung der Bevölkerung erscheint mir außerordentlich wichtig.

Die Krankheitsdiagnose kann durch direkten, leider aufwendigen Virus-Nachweis in den Lymphozyten des Menschen erfolgen (Kultur, direkter Erregernachweis mit Hilfe der Immunofluoreszenz u.a.). Praktikabler für Routinebedingungen sind serologische Nachweistests von Antikörpern gegen das AIDS-Virus. Hierbei muß jedoch beachtet werden, daß sowohl falsch-positive als auch falsch-negative Testergebnisse möglich sind. Insbesondere ein positiver Test muß stets durch weitere Untersuchungen überprüft werden. Eine erfolgreiche Chemotherapie von AIDS ist bislang nicht bekannt geworden. Ebenso ist es noch nicht gelungen, einen wirksamen Impfstoff herzustellen.

4.2.3 Slow-Virus-Infektionen

Slow-Virus-Infektionen betreffen vorwiegend das Zentralnervensystem, sie treten nach extrem langer Inkubationszeit auf (Monate bis Jahre), sie zeigen einen sehr chronischen, aber progredienten und letal endenden Verlauf. Typisch ist auch, daß nur ein Organ bzw. Organsystem betroffen ist. Solche Slow-Virus-Infektionen konnten inzwischen sowohl bei Tieren als auch beim Menschen nachgewiesen werden. Generell kann man diese Infektionen in 2 große Gruppen unterteilen:

4.2.3.1 Konventionelle Viren

Im Gefolge verschiedener, üblicherweise akut verlaufender Virusinfektionen kann es zum Auftreten einer subakut bis chronisch verlaufenden Enzephalomyelitis kommen. Folgende Slow-Virus-Infektionen konnten beim Menschen bislang beobachtet werden: progressive Rötelnpanenzephalitis (PRP), subakute sklerosierende Panenzephalitis (SSPE), progressive multilokale Leukoenzephalopathie (PML) und die AIDS-Enzephalopathie.

4.2.3.2 Unkonventionelle Viren

Subakute spongioforme Enzephalopathien werden ebenfalls, wie entsprechende Übertragungsversuche gezeigt haben, durch bislang unbekannte Viren verursacht. Hierzu gehören die in Neuguinea auftretende degenerative ZNS-Erkrankung *Kuru* und die weltweit vorkommende, aber seltene *Creutzfeldt-Jakob*-Erkrankung (CJE). Die auslösenden Viren konnten leider noch nicht angezüchtet oder eindeutig identifiziert werden. Die Diagnose dieser Slow-Virus-Infektionen erfolgt entsprechend anhand der Klinik und neuropathologischer Untersuchungen. Bei Betreuung solcher Patienten sollte man jedoch aus Gründen der möglichen Infektiosität Maßnahmen der Infektionsprophylaxe in Anwendung bringen. Man weiß generell noch sehr wenig über die eigentlichen Pathomechanismen der Slow-Virus-Infektionen, bei denen entzündliche Reaktionen fehlen, dagegen degenerative Veränderungen im Vordergrund stehen. Solche Slow-Virus-Infekte werden auch noch mit anderen Krankheitsbildern in Zusammenhang gebracht, schlüssige Beweise fehlen jedoch.

5 Mykologie

Mykologie ist die Lehre von den *Pilzen,* welche man auch als *Fungi* oder *Myzeten* bezeichnet. Diese Pilze führen für gewöhnlich in der Außenwelt ein saprophytäres Dasein, man schätzt ihre Zahl auf rund 100 000 Arten. Unter den größeren Pilzen oder *Makromyzeten* finden wir außer für den menschlichen Genuß geeigneten Schwämmen auch sehr giftige Arten (z. B. Knollenblätterpilz, Fliegenpilz). Davon zu trennen sind die mikroskopisch kleinen Arten, die *Mikromyzeten.*

Über Luft und Nahrungsmittel nehmen Mensch und Tier stets größere Mengen solcher Mikromyzeten auf. Meist wird diese Aufnahme völlig symptomlos toleriert, bei entsprechend disponierten Menschen kann es jedoch zu Allergien kommen. Manchmal sind die Pilze imstande, sich auf der Haut- und Schleimhautoberfläche festzusetzen und zu Kommensalen zu werden. Bei lokalen oder allgemeinen Resistenzschwächen (z. B. bei Diabetes, bösartigen Tumoren, Leukämien, Anämien, bei Behandlung mit Zytostatika und Kortikosteroiden u. a.) besteht die Gefahr, daß das Gleichgewicht zwischen Pilz und Mensch gestört bzw. aufgehoben wird. Die Myzeten können dann Erreger einer lokal begrenzten oder generalisierten Infektionskrankheit, einer *Mykose,* werden. War der Pilz bereits vorher als Kommensale in der Körperflora vorhanden, dann sprechen wir von einer *endogenen Mykose.* Bei einer *exogenen Mykose* wird der Pilz meistens durch Einatmen von sporenhaltigem Staub, seltener über Hautverletzungen oder durch Verschlucken („Schmutz-Schmier-Infektion") aufgenommen. Nur einige wenige Pilzarten besitzen für den Menschen eine so hohe Virulenz, daß sie auch bei Gesunden eine Mykose hervorrufen können.

Durch Myzeten verursachte Krankheiten des Menschen kennt man schon lange. Bereits 1839 entdeckte SCHÖNLEIN den Favuspilz. Bestimmte Mikromyzeten bilden für Mensch und Tier giftige Stoffwechselprodukte, die sogenannten *Mykotoxine.* Mit Mykotoxinen verunreinigte Lebensmittel können Ursache von Lebensmittelvergiftungen werden. Im übrigen sei darauf hingewiesen, daß auch viele der heute in der Medizin verwendeten *Antibiotika* von Pilzen produziert werden. Aufbaumäßig gehören die Pilze zu den Eukaryonten, wobei Ähnlichkeiten zur Pflanzenzelle bestehen. Sie werden jedoch heute nicht mehr dem Pflanzenreich zugeordnet, sondern bilden ein eigenes

Reich. Innerhalb dieses Reiches werden sie nach der Art ihrer Myzelbildung und nach ihrer Vermehrungsweise unterteilt. Unter *Myzel* versteht man die Gesamtheit der *Pilzhyphen* (= Pilzfäden); diese sind bei den niederen Pilzen unseptiert (= nicht durch Querwände unterteilt), bei den höheren Pilzen septiert.

Bei den Pilzen unterscheiden wir zwischen *ungeschlechtlicher* (= Nebenfruchtform) und *geschlechtlicher* (= Hauptfruchtform) *Vermehrung*. *Perfekte Pilze* können sich sowohl ungeschlechtlich als auch geschlechtlich fortpflanzen. Pilze, bei denen bislang nur eine ungeschlechtliche Vermehrung bekannt geworden ist, werden als *imperfekte Pilze* bezeichent. Die ungeschlechtliche Vermehrung dient der raschen Verbreitung der Pilze durch Bildung großer Mengen von „*Sporen*". (Diese „Sporen" haben nichts mit den Bakteriensporen gemeinsam, sie sind keine Dauerformen.) Die Sporenbildung kann auf verschiedene Weise erfolgen: Sprossung = *Blastosporen,* Hyphenzerfall = *Arthrosporen,* Bildung an Sporenträgern = *Konidien.* Bei der geschlechtlichen Vermehrung (sie dient der Erhaltung der Art bei schlechten Lebensbedingungen) kommt es zum Verschmelzen zweier gegensätzlich ausgebildeter Geschlechtszellen, daran schließt sich dann eine Reduktionsteilung mit der Bildung spezieller Sporenformen (z. B. Askosporen) an, anhand derer die Einteilung des Systems in Unterabteilungen erfolgt.

Aus den klinischen Erscheinungen eine *Mykose* kann meist nicht auf die erregende Pilzart geschlossen werden, gleiche Krankheitsbilder können durch ganz verschiedene Myzeten verursacht werden. Aus epidemiologischen und therapeutischen Gründen sollte daher stets versucht werden, die tatsächlich vorliegende Pilzart zu erkennen und zu differenzieren. Betont werden muß, daß eine vernünftige und verläßliche Pilzdiagnostik spezielle Kenntnisse und große Erfahrungen des Untersuchers benötigt; eine „Do it yourself"-Diagnostik ist sinnlos, ja gefährlich. Zur *Pilzdiagnostik* wird nach Möglichkeit ein *Direktnachweis* eingesetzt, und zwar mit Hilfe eines Nativpräparates (eventuell nach „Aufhellen" mittels 10%iger NaOH), eines Tuschepräparates (zum Nachweis einer Schleimkapsel) oder mit Hilfe von Spezialfärbungen (Gram- und Giemsa-Färbungen). Mit diesem Direktnachweis sollte stets eine spezielle *Pilzkultur* unter Verwendung von für die Pilzanzüchtung optimalen Nährmedien (z. B. Nährböden nach GRÜTZ oder nach SABOURAUD) kombiniert werden. Die angezüchteten Pilze werden dann morphologisch, biochemisch und eventuell auch serologisch weiter differenziert. Bei bestimmten Mykosen kann auch eine *serologische Diagnostik* (Antikörpernachweis) durchgeführt werden.

Zur *Chemotherapie* von Mykosen stehen heute verschiedene *Antimykotika* zur Verfügung:

1. *Wasserunlösliche Polyene:* Die zu dieser Gruppe gehörenden Präparate *Mykostatin* (Nystatin), *Amphotericin B* und *Natamycin* zeigen in vitro eine gute Hemmwirkung gegen Sproßpilze und einige Fadenpilzarten. Nystatin und Natamycin werden lokal gegeben. Amphotericin B kann auch intravenös zur Behandlung systemischer Mykosen verabreicht werden, jedoch ist auf die hohe Nephro- und Lebertoxizität dieses Präparates zu achten.

2. *Imidazolverbindungen:* Diese Verbindungen sind gegen Sproßpilze und zahlreiche Dermatophyten (Hautpilze) gut wirksam und werden lokal und/oder systemisch angewendet (Clotrimazol und Econazol nur lokal; Ketoconazol nur oral; Miconazol lokal, oral oder i.v.).

3. *Griseofulvin:* Dieses auch oral verabreichbare Mittel wirkt gegen Dermatophyten, nicht dagegen bei Candida-Mykosen.

4. *5-Fluorocytosin:* Dieses gut verträgliche und wirksame Präparat wird oral und evtl. auch i.v. (als Infusion in Kombination mit Amphotericin B bei systemischen Mykosen) gegeben, und zwar zur Behandlung von Sproßpilzinfektionen (Candidiasis und Cryptococcose). Allerdings können resistente Sproßpilze vorkommen oder sich entwickeln, eine Resistenzbestimmung ist daher stets angezeigt.

Insbesondere bei den Hautmykosen werden neben den Antimykotika noch andere Behandlungsmaßnahmen durchgeführt, auf die hier jedoch nicht eingegangen werden kann (s. entsprechende Lehrbücher in der Dermatologie).

Die *Taxomonie* der Pilze ist noch nicht abgeschlossen: Laufend werden perfekte Formen von bislang als imperfekt klassifizierten Pilzen gefunden, und entsprechend muß die Einordnung geändert werden. Für praktische Zwecke wird jedoch in der Regel auf die strenge Systematik verzichtet und eine Einteilung in *Sproßpilze* (Hefen) und *Fadenpilze* (Hyphomyzeten) vorgenommen. Die sogenannten *dimorphen* Pilze können sowohl Hyphen- als auch Sproßpilzformen zeigen. Die Fadenpilze werden häufig noch in Dermatophyten (Hautpilze) und Schimmelpilze unterteilt. Im folgenden wird ein von SEELIGER benutztes, klinisch relevantes Einteilungsschema verwendet.

5.1   Sproßpilze (Hefen)

Von den weltweit verbreiteten Sproßpilzen (Hefen) sind einige Arten auch humanmedizinisch wichtig, ihre Bedeutung nimmt offensichtlich zu. Allen Sproßpilzen gemeinsam ist, daß sie sich durch Sprossung vermehren: Die Tochterzelle entsteht aus der Mutterzelle durch Ausstülpung (Knospung). Die Differenzierung der Hefen erfolgt aufgrund morphologischer Unterschiede (Koloniebild, Fähigkeit zur Bildung von Myzel, Pseudomyzel und Chlamydosporen, Farbstoffbildung), aufgrund bestimmter Stoffwechselleistungen (Fähigkeit, bestimmte Zucker- und Stickstoffverbindungen zu verwerten und/oder zu spalten) und serologisch. Neben sehr nützlichen Eigenschaften (Bierhefe, Weinhefe, Bäckerhefe u. a.) können Sproßpilze auch fakultativ pathogene Merkmale aufweisen. Diese fakultativ pathogenen Hefen gehören zu den Gattungen *Candida, Cryptococcus, Trichosporon* und *Torulopsis.*

5.1.1 Candida

Von den verschiedenen Candida-Arten ist *Candida albicans* zweifellos am wichtigsten. Im weiten Abstand folgt *Candida tropicalis,* von den übrigen Arten sind noch *Candida pseudotropicalis* und *Candida krusei* zu nennen.

Der Mensch ist offensichtlich das natürliche Reservoir für *Candida albicans.* Sie ist als Kommensale in der normalen Standortflora des Mund-Rachen-Raumes, der Verdauungswege und auch des äußeren Genitales zu finden. In unmittelbarer Umgebung des Menschen kann *Candida albicans* eine gewisse Zeit überleben, Tiere spielen als Reservoir eine untergeordnete Rolle. *Candida albicans* (s. Abb. 30) zeigt

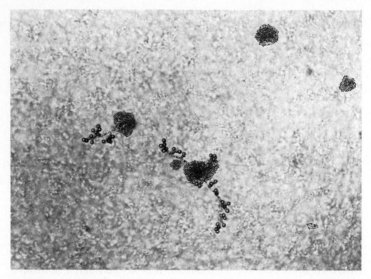

Abb. 30　Candida albicans: Hefen, Pseudomyzel, Chlamydosporen (Kultur auf Reisagar, Vergr. 140fach)

runde bis ovale Sproßzellen und bildet neben echtem Myzel auch Pseudomyzel (ausgezogene Sproßzellen) und Chlamydosporen (Dauerform, welche bei ungünstigen Lebensbedingungen gebildet wird). Wir unterscheiden die beiden Serotypen A und B.

Bei Störung der lokalen und allgemeinen Resistenzlage kann *Candida albicans,* in geringem Umfang auch andere Candida-Arten, eine endogene Mykose hervorrufen. Meist finden wir diese als *Soormykose* oder *Kandidiasis* bezeichnete Infektion lokalisiert, wie z. B. als Mundsoor beim Neugeborenen, als Scheidensoor bei Frauen, welche orale Kontrazeptiva nehmen, in der Schwangerschaft oder als Lungensoor bei Morbus Hodgkin, als Soor der Haut und der Nägel. In Einzelfällen kann die Soormykose generalisieren, es bildet sich eine prognostisch ungünstige Soorsepsis aus (besonders nach Besiedlung von intravenösen Kathetern!), und es kommt zum Befall innerer Organe (besonders Nieren und Augenhintergrund).

Candida albicans wird relativ oft aus den verschiedensten Untersuchungsmaterialien des Menschen angezüchtet. Der Nachweis dieser oder auch anderer Candida-Arten allein ist nicht gleichbedeutend mit einer Erkrankung im Sinne einer Mykose. Man muß stets daran denken, daß *Candida albicans* ein häufiger Haut- und Schleimhautkommensale ist. Der Kulturbefund muß daher stets mit dem klinischen Befund in Zusammenhang gebracht und entsprechend interpretiert werden. Eine gleichzeitig mit dem Candida-Nachweis festgestellte gravierende Störung der normalen Standortflora sowie der mikroskopische Nachweis einer Myzel- bzw. Pseudomyzelbildung im Organismus sprechen für das Vorliegen einer Mykose. Bei Candida-Organbefall und Candida-Sepsis kann die Serologie (Titerverschiebung) gewisse Hinweise bringen. Eine neuere Methode zur Diagnose einer systemischen Candida-Mykose ist der Nachweis von Candida-Antigen im Patientenserum.

5.1.2 Cryptococcus

Die für den Menschen gefährliche Art *Cryptococcus neoformans* bildet besonders im Gewebe Schleimkapseln um die einzelnen Hefezellen (s. Abb. 31). Dieser Pilz ist weltweit verbreitet im Freiland zu finden, und zwar besonders im mit Exkrementen von Vögeln angereicherten Boden. Tauben sind eine wichtige Infektionsquelle, sie scheiden *Cryptococcus neoformans* über den Kot aus, ohne selbst daran zu erkranken. Beim Menschen kommt *Cryptococcus neoformans* normalerweise nicht auf den Haut- oder Schleimhautoberflächen vor.

Über Staub eingeatmet, kann *Cryptococcus neoformans* sich bei resistenzgeschwächten Menschen (besonders bei bösartigen Tumoren, bei Lymphogranulomatose und Leukämien sowie bei AIDS-Patienten) in

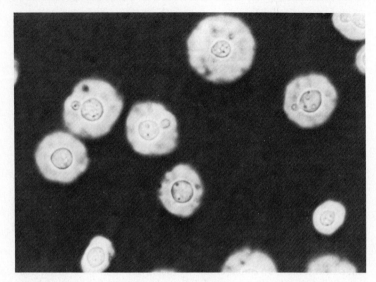

Abb. 31 Cryptococcus neoformans (Tuschepräparat, Vergr. 1400fach)

der Lunge festsetzen und eine zunächst lokalisierte Lungenmykose verursachen. Man nennt diese durch *Cryptococcus neoformans* verursachte und meist sehr langsam, schleichend verlaufende Mykose auch *Kryptokokkose* (alter Name: *Torulose*). Die Klinik dieser Lungenkryptokokkose ist sehr uncharakteristisch, sie wird daher meist nicht erkannt. Nach einiger Zeit kommt es zur Generalisierung, besonders das Zentralnervensystem wird befallen (Enzephalitis mit Meningitis).

Der Nachweis von *Cryptococcus neoformans* im menschlichen Untersuchungsmaterial, besonders im Liquor, im Sputum oder im Urin, ist gleichbedeutend mit der Krankheitsdiagnose. Diese Pilzart wird im Direktpräparat und in der Kultur ohne Schwierigkeiten erkannt. Je früher mit einer Amphotericin-B- und 5-Fluorocytosin-Therapie begonnen wird, um so günstiger ist die Prognose dieser ansonsten meist tödlichen Mykose.

5.1.3 Torulopsis

Die verschiedenen Torulopsis-Arten sind Freilandsaprophyten, man findet sie im Erdboden, im Wasser, aber auch in verschiedenen Nahrungsmitteln. Besonders die Art *Torulopsis glabrata* (neuerdings auch Candida glabrata genannt) kann man auch aus menschlichen Untersuchungsmaterialien anzüchten, als Opportunisten scheinen sie bei

Resistenzschwäche Haut- und Schleimhautpartien besiedeln und zu Mykosen führen zu können. Ihr Nachweis muß stets sehr sorgfältig unter Berücksichtigung des klinischen Befundes interpretiert werden.

5.1.4 Trichosporon

Ebenso wie andere Hefen (z. B. *Rhodotorula*) sind die verschiedenen Trichosporon-Arten in der Umgebung von Mensch und Tier als Saprophyten zu finden. Dementsprechend lassen sich diese Sproßpilze auch relativ oft im menschlichen Untersuchungsmaterial nachweisen, ihre pathogene Bedeutung ist aber sicherlich sehr gering. *Trichosporon cutaneum* verursacht besonders in wärmeren Regionen eine als *weiße Piedra* bekannte Haarmykose.

5.2 Fadenpilze (Hyphomyzeten)

Eine große Zahl von Fadenpilzen kann bei Mensch und Tier zu Mykosen führen. Ihre Benennung und Einteilung sind noch nicht abgeschlossen und daher auch etwas unübersichtlich. Im folgenden soll versucht werden, sie nach SEELIGER aufgrund klinischer Gesichtspunkte geordnet abzuhandeln. Dies scheint uns verständlicher und für den medizinisch praktisch Tätigen auch informativer zu sein. Zuerst wird die Gruppe der hautpathogenen Fadenpilze besprochen, der sogenannten *Dermatophyten*. Anschließend wird auf die Gruppen der sogenannten *Verletzungsmykosen*, der *Systemmykosen* und der *Schimmelpilzmykosen eingegangen*.

5.2.1 Dermatophyten

Die hauptpathogenen Pilze oder Dermatophyten sind eine Plage insbesondere des zivilisierten Menschen. Diesen Pilzen ist gemeinsam, daß sie mit Hilfe ihrer Enzyme die Hornsubstanz der Haut und der Haare auflösen können und sich dann in den Hautschichten bzw. in den Anhangsgebilden der Haut ansiedeln.

5.2.1.1 Microsporum

Von den verschiedenen Microsporum-Arten hat für den Menschen zweifelsohne *Microsporum audouinii* die größte Bedeutung. *Microsporum canis* und *Microsporum persicolor* haben ihren primären Standort nicht beim Menschen. Die beim Menschen durch diese Pilze hervorgerufene exogene Mykose befällt speziell die Haare, die Krankheit nennt man *Mikrosporie*.

Microsporum audouinii. Diese Pilzart kommt nur beim Menschen, nicht dagegen bei Tieren vor. Besonders bei Kindern infiziert *Microsporum audouinii* die Kopfhaare, die Mikrosporie beginnt im Nacken, am Hinterkopf und hinter den Ohren. Die Haare werden an der Follikelmündung befallen, der Pilz wächst abwärts bis zur keratinogenen Zone, und die Haare brechen kurz oberhalb des Hautniveaus ab. Diese früher bei uns häufige, in Schulen manchmal epidemisch auftretende Pilzinfektion kann heute mit Griseofulvin gut behandelt werden. Die Mikrosporie der Kinder heilt im übrigen mit Erreichen der Pubertät von selbst aus.

Microsporum canis. Dieser Pilz befällt verschiedenste Haustiere (besonders Hunde und Katzen), aber auch wildlebende Tiere. Von infizierten Tieren wird die Infektion auf den Menschen, besonders Kinder, übertragen, eine Weitergabe von Mensch zu Mensch ist möglich. Die Mikrosporie des Menschen wird heute bei uns zumeist durch diesen recht infektiösen Pilz verursacht.

Microsporum persicolor. *Microsporum persicolor* sitzt primär bei freilebenden Nagetieren, besonders bei Mäusen und Hamstern. Von dort aus kann dieser Pilz über Hunde und Katzen auch auf den Menschen übergehen. Besonders in ländlichen Gebieten kann man diese Pilzinfektion auch bei uns beobachten, typischerweise werden hier die Haare selbst nicht befallen, sondern die Haut.

5.2.1.2 Trichophyton

Die durch Trichophyton-Pilze verursachten Mykosen werden als *Trichophytie* bezeichnet, neben Haut und Haaren werden auch Nägel befallen. Von den vielen bekannten Trichophyton-Arten haben nur wenige für den Menschen in Europa Bedeutung. *Trichophyton mentagrophytes* und *Trichophyton rubrum* werden am häufigsten aus Haut- und Nagelproben des Menschen angezüchtet.

Trichophyton mentagrophytes. Dieser weltweit verbreitete Hautpilz ist vorwiegend an den Menschen adaptiert, in der Außenwelt kommt er offenbar nicht vor. *Trichophyton mentagrophytes* befällt besonders feuchtwarme Hautregionen, bevorzugt die Zwischenzehenräume. Da sein Vorkommen durch das Tragen von Schuhen und durch seine Verbreitung über Duschen, Bäder usw. gefördert wird, kann der Befall gerade mit diesem Pilz als sogenannte Zivilisationskrankheit gelten. Diese Mykose ist meist langwierig und chronisch, sie kann auf Zehen- und Fingernägel übergreifen. Haarbereiche bleiben meist ausgespart.

Trichophyton rubrum. Auch dieser in den zivilisierten Ländern verbreitete Hautpilz befällt den Menschen, sein Vorkommen bei Tieren ist fraglich, in der Außenwelt ist er nicht zu finden. *Trichophyton rubrum* führt vorwiegend zu Hand- und Fußmykosen mit Neigung zum Befall von Finger- und Zehennägeln. Auch die Leistengegend ist oft Sitz dieser Pilzinfektion, während der Haarbereich mehr oder weniger nicht betroffen ist.

Trichophyton schoenleinii. *Trichophyton schoenleinii* ist der Erreger des *Favus,* diese Infektion wird bei uns auch Erbgrind genannt. Bei dieser bei Kindern manchmal epidemisch auftretenden Mykose sind schildförmige, grindige Herde auf der Kopfhaut zu beobachten. Es kommt zum Haarbefall und zur Zerstörung der Haarpapili, damit auch zum bleibenden Haarverlust. Der bei uns selten gewordene Favus ist in Asien und Nordafrika noch verbreitet zu sehen. Auch dieser Hautpilz ist an den Menschen adaptiert, ein Übergang auf Tiere scheint nur selten möglich zu sein. Wegen der bleibenden Schäden (Haarausfall) ist eine frühzeitige Griseofulvinbehandlung indiziert.

Trichophyton tonsurans. *Trichophyton tonsurans* ist ebenfalls an den Menschen adaptiert, ein Übergang auf Tiere scheint nur selten stattzufinden, im Boden ist er als Saprophyt anzutreffen. Dieser Hautpilz ist weltweit verbreitet, er befällt sowohl Kinder als auch Erwachsene und zeigt eine große Affinität zum Haar (besonders Kopfbereich). Der Pilz infiziert den Haarschaft, die Haare brechen einige Millimeter oberhalb des Hautniveaus ab. Meist sieht man umschriebene Einzelherde, oft mit starken Entzündungsreaktionen.

Trichophyton verrucosum. Dieser Hautpilz sitzt primär bei Tieren (besonders bei Rindern), von dort kann er auf den Menschen übertragen werden (eventuell Ursache einer Berufskrankheit). Besonders bei Männern werden die Haare des Kopf- und Bartbereichs sowie des Unterarms befallen. Bei dieser entzündlichen follikulären Trichophytie bleiben die Haare erhalten, sie brechen auch nicht ab.

5.2.1.3 Epidermophyton floccosum

Epidermophyton floccosum ist der einzige bislang bekannte Vertreter der Gattung Epidermophyton. Diese Pilzart ist völlig an den Menschen adaptiert, bei Tieren oder im Freiland kommt sie nicht vor. Haare werden nicht befallen, wohl aber Haut und Nägel. Neunmal mehr Männer als Frauen erkranken, besonders die Leistengegend und der Zehenbereich mit und ohne Nagelbeteiligung sind betroffen.

5.2.2 Erreger von Verletzungsmykosen

Zu dieser Gruppe von exogenen Mykosen zählen drei Krankheitsformen, nämlich die *Sporotrichose,* die *Maduramykose* und die *Chromomykose.* Die im Freiland weit verbreiteten Pilze gelangen meist über Verletzungen mit Holzsplittern, Pflanzendornen, Insektenstichen u. a. in das Unterhautzellgewebe und führen dort zu chronisch-progredienten Entzündungsprozessen, daher auch der Name Verletzungsmykosen. Diese Pilzinfektionen sind besonders in Tropen und Subtropen bei barfuß gehenden Menschen und bei Wald-, Garten- und Landarbeitern zu beobachten.

5.2.2.1 Sporotrichose

Die *Sporotrichose,* auch Sporothrixmykose genannt, wird durch den Pilz *Sporothrix schenckii* hervorgerufen. Dieser weltweit verbreitete Bodenpilz gelangt über Verletzungen, besonders an den Extremitäten, in den Körper. Wenige Tage bis Wochen danach kommt es von der Eintrittspforte aus entlang der Lymphgefäße zum Auftreten von Knoten, welche zuerst noch verschieblich sind, später aber hart werden und geschwürig unter Entleerung eines dünnflüssigen Eiters aufbrechen. Das Allgemeinbefinden des Patienten ist in der Regel nur wenig betroffen. Selten generalisiert die Sporotrichose mit Befall innerer Organe. In Europa ist diese bei Mensch und Tier vorkommende Mykose selten geworden, man trifft sie noch relativ häufig in Südafrika, in Süd- und Mittelamerika. Die Prognose der Sporotrichose ist nicht günstig. Bei systemischem Befall soll Amphothericin B gegeben werden, ansonsten wird Kaliumjodid als Mittel der Wahl empfohlen.

5.2.2.2 Maduramykose

Die *Maduramykose* befällt als chronische Pilzinfektion besonders die unteren Extremitäten des Menschen. Der Name besagt, daß man diese Mykose das erste Mal in der indischen Stadt Madura beobachtet hat. Die Erreger gelangen auch hier über Verletzungen in den Körper, der betroffene Körperteil, meist ist es die Fußregion, schwillt an (daher auch der Name Madurafuß). Es entwickeln sich zahlreiche Knoten mit Fisteln, aus denen sich eine ölige Flüssigkeit mit kleinen Körnchen entleert. Bei diesen Körnchen handelt es sich um im infizierten Gewebe gebildete Pilzkolonien, sie müssen von den Nocardia-Kolonien und von den Aktinomykosedrusen abgegrenzt werden. Die Infektion schreitet weiter fort, es kommt zum tumorähnlichen Befall auch des Knochens, man spricht dann von einem *Myzetom* (Pilztumor). Die Maduramykose kann durch verschiedene Pilzarten verursacht werden, klinisch bestehen hierbei keine Unterschiede. Als hauptsächlicher Erreger gilt die Pilzart *Petriellidium boydii,* aber auch verschiedene *Phialophora-* sowie *Madurella-Arten* und noch weitere Pilze kommen in Betracht. Die Maduramykose verläuft sehr langwierig, manchmal über Jahrzehnte. Von Mensch zu Mensch wird diese Mykose nicht weitergegeben. Eine Ausheilung gelingt selten, meist bleibt nur die radikale Operation. Differentialdiagnostisch ist stets eine bakterielle Infektion, insbesondere ein Aktinomyzetom, abzugrenzen.

5.2.2.3 Chromomykose

Es handelt sich hier um eine chronische, granulomatöse Pilzerkrankung des Menschen, welche nach Verletzungen, besonders in den unteren Extremitäten, auftritt. Der Name dieser Mykose ist darauf zurückzuführen, daß die erregenden Pilzarten gefärbte Zellen produzieren. Von den verschiedenen Pilzarten, die als Erreger einer Chromomykose in Betracht kommen, ist *Phialophora verrucosa* am häufigsten zu finden.

Die Chromomykose ist in Tropen- und Subtropengegenden verbreitet, sie ist besonders in Amerika und Afrika anzutreffen. An den Eintrittsstellen der Erreger bilden sich warzenförmige Entzündungsherde, die dann geschwürig zerfallen. Die Mykose schreitet langsam weiter, es entstehen ausgedehnte chronisch entzündliche Infiltrationen mit typischen Riesenzellen, die über Jahre bleiben können. Die Chromomykose ist nicht ansteckend, sie scheint nur beim Menschen vorzukommen. Auch hier müssen differentialdiagnostisch andere Mykosen und bakterielle Infektionen in Betracht gezogen werden. Therapeutisch ist chirurgisch in Verbindung mit Gaben von Amphothericin B und/oder Griseofulvin bzw. von anderen Präparaten wie Kaliumjodid vorzugehen.

5.2.3 Erreger von Systemmykosen

In dieser Gruppe werden verschiedene exogene Pilzinfektionen zusammengefaßt, deren Erreger bereits primär zur Ausbildung einer generalisierten Mykose neigen. Diese saprophytären Pilzarten zeigen für den Menschen eine ausgeprägte Virulenz, sie können auch den völlig Gesunden befallen. Die Mikromyzeten dieser Gruppe sind dimorph, in der Außenwelt erscheinen sie als Fadenpilze, im infizierten Gewebe dagegen als Sproßpilze. Eine Infektion von Mensch zu Mensch erfolgt nicht, meist ist eine geografische Häufung festzustellen.

5.2.3.1 Blastomyces dermatitidis

Blastomyces dermatitidis ruft die *Nordamerikanische Blastomykose* hervor, die sogenannte Gilchristsche Erkrankung. Diese Mykose tritt vorwiegend in den USA, in Kanada , aber auch in Zentralamerika und in Afrika auf. Der Mensch infiziert sich durch Einatmen von sporenhaltigem Staub, es kommt zu einer schleichenden Infektion der Atemwege. Die in diesem Stadium uncharakteristischen Symptome gleichen denen einer Tuberkulose oder anderen bakterieller Infektionen bzw. Mykosen. Eine Metastasierung in die Leber, Milz, Nieren, Knochenmark, Lymphknoten und Haut kann folgen. Der Verlauf der Erkrankung ist chronisch und fortlaufend, die Prognose ist ungünstig. Auch Tiere, insbesondere Hunde, können an dieser Mykose erkranken, eine Infektion vom Tier auf den Menschen kommt offensichtlich nicht vor.

5.2.3.2 Coccidioides immitis

Dieser in den Wüstenböden Amerikas heimische Pilz führt bei Mensch und Tier über Einatmen zu einer generalisierenden Infektionskrankheit, die man als *Kokzidioidomykose* bezeichnet. Diese Mykose kommt in den USA, aber auch in Mittel- und Südamerika vor. Die Kokzidioidomykose zählt in den USA zu den häufigsten Pilzinfektionen, jährlich erkranken daran Hunderttausende von Menschen. Der Pilz ist hochinfektiös, schon eine kurze Exposition genügt zur Infektion. Eine Übertragung von Mensch zu Mensch bzw. von Tieren auf den Menschen wird nicht beobachtet.

Nach einer Inkubationszeit von 1–3 Wochen kommt es zu einer uncharakteristischen Atemwegsinfektion, bei 60% der Infizierten treten nur minimale Erscheinungen auf und die Mykose heilt spontan aus. Nur bei einem kleinen Prozentsatz der Infizierten erfolgt eine Generalisierung mit bevorzugtem Befall von Haut, Unterhautgewebe und Knochen. Aus noch nicht geklärten Gründen tritt diese meist letal endende Systemmykose besonders bei Negern und Filipinos in Erscheinung. Alle bislang bekannten Antimykotika haben bei dieser Mykose mehr oder weniger versagt. Erwähnenswert ist, daß ihr relativ oft das Krankheitsbild eines Erythema nodosum folgt. Das Untersuchungsmaterial selbst ist nicht kontagiös. Die Pilzkultur ist allerdings hoch infektiös, so daß nur speziell ausgerüstete Labors eine Anzüchtung von *Coccidioides immitis* versuchen sollten.

5.2.3.3 Histoplasma capsulatum

Histoplasma capsulatum ist ein saprophytärer Bewohner bestimmter Erdböden in Amerika. Dieser Pilz kommt besonders dort vor, wo Geflügel-, Vögel- und Fledermausausscheidungen anfallen. *Histoplasma capsulatum* ist der Erreger der *Histoplasmose* (auch Histoplasmamykose genannt), eine in den USA weit verbreitete Mykose (ca. 40 Millionen infizierter Menschen). Weitere Herde befinden sich in Zentralafrika und in Südostasien.

Durch Einatmen von Staub kommt es zur Infektion der Luftwege, die Klinik ist meist uncharakteristisch. Es bildet sich ähnlich wie bei der Tuberkulose ein Primärkomplex aus (lokale Infektion plus Befall der regionären Lymphknoten), der verkalkt und ausheilt. Bei einem Teil der Patienten folgt allerdings eine Generalisierung mit Befall von Leber, Milz, Lymphknoten, Knochenmark und Hirnhäuten. Die Prognose der generalisierten Histoplasmose ist ungünstig, eine zufriedenstellende Therapie ist nicht bekannt. Wenn dieser Pilz über Hautwunden eindringt, dann kann eine isolierte primäre Hauthistoplasmose mit knotigen und ulzerösen Hautveränderungen entstehen. Auch Tiere können an der Histoplasmose erkranken, jedoch kommt es weder zu einer Übertragung vom Tier auf den Menschen noch zu einer solchen von Mensch zu Mensch. Im Labor ist die Kultur von *Histoplasma capsulatum* ebenfalls infektiös und gefährlich.

5.2.3.4 Histoplasma duboisii

Dieser intrazellulär parasitierende Erreger der *Afrikanischen Histoplasmose* zeigt Ähnlichkeiten mit *Histoplasma capsulatum*, die Erkrankung wird in Afrika beim Menschen und bei Affen gesehen. Bei der Afrikanischen Histoplasmose bleibt die Lunge gewöhnlich frei, bevorzugt sind Haut und Knochen befallen. Die Eintrittspforte des Erregers ist noch nicht gesichert: Offensichtlich sind es hier nicht die Atemwege, diskutiert werden Verdauungstrakt und Hautwunden.

5.2.3.5 Paracoccidioides brasiliensis

Diese Pilzart ist der Erreger der *Südamerikanischen Blastomykose*, ihr primärer Standort ist nicht bekannt (Pflanzen?). Die Aufnahme des Pilzes erfolgt wahrscheinlich aerogen über die Lunge und die Mundschleimhaut, eventuell auch oral durch Verschlucken. Es handelt sich hier um eine chronisch verlaufende, fortschreitende, granulomatöse Mykose des Menschen, wobei geschwürige Läsionen im Mundbereich, sekundär auch solche in der Haut, auftreten. Es kann zu einer unbehandelt zum Tode führenden Generalisation mit Befall verschiedener Organe kommen. Diese Mykose tritt in verschiedenen Ländern Südamerikas auf, eine Infektion von Mensch zu Mensch erfolgt nicht. Zur Chemotherapie sollen Sulfonamide gegeben werden, insbesondere das Sulfadiazin in hoher Dosierung oder das Kombinationspräparat Sulfamethoxazol/Trimethoprim.

5.2.4 Erreger von Schimmelpilzmykosen

In der freien Natur sind Schimmelpilze als Saprophyten weit verbreitet, sie kommen dementsprechend oft mit Mensch und Tier entweder indirekt über Lebensmittel oder direkt über die Luft in Berührung. Die Schimmelpilze benötigen zum Wachstum Sauerstoff, Feuchtigkeit und relativ niedrige Temperaturen. Aufgrund dieser Lebensweise sind sie für den Menschen nur sehr bedingt pathogen: Für gewöhnlich ist es ihnen nicht möglich, sich im menschlichen Körper zu etablieren oder sogar zu einem infektiösen Prozeß zu führen. Als Krankheitsbilder sind hier eigentlich nur die *Aspergillose* und die *Mukormykose* zu nennen. Der Nachweis von Schimmelpilzen in Untersuchungsmaterialien ist nicht mit einer tatsächlich vorhandenen Mykose gleichzusetzen, die Möglichkeit einer sekundären Verunreinigung muß immer in Betracht gezogen werden.

Schimmelpilze können *Allergien* verursachen, sie können durch Verderben von Lebensmitteln zu *Lebensmittelvergiftungen* führen, und schließlich kommen unter diesen Pilzen auch Mykotoxinbildner vor. Gerade unter den Schimmelpilzen finden wir aber auch viele Antibiotikaproduzenten, so bildet der Schimmelpilz *Penicillium notatum*

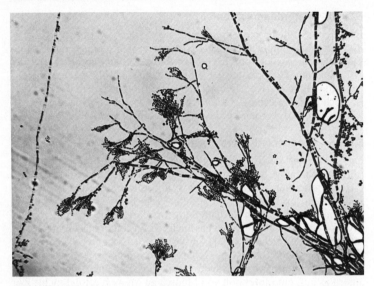

Abb. 32   Penicillium (Vergr. 140fach)

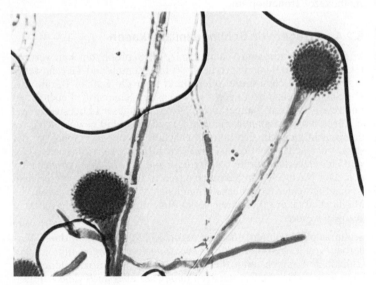

Abb. 33   Aspergillus fumigatus (Vergr. 560fach)

(s. Abb. 32) das auch heute noch außerordentlich wichtige Antibiotikum *Benzylpenicillin* (Penicillin G). Aber auch für die Käsebereitung sind Schimmelpilze wichtig: *Penicillium camembertii* bzw. *Penicillium roquefortii* werden für die Herstellung des Camembert- und Roquefortkäses benutzt.

5.2.4.1 Aspergillose

Von den rund 150 Aspergillus-Arten ist *Aspergillus fumigatus* (s. Abb. 33) für Mensch und Tier am wichtigsten, die verursachte Mykose nennt man *Aspergillose*. In erster Linie handelt es sich hier um eine Erkrankung der Atemwege, je nach Eintrittspforte können aber noch andere Organe bzw. Gewebe befallen sein. Der Ausbruch einer Aspergillose ist abhängig von der Menge der aufgenommenen Schimmelpilzsporen (Infektionsdosis) und von der Resistenzlage des Menschen (Gefahr bei Resistenzschwäche). Die Symptomatik der am häufigsten zu beobachtenden *Lungenaspergillose* ist uncharakteristisch. Seltener kommt es zu einer nicht ungefährlichen Systemmykose. Bei chronischer Entzündung des Gehörganges ist ebenfalls an eine Aspergillose zu denken, als Erreger dieser *Otomykose* ist dann nicht selten *Aspergillus niger* zu finden. Amphotericin B wird als Antimykotikum empfohlen.

5.2.4.2 Mukormykose

Die bei Mensch und Tier auftretende Mukormykose wird durch verschiedene Gattungen der Ordnung Mucorales hervorgerufen. Diese Schimmelpilze sind in der freien Natur am Abbau organischer Materialien beteiligt und dementsprechend weit verbreitet. Die Mukormykose ist bei Menschen mit herabgesetzter Widerstandskraft zu beobachten. Ein Befall der Lunge, der Nase, der Haut und der Verdauungswege ist möglich. Von diesen primären Herden aus kann es auch zu einem gefährlichen Systembefall mit eventueller Beteiligung des zentralen Nervensystems und Befall von Arterien bzw. Venen (Gefäßthromben durch Pilzkonglomerate) kommen. Ist eine Mukormykose diagnostisch aufgrund der Klinik und der positiven Pilzkultur gesichert, dann sollte umgehend eine kombinierte Therapie mit Amphotericin B und 5-Fluorocytosin begonnen werden.

5.3 Mykotoxine

1960 wurde bei einem Massensterben von jungen Truthühnern in England erstmals festgestellt, daß Mikromyzeten Toxine bilden können, die für Mensch und Tier sehr giftig und/oder karzinogen sind. Man nennt diese Toxine *Mykotoxine,* die durch sie hervorgerufene Vergiftung *Mykotoxikose.* Zur Zeit sind rund 120 Mykotoxine bekannt, von denen 90 auch chemisch definiert sind. Diese Mykotoxine können von rund 240 verschiedenen Schimmelpilzen abgegeben werden.

Grundvoraussetzungen für eine Mykotoxinbildung sind: Feuchtigkeit (mindestens 70% relative Luftfeuchtigkeit), ausreichendes Vorhandensein von Sauerstoff und Nährstoffen, geeigneter Temperaturbereich (13–40°C). Mykotoxine sind relativ hitzeresistent, sie sind aus Lebensmitteln praktisch nicht zu entfernen. Da mykotoxinbildende Schimmelpilze nicht von solchen zu unterscheiden sind, die dies nicht können, müssen alle verschimmelten Lebensmittel als potentiell gefährlich angesehen und vernichtet werden. Akute Mykotoxikosen des Menschen sind relativ selten, bei chronischen Vergiftungen kann es zwischen den Mykotoxinen und anderen Noxen zu additiver bzw. synergistischer Wirkungssteigerung kommen.

Die *toxische* Komponente der Mykotoxine führt zu einer Hemmung der Eiweißsynthese in den Körperzellen, besonders betroffen sind die Leberzellen. Die kanzerogene Komponente wird mit verschiedenen bösartigen Tumoren in Zusammenhang gebracht, besonders gefährdet ist aber auch hier die Leber. Der Nachweis der Mykotoxine ist nicht unproblematisch. Im folgenden sollen nur die für uns wichtigsten Mykotoxine kurz besprochen werden.

5.3.1 Aflatoxine

Die chemisch zu den Cumarinen zählenden *Aflatoxine* werden von den Pilzarten *Aspergillus flavus* und *Aspergillus parasiticus* abgegeben. Bei beiden Schimmelpilzarten kommen toxinbildende und toxinfreie Stämme vor. Entsprechend der Befallsgewohnheiten dieser Schimmelpilze sind besonders Nüsse (Erdnüsse, Walnüsse, Haselnüsse, Pistazien), Mandeln, Kokosraspeln, Mohn, Sesam und Getreidearten wie Weizen, Mais und Reis als Ausgangspunkt einer Vergiftung zu nennen. Aflatoxine können aber noch in den verschiedensten anderen Lebensmitteln vorkommen. Die Aflatoxikose des Menschen ist weltweit verbreitet, in bestimmten tropischen Ländern kommt sie jedoch gehäuft vor. Die Aflatoxine sind weniger wegen einer akuten Giftigkeit von Bedeutung, hier steht die kanzerogene Gefährlichkeit (Leberkarzinom!) im Vordergrund.

5.3.2 Ochratoxine

Auch die Ochratoxine sind chemisch Cumarinverbindungen, die von *Aspergillus ochraceus* (daher ihr Name) und von verschiedenen *Penicillium*-Arten gebildet werden. Da es sich hier um typische Getreideschimmelpilzarten handelt, werden Ochratoxine vorwiegend in Mais, Hafer, Gerste, Roggen, Weizen, Reis, Hirse und Bohnen gefunden.

Diese Mykotoxine sind nephrotoxisch, sie scheinen auch kanzerogen zu sein.

5.3.3 Sterigmatocystin

Dieses Mykotoxin wird von verschiedenen *Aspergillus*- und *Penicillium*-Arten gebildet, es ist chemisch ebenfalls ein Cumarinderivat. Sterigmatocystin wirkt kanzerogen; es kann in Fleisch- und Wurstwaren, Gewürzen, Reis, Nüssen und Kaffeebohnen nachgewiesen werden.

5.3.4 Byssochlaminsäure

Dieses Mykotoxin wird von Schimmelpilzen gebildet, die zu den typischen Verderbern von Fruchtsäften gehören. Die Byssochlaminsäure scheint keine kanzerogene Eigenschaft zu haben, die Giftwirkung trifft besonders die Leber.

6 Medizinische Parasitologie

Medizinische Parasitologie ist die Lehre von tierischen Krankheitserregern bzw. von tierischen Überträgern von Erregern verschiedener Infektionskrankheiten. Wir unterscheiden hierbei die drei Gruppen *Arthropoden* (Gliederfüßler), *Helminthen* (Würmer) und *Protozoen* (Einzeller). *Ektoparasiten* leben auf der Oberfläche des Wirtes, *Endoparasiten* dringen dagegen in den Körper ein.

In der Häufigkeitsskala von Krankheitsursachen des Menschen stehen tierische Parasiten ganz oben. Die drei parasitären Erkrankungen Malaria, Bilharziose und Hakenwurmbefall führen diese Skala mit weitem Abstand an. Wenn auch die gefährlichsten und verbreitetsten Parasitenerkrankungen auf Tropen- und Subtropengebiete beschränkt sind, so ist doch die medizinische Parasitologie auch für uns von größter Wichtigkeit: Zum einen schleppen Besucher tropischer Länder (Tourismus!) solche parasitenbedingten Infektionskrankheiten bei uns ein, zum anderen kommen bestimmte tierische Parasiten auch hier vor. Im Interesse der Patienten ist zu fordern, daß jeder in der Medizin Tätige zumindest über ein gewisses Basiswissen auch in der medizinischen Parasitologie verfügt, denn gerade hier ist das „Darandenken" die Grundvoraussetzung für eine exakte und schnelle Diagnostik.

6.1 Arthropoden

Die verschiedenen für die Humanmedizin bedeutsamen Arthropoden übertragen vor allem Krankheitserreger, sie können aber auch direkt Erkrankungen des Menschen verursachen, wie z. B. Allergien.

6.1.1 Läuse

Beim Menschen parasitieren drei Formen, nämlich die *Kopflaus* (Pediculus humanus var. capitis), die *Kleiderlaus* (Pediculus humanus var. corporis) und die *Filzlaus* (Phthirus pubis). Alle drei Läuseformen sind streng an den Menschen adaptierte Ektoparasiten. (Ausnahme: Die Filzlaus kommt auch beim Schimpansen vor.) In der Außenwelt sterben Läuse relativ rasch ab, die Pediculus-Gruppe nach 5–10 Tagen, die Filzlaus nach 12–24 Stunden.

Entwicklung der Läuse: Das weibliche Insekt legt Eier (Nissen), die mit einer Kittsubstanz an fädige Strukturen (Kopflaus: Kopfhaar;

Kleiderlaus: Körperhaar, Gewebefasern der Kleider; Filzlaus: meist Schamhaar) angeheftet werden. Die Embryonalentwicklung im Ei ist stark temperaturabhängig, bei 25–30°C schlüpfen nach 8–10 Tagen die Larven, auch Nymphen genannt (fertige Kleininsekten), aus. Unter günstigen Bedingungen (30°C) werden sie in 15 Tagen erwachsen und geschlechtsreif.

6.1.1.1 Kopflaus (Pediculus humanus var. capitis)

Kopf- und Kleiderlaus sind sehr nahe verwandt, die erwachsenen Tiere sind deshalb morphologisch nur schwer zu unterscheiden. Praktisch wichtigstes Differentialkriterium ist der natürliche Aufenthaltsort beider Läuserassen: Die Kopflaus (s. Abb. 34) lebt fast ausschließlich im Bereich des Kopfhaares, sie hat außerdem nur geringe Wanderungstendenzen. Die Verbreitung der Kopfläuse in Deutschland hat nach dem Krieg vorübergehend abgenommen, inzwischen zeigt sie aber wieder eindeutig ansteigende Tendenz.

6.1.1.2 Kleiderlaus (Pediculus humanus var. corporis)

Die Kleiderlaus bevorzugt Körperregionen mit spärlicher Behaarung, sie hält sich zumeist in den Kleidern auf. Entscheidend für die Wahl ihres Aufenthaltsortes ist der für sie günstigste Temperaturbereich, der bei 28–30°C liegt und exakt unserem Kleiderklima entspricht. Steigt die Temperatur wesentlich an (Fieber) oder fällt sie ab (Tod des Menschen), so wandert die Laus mit erheblicher Geschwindigkeit aus, um einen neuen Wirt zu suchen. Dieser Wandertrieb bedingt, daß sich Kleiderläuse wesentlich leichter und rascher verbreiten als Kopfläuse.

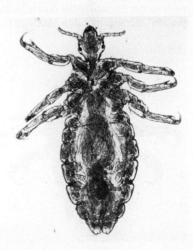

Abb. 34   Kopflaus
(10fache Vergrößerung)

Die Verbreitung der Kleiderlaus in Deutschland ist in den letzten Jahrzehnten stetig zurückgegangen: Diese Entwicklung geht auf die verbesserte Kleiderhygiene zurück, die den in die Kleidung abgelegten Nissen die Entwicklung erschwert oder unmöglich macht (häufiger Kleiderwechsel, Tag- und Nachtbekleidung, regelmäßiges Waschen). Der Kleiderlausbefall ist eine typische Erscheinung von Kriegs- und Notzeiten.

Die wesentliche medizinische Bedeutung der Kopf- und Kleiderlaus liegt in ihrer Fähigkeit, Erreger von Infektionskrankheiten zu übertragen. Wegen ihrer größeren Wanderungstendenz spielt hierbei die Kleiderlaus die Hauptrolle. Durch Einreiben infektiösen Läusekots in die Stichstelle oder Kratzwunden werden folgende Krankheitserreger übertragen: *Rickettsia prowazekii* (epidemisches Fleckfieber), *Rochalimaea quintana* (Fünftagefieber) sowie *Borrelia recurrentis* (Läuserückfallfieber).

6.1.1.3 Filzlaus (Phthirus pubis)

Der bevorzugte Aufenthaltsort der Filzlaus ist die Schambehaarung, bei starkem Befall findet sie sich aber auch aufsteigend an den Brust-, Achsel- und Barthaaren sowie an den Augenbrauen bzw. Wimpern. Die Filzlaus wird in erster Linie durch den Geschlechtsverkehr übertragen; eine Übertragung durch Benutzung derselben Leibwäsche, über Hotelbetten oder Toiletten ist möglich, jedoch selten.

Die Filzlaus ist kleiner als die Kopflaus (s. Abb. 35) und hat einen gedrungenen Körperbau. Außerdem sind die hinteren beiden Beinpaare mit besonders kräftigen, gebogenen Krallen ausgerüstet. Klinisch ist der Filzlausbefall durch Juckreiz der besiedelten Körperregionen und die sogenannten Maculae caeruleae (Taches bleues) gekenn-

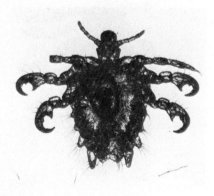

Abb. 35   Filzlaus
(10fache Vergrößerung)

zeichnet. Als Krankheitsüberträger haben Filzläuse unter natürlichen Bedingungen praktisch keine Bedeutung.

Die Diagnose „Läusebefall" kann nur durch Nachweis der Insekten selbst oder (was zunächst oft leichter ist) ihrer Nissen gesichert werden. Bei maximaler Kopfverlausung mit Haarverfilzung entsteht das Bild des sogenannten Weichselzopfes. Die Behandlung des Läusebefalls erfolgte früher mit Petroleum (Kopfpackung), Phenol oder Hitze (Kleiderentlausung). Sicherer und einfacher gelingt heute die Beseitigung mit Insektiziden (z. B. Hexachlorcyclohexan). Wegen der geringen Überlebenszeit der Läuse werden Gegenstände oder Wohnungen nach etwa einem Monat Nichtbenutzung von selbst läusefrei.

6.1.2 Zecken und Milben

Im Unterschied zu den Insekten haben Zecken und Milben in geschlechtsreifem Zustand vier Beinpaare, die parasitierenden Milben sind mehrwirtig. Die allgemeine Entwicklung verläuft vom Ei über ein Jugendstadium (Larve) mit drei Beinpaaren und über das Stadium der Nymphe zum erwachsenen Tier, die beiden letzteren Entwicklungsstadien besitzen vier Beinpaare. Eine grobe Unterscheidung zwischen Zecken und Milben ist anhand ihrer Größe möglich: Die Zecke ist meist größer als 1 Millimeter, die Milbe dagegen kleiner als 1 Millimeter. Die Lebensdauer von Zecken und Milben kann einige Jahre betragen.

Folgende Arten haben für den Menschen durch direkte Schädigung oder als Krankheitsüberträger Bedeutung:

6.1.2.1 Zecken

Ixodiden (Haftzecken). Ixodiden suchen ihren Wirt oft schon als Larve auf, aber auch als Nymphe und erwachsenes Tier können sie den Menschen befallen. Ihre Entwicklung: Die Eiablage erfolgt im Boden, die geschlüpften Larven steigen auf Büsche und lassen sich auf den Wirt herabfallen. Nach der Blutmahlzeit fallen sie ab und entwickeln sich zum geschlechtsreifen Tier. Das Weibchen wird während des Blutsaugens auf dem Wirt befruchtet, danach kehrt es in den Boden zur Eiablage zurück. Die Lebensdauer der Ixodiden beträgt meist ein Jahr, selten bis zu sieben Jahre. Die wichtigsten einheimischen Ixodiden sind der weltweit verbreitete *Ixodes ricinus* (Holzbock) und *Dermacentor marginatus.*

Medizinische Bedeutung der Ixodiden

Lokale Reizerscheinungen: Das Weibchen bohrt sich mit dem Kopf in die Haut und saugt Blut, der Hinterleib schwillt dabei bis zur Größe einer Rizinusbohne an. Festgesaugte Zecken vorsichtig mit einer Pinzette oder nach Betupfen mit Jodtinktur entfernen, bei Abreißen des Kopfes kann es zu bakteriellen Infektionen kommen.

Zeckenlähmung: Die Erkrankung geht wahrscheinlich auf ein Neurotoxin zurück, das bei der Blutmahlzeit injiziert wird. Befallen werden vorwiegend Kinder und Haustiere.

Übertragen von Krankheitserregern (meist beim Blutsaugen, aber auch über infizierten Kot): *Rickettsien* (Rickettsia rickettsii und Rickettsia conorii sowie Coxiella burnetii) sowie *Viren* (FSME-Virus) und *Bakterien* (Erreger der Tularämie).

Argasiden (Lauf- oder Wanderzecken). Sie sind in ihrer Lebensweise den Wanzen ähnlich: Argasiden suchen ihren Wirt nachts zur Blutmahlzeit auf und verlassen ihn anschließend wieder. Vollgesaugt können sie jahrelang hungern (rund 6 Jahre), ihre Lebensdauer beträgt bis zu 25 Jahre. Medizinisch wichtige Arten sind *Argas persicus* (Taubenzecke) und *Ornithodorus moubata.*

Medizinische Bedeutung der Argasiden

Auslösung von Allergien: Argas persicus kommt in Taubenschlägen vor und kann auch den Menschen befallen.

Übertragung von Krankheitserregern: Borrelia duttonii (Zeckenrückfallfieber) wird besonders durch Ornithodorus moubata übertragen. Innerhalb der Zecken können die Borrelien transovariell vererbt oder bei der Befruchtung übertragen werden.

6.1.2.2 Milben

Bei den Milben unterscheiden wir zwischen nichtparasitierenden Arten und ekto- bzw. endoparasitisch lebenden Vertretern.

Nichtparasitierende Milben. Die medizinische Bedeutung dieser Nahrungsmittel- und Hausmilben (s. Abb. 36) liegt allenfalls darin, daß sie Allergien (Asthma, Hauterscheinungen) auslösen können.

Ektoparasitische Milben. Die erwachsenen geschlechtsreifen Tiere saugen Blut. Die ektoparasitischen Milben sind sehr klein, sie leben natürlicherweise als Parasiten von Vögeln, können aber auch den Menschen zum Blutsaugen aufsuchen. Die wichtigste Gattung ist *Dermanyssus* (Vogelmilbe), sie kann Allergien auslösen und Viren übertragen. Auch die Milbengattung *Trombicula* ist für den Menschen von Bedeutung: In Mitteleuropa kann der Biß der Larven zu sehr unangenehmen Hautreizungen (Erntebiß) führen. In Asien, vor allem in Japan, übertragen Trombicula-Larven den Erreger des Milbenfleckfiebers (Tsutsugamushifieber).

Endoparasitische Milben. Die *Krätzmilbe* (Acarus siro = Sarcoptes

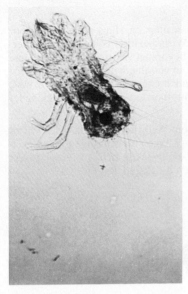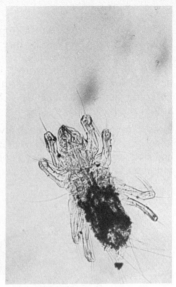

Abb. 36   Hausmilben (40fache Vergrößerung)

scabiei) ist weltweit verbreitet, sie wurde bereits 1834 entdeckt und ist damit der am längsten bekannte Krankheitserreger. Ihre Gestalt (Größe annähernd 0,2–0,4 mm) ist kugelförmig. Klinik und Pathogenese der Skabies: Nymphen und erwachsene Tiere graben Gänge in die menschliche Haut, die zum Stratum granulosum reichen, von dessen Zellplasma sie sich ernähren. In den Gängen, die sich durch Kotpartikel schwarz abzeichnen, legt das Weibchen die Eier nieder, aus denen nach 3–5 Tagen Larven mit drei Beinpaaren ausschlüpfen. An den befallenen Hautarealen tritt starker Juckreiz auf, eventuell auch ein allergisches Exanthem am ganzen Körper. Prädilektionsstellen für den Primärbefall sind Interdigitalfalten von Händen und Füßen, Fußgelenke, Anogenitalregion und Brustwarzen. Durch bakterielle Superinfektion der Milbengänge und vor allem durch Kratzen kann es zu ausgedehnten Hauteiterungen kommen (besonders schwere Form: Scabies norwegica).

Epidemiologie und Verbreitung. Die Übertragung der Krätzmilbe erfolgt meist durch körperlichen Kontakt von Mensch zu Mensch. Die Krätze (Skabies) wird auch bei uns zunehmend häufiger gesehen, und zwar in allen sozialen Schichten. Therapie der Skabies: Schwefelpräparat und/oder Insektizide.

6.1.3 Flöhe

Flöhe leben als temporäre Ektoparasiten im Haus oder Nest (Bett, Fußbodenritzen) des Wirtes. Ihre Wirtsspezifität ist nicht strikt, allerdings haben die meisten Floharten bevorzugte Wirte (Hauptwirte) und Gelegenheitswirte (Nebenwirte). Die verschiedenen Arten (s. Abb. 37 u. 38) lassen sich anhand der Chitinkämme an Kopf und Thorax bzw. aufgrund der Anordnung der Chitinborsten am Kopf voneinander abgrenzen (s. Abb. 38).

Entwicklung der Flöhe. Aus den vom Weibchen außerhalb des Wirtes abgelegten Eiern schlüpfen nach 2–7 Tagen madenartige Larven, welche sich verpuppen. Aus der Puppe entwickelt sich das fertige Insekt mit einer Lebensdauer von Monaten bis zu 2–5 Jahren.

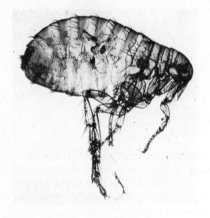

Abb. 37   Menschenfloh
(10fache Vergrößerung)

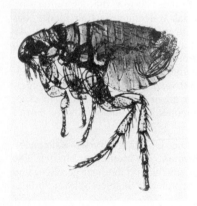

Abb. 38   Hundefloh
(2 Borstenkämme)
(10fache Vergrößerung)

6.1.3.1 Menschenfloh (Pulex irritans)

Der Menschenfloh zeigt nur eine größere Borste am Hinterkopf, Chitinkämme kommen nicht vor (s. Abb. 37).

6.1.3.2 Tropischer Rattenfloh (Xenopsylla cheopis)

Xenopsylla cheopis zeigt V-förmig angeordnete Borsten am Hinterkopf, Chitinkämme kommen nicht vor. Xenopsylla cheopis hat als Hauptwirt die Ratte, sie kann aber auch den Menschen befallen.

Der Stich dieser beiden Floharten führt zu punktförmigen Blutungen mit juckendem Hof (eventuell generalisiertes allergisches Exanthem), solche Erscheinungen können beim Menschen aber auch durch den Stich von Hunde- und Katzenflöhen hervorgerufen werden. *Yersinia pestis* (Pesterreger) wird hauptsächlich durch *Xenopsylla cheopis* von der Ratte auf den Menschen übertragen. Der Menschenfloh hat als Pestüberträger nur geringe Bedeutung. Die Infektion erfolgt entweder beim Stich (erbrochener Mageninhalt) oder über den infektiösen Flohkot. *Rickettsia typhi* (Erreger des endemischen oder murinen Fleckfiebers) wird ebenfalls durch Xenopsylla cheopis übertragen.

Auch Würmer werden durch Flöhe übertragen: *Dipylidium caninum* (Gurkenkernbandwurm) und *Hymenolepis nana* (Zwergbandwurm) gehen über Hunde- und Katzenflöhe, ein Befall des Menschen ist möglich.

6.1.3.3 Sandfloh (Tunga penetrans)

Entwicklung und medizinische Bedeutung dieses besonders im tropischen Amerika, aber auch in Afrika und Asien vorkommenden Sandflohs: Im Gegensatz zu den anderen Floharten lebt nur das Männchen temporär ektoparasitisch, das Weibchen lebt als stationärer Endoparasit. Die Entwicklung der Eier und der Larven erfolgt im Sandboden. Die Larven suchen Warmblüter auf, das Männchen nur zum Blutsaugen, das Weibchen bohrt sich nach der Befruchtung in die Oberhaut ein. Die befallenen Areale werden rasch bakteriell superinfiziert. Therapie: chirurgisches Entfernen der Parasiten. Prophylaxe: tägliches Inspizieren der Füße, Tragen von festem Schuhwerk.

6.1.4 Wanzen

Wanzen leben als teils geflügelte, teils ungeflügelte, stechend saugende Insekten.

6.1.4.1 Bettwanze (Cimex lectularius)

Die Bettwanze oder Hauswanze ist ein stark dorsoventral abgeplattetes, flügelloses Insekt von Marienkäfergröße (4–8 mm) (s. Abb. 39).

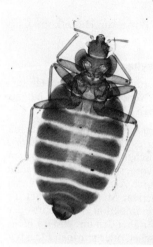

Abb. 39   Hauswanze (Cimex lectularius)
(10fache Vergrößerung)

Sie ist weltweit verbreitet, lebt in der Umgebung des Menschen und sucht ihn nachts zum Blutsaugen auf. Die Lebensdauer der erwachsenen Wanzen beträgt 1–6 Monate.

Medizinische Bedeutung. Der Wanzenstich führt zu lokalen oder generalisierten toxisch-allergischen Erscheinungen. Als Krankheitsüberträger spielt die Bettwanze keine Rolle. Die Entwanzung einer Wohnung ist sehr schwierig, da die Schlupfwinkel dieses klugen Tieres aufgespürt werden müssen. Diese Entwanzung muß Fachleuten (Kammerjägern) vorbehalten bleiben.

6.1.4.2 Raub- oder Schreitwanze (Triatomen)

Es sind sehr große (3–4 cm) geflügelte Insekten, die in Süd- und Mittelamerika beheimatet sind. Triatomen fliegen nachts auf Wirtssuche und stechen schmerzlos, sie übertragen *Trypanosoma cruzi,* den Erreger der Chagas-Krankheit.

6.2 Helminthen

Die Helminthen (parasitierende Würmer) sind hochdifferenzierte Lebewesen, die sekundär in ihre Wirtsorganismen (Mensch oder Tier) eingewandert sind. Im erwachsenen Zustand sind die meisten Würmer Anaerobier, ihr bevorzugter Standort ist daher der Darm. Die Larven sind jedoch Aerobier, deshalb müssen die Wurmeier (Embryonalhüllen) oder die Larven zur Entwicklung in ein aerobes Milieu gelangen bzw. dieses aufsuchen. Diese Notwendigkeit bedingt einen charakteristischen Wirts- oder Organwechsel. Der *Wirt* oder Endwirt beherbergt dabei den erwachsenen Wurm, während sich im *Zwischenwirt* die Larven befinden. Bei einigen Arten fehlt ein Zwischenwirt, hier erfolgt die Wurmei- oder Larvententwicklung in der freien Natur.

Nach *zoologischen* Gesichtspunkten werden die Helminthen in die folgenden drei Gruppen unterteilt: *Cestoda* (Bandwürmer), *Nematoda* (Rundwürmer) und *Trematoda* (Saugwürmer) (s. Tab. 6). Für die Belange der Medizin hat sich unserer Erfahrung nach bewährt, die Würmer ihrem *Invasionsmodus* nach zu besprechen:

1. Die Ansteckung erfolgt durch Schmutz-Schmier-Infektion und orale Aufnahme der Wurmeier bzw. Larven.
2. Der Mensch erwirbt den Wurm durch Verzehr des Zwischenwirtes.
3. Die Würmer dringen aktiv in den menschlichen Körper ein.

Tabelle 6   Zoologische Einteilung der Helminthen (Würmer)

Klassen	Arten	
Trematoda (Saugwürmer)	Dicrocoelium dendriticum	kleiner Leberegel
	Fasciola hepatica	großer Leberegel
	Opisthorchis felineus	Katzenleberegel
	Clonorchis sinensis	chinesischer Leberegel
	Paragonimus westermani	Lungenegel
	Schistosoma haematobium ⎫	
	Schistosoma mansoni ⎬	Bilharzien
	Schistosoma japonicum ⎭	
Cestoda (Bandwürmer)	Diphyllobothrium latum	Fischfinnenbandwurm
	Dipylidium caninum	Gurkenkernbandwurm
	Hymenolepis nana	Zwergbandwurm
	Taenia solium	Schweinefinnenbandwurm
	Taenia saginata	Rinderfinnenbandwurm
	Echinococcus granulosus ⎫	Hundebandwurm
	Echinococcus multilocularis ⎭	
Nematoda (Fadenbandwürmer)	Trichuris trichiura	Peitschenwurm
	Trichinella spiralis	Trichinelle
	Ancylostoma duodenale ⎫	Hakenwürmer
	Necator americanus ⎭	
	Strongyloides stercoralis	Zwergfadenwurm
	Ascaris lumbricoides	Spulwurm
	Enterobius vermicularis	Madenwurm (= Oxyuren)
	Wuchereria bancrofti ⎫	
	Loa loa ⎬	Filarien
	Onchocerca volvulus ⎭	
	Dracunculus medinensis	Medinawurm

4. Die Würmer werden durch Zwischenträger (z. B. Mücken) auf den Menschen übertragen.

Wenn man den Invasionsmodus der Würmer kennt, dann weiß man auch, bei welchem Wurmbefall man sich vor einer Ansteckung durch den Patienten hüten muß bzw. bei welchen Würmern eine solche „Infektion" nicht möglich ist. Im übrigen liegt bei den Helminthen meist eine Invasion vor, die Würmer dringen in den Körper ein, ohne sich darin zu vermehren. Da eine sekundäre Vermehrung des Parasiten im Körper ausbleibt, sollte man nicht von einer Infektion sprechen.

6.2.1 Invasionsmodus durch Schmutz-Schmier-Infektion und orale Aufnahme der Wurmeier bzw. Larven

6.2.1.1 Spulwurm (Ascaris lumbricoides)

Der Spulwurm ist ein zweigeschlechtlicher, ca. 15–40 cm großer Nematode, welcher im Jejunum des Menschen lebt. Die Spulwürmer sind strikt an den jeweiligen Wirt adaptiert, ein Übergang auf andere Wirte ist nicht möglich. Das Männchen ist kleiner als das Weibchen und zeigt typischerweise ein hirtenstabförmiges Ende (s. Abb. 40).

Entwicklung und Kreislauf. Ein Weibchen gibt pro Tag bis zu 200 000 Embryonalhüllen ab, die über den Stuhl des Menschen ausgeschieden werden. Die Wurmeier sind ausgesprochen umweltresistent, empfindlich sind sie dagegen für Hitze (60°C). In der freien Natur erfolgt die Reifung (Mindesttemperatur 8°C über Wochen) unter Sauerstoffzutritt. Die ausgereiften Wurmeier gelangen z. B. über Gemüse wieder

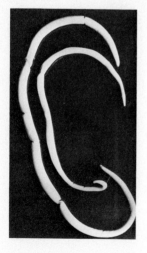

Abb. 40   Spulwurm

in den Darm des Menschen. Im Jejunum werden die Larven frei, die sich durch die Darmwand bohren, über die Pfortader und Leber in die Lunge gelangen und darin reifen. Wenn sehr viele kleine Larven diese Lungenpassage zu gleicher Zeit durchlaufen, kann dies klinisch als atypische Pneumonie in Erscheinung treten (eosinophiles Lungeninfiltrat). Die bestehende Eosinophilie ist hier das wichtigste Differentialdiagnostikum zu bakteriellen oder viralen Pneumonien. Die ausgereiften Larven werden durch das Flimmerepithel der Atemwege in den Schlund transportiert und erneut verschluckt. Im Jejunum entwickelt sich dann der geschlechtsreife Wurm. Dauer des Kreislaufes von der Wurmeiaufnahme bis zum Angehen des geschlechtsreifen Wurmes: rd. 2 Monate.

Medizinische Bedeutung: Die erwachsenen Spulwürmer leben im Darmlumen, sie sind keine Blutsauger. Besonders bei starkem Befall können Wurmknäuel zum Ileus führen, außerdem können sie in Gallen- und Pankreasgänge einwandern und eventuell auch eine Appendizitis verursachen. Ihre Lebensdauer beträgt 1–2 Jahre.

Verbreitung: Etwa ein Drittel der Weltbevölkerung ist Wurmträger, Askariden kommen auch bei uns vor. Ein besonders starker Befall ist dort zu beobachten, wo noch eine Fäkaldüngung durchgeführt wird.

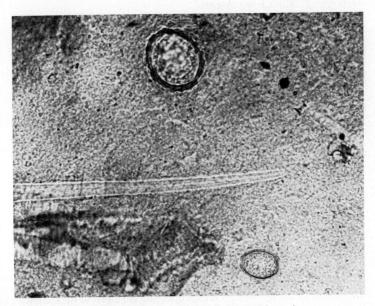

Abb. 41   Ascaris-Wurmei (oben) und Trichuris-Wurmei (unten)

Diagnose. Durch Nachweis abgegangener Würmer oder der Wurmeier im Stuhl (s. Abb. 41).

Zur Therapie werden Piperazinpräparate empfohlen, gut wirksam sind auch Thiabendazol und Mebendazol.

6.2.1.2 Peitschenwurm (Trichuris trichiura)

Der Peitschenwurm ist ebenfalls ein zweigeschlechtlicher, einwirtiger Nematode (Größe etwa 3–5 cm) mit charakteristischer Gestalt (Kopfende fadenförmig, Hinterende verdickt). Die Lebensdauer beträgt mehrere Jahre.

Entwicklung und Kreislauf. Die geschlechtsreifen Würmer leben im Dickdarm, wo sie sich mit dem fadenförmigen Vorderende in die Mukosa eingraben. Die Eier gelangen über den Stuhl in die freie Natur, die Entwicklung hier und die Invasion des Menschen erfolgt analog dem Spulwurm. Im Darm werden die Larven frei, die sich ohne Lungenpassage zum erwachsenen Wurm entwickeln.

Medizinische Bedeutung. Ein nur geringer Befall bleibt meist symptomlos, eine massive Besiedlung führt zu uncharakteristischen Bauch-Darm-Beschwerden mit Anämie und Eosinophilie.

Verbreitung. Ähnlich wie Ascaris.

Diagnose. Durch Nachweis der Wurmeier im Stuhl (s. Abb. 41).

Therapie. Sie ist wesentlich schwieriger als beim Spulwurm. Oral können Dithiazaninjodid (toxisch!), Mebendazol oder Thiabendazol gegeben werden.

6.2.1.3 Madenwurm (Enterobius oder Oxyuris vermicularis)

Der Madenwurm ist ein zweigeschlechtlicher, einwirtiger Nematode (Größe des Weibchens 9–12 mm, des Männchens 3–5 mm) mit einer Lebensdauer bis zu 3 Monaten.

Entwicklung und Kreislauf. Die Madenwürmer leben im Dickdarm, das geschlechtsreife Weibchen wandert aktiv durch den Anus aus (besonders spät abends) und legt auf der Hautoberfläche in der Umgebung des Afters Wurmeier mit schon gut entwickelten Embryonen ab. Nach der Wurmeiablage gehen die Weibchen zugrunde. Die Wurmeier reifen auf der Hautoberfläche bei Luftsauerstoffzutritt in 6 Stunden.

Die Neuinfektion des Wirtes kann auf drei Wegen erfolgen:

Schmutz-Schmier-Infektion. Durch Juckreiz bei der Wurmeiablage und Kratzen gelangen reife Wurmeier an die Hände (besonders unter die Fingernägel), sie werden verschluckt und gelangen so in den Dickdarm.

Aerogene Infektion. Wurmeier kommen in die Wäsche und in den Staub, sie werden entsprechend eingeatmet, verschluckt und gelangen in den Dickdarm.

Retrofektion. Die Larven schlüpfen bereits in der Perianalgegend aus und wandern aktiv durch den Anus in den Dickdarm ein.

Wegen der kurzen Entwicklungszeit der Wurmeier und des Fehlens eines Zwischenwirtes besteht bei der Oxyuriasis Ansteckungsgefahr für das Krankenpflegepersonal.

Medizinische Bedeutung. Zumeist sehen wir eine sogenannte *inaktive* Oxyuriasis, d. h. Symptome treten nicht auf. Nur bei der *aktiven* Oxyuriasis (besonders bei massivem Befall) kommt es zu starkem Juckreiz in der Analregion, eine Oxyurenappendizitis wird diskutiert.

Verbreitung. Die Weltbevölkerung ist massiv durchseucht, die Madenwürmer treten auch bei uns auf.

Diagnose. Im frisch abgesetzten Stuhl kann man eventuell weißliche Madenwürmer sehen. Der Nachweis der Wurmeier gelingt im allgemeinen nicht aus dem Stuhl, ergiebiger ist die sogenannte Klebestreifentechnik: Die Perianalhaut wird mit einem Klebestreifen (Tesafilm) abgeklatscht und mikroskopiert, die Oxyurenwurmeier sind aufgrund ihrer typischen Asymmetrie zu erkennen (s. Abb. 42).

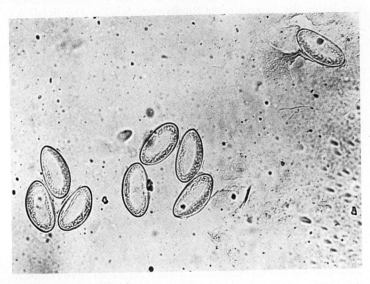

Abb. 42   Oxyuris-Wurmeier

Therapie. Sauberkeit, Reinfektion verhindern (Gummihose). Medikamentös können Piperazinpräparate, Thiabendazol oder Mebendazol gegeben werden.

6.2.1.4 Großer Leberegel (Fasciola hepatica)

Der große Leberegel ist ein zwittriger Trematode (Größe 2–3 cm) mit einer Lebensdauer von 5–13 Jahren.

Entwicklung und Kreislauf. Der Wurm lebt in den Gallengängen, die Wurmeier gelangen über Galle und Stuhl in die freie Natur. Dort schlüpft das erste Larvenstadium (Wimpernlarve = Mirazidium) aus, welches aktiv den Zwischenwirt, eine bestimmte Wasserschnecke, aufsucht. Nach der Entwicklung in der Schnecke wird ein zweites, freilebendes Larvenstadium frei, die sogenannte Zerkarie. Diese heftet sich an Wasserpflanzen und Gräser (besonders an Wasserkresse) und wird damit vom Hauptwirt verschluckt. Im Duodenum durchwandert die Larve die Darmwand und gelangt durch die Leibeshöhle in die Leber- und Gallengänge.

Medizinische Bedeutung. Beim Eindringen der jungen Würmer entstehen unter den Zeichen der Allgemeininfektion erhebliche Schäden am Leberparenchym. Später treten uncharakteristische Erscheinungen von seiten der Leber und der Gallenwege auf.

Verbreitung. Primär kommt der große Leberegel bei pflanzenfressenden Tieren vor, besonders bei Rindern und Schafen. Der Befall des Menschen ist abhängig von der Verbreitung der Hauptendwirte und des Zwischenwirtes, der Mensch ist nur als Nebenendwirt anzusehen. Der große Leberegel kommt auch bei uns vor.

Diagnose. Nachweis der relativ großen Wurmeier im Stuhl oder Duodenalsaft.

Therapie. Emetin, eventuell Resochin.

6.2.1.5 Kleiner Leberegel (Dicrocoelium dendriticum)

Der kleine Leberegel verhält sich mit einigen interessanten Abweichungen ähnlich wie der große Leberegel, Hauptwirt ist das Schaf.

Entwicklung und Kreislauf. Der kleine Leberegel lebt ebenfalls in den Gallengängen, von hier gelangen die Wurmeier mit dem Stuhl in die freie Natur. Dort werden sie von Landschnecken als erstem Zwischenwirt aufgenommen, in denen das Mirazidium schlüpft und zur Zerkarie wird. Die Zerkarien werden in Schleimballen abgesetzt und von Ameisen als zweitem Zwischenwirt gefressen. In der Ameise dringt die Zerkarie in das Unterschlundganglion vor und führt dadurch zu Zwangsreaktionen der Ameise. Sie klettert auf die Spitze von Grashalmen, beißt sich dort stundenlang fest und wird dadurch leicht von den pflanzenfressenden Endwirten aufgenommen. Der Mensch wird nur selten befallen, die Krankheitserscheinungen sind geringer als bei Fasciola-Befall.

6.2.2 Invasion durch Verzehr des Zwischenwirtes

6.2.2.1 Bandwürmer (Cestoda)

Zestoden sind bandförmige, zwittrige Würmer, deren Körper sich wie folgt gliedert: Sie sind so stark auf eine endoparasitische Lebensweise eingestellt, daß ihnen sowohl Mundöffnung als auch Magen-Darm-Kanal fehlen. Ihr Kopf (Skolex), der am dünnen Vorderende des Wurmkörpers sitzt, dient vorwiegend der Befestigung des Wurmes an der Darmwand des Wirtes und ist deshalb mit Haftorganen (Hakenkränzen, Sauggruben oder -näpfen) ausgerüstet (s. Abb. 44b). Im anschließenden Halsteil liegt die Wachstumszone des Wurmes, aus welcher der weitere Körper laufend neugebildet wird. Der Körper besteht aus einer wechselnden Anzahl von Gliedern (Proglottiden), die praktisch völlig vom Geschlechtsapparat ausgefüllt sind. Entsprechend der Zwitternatur der Zestoden begattet sich der einzelne Wurm selbst. Die im Zwischenwirt lebenden Larven werden als Finnen oder Zystizerkus bezeichnet.

Rinderfinnenbandwurm (Taenia saginata). *Entwicklung und Kreislauf* laufen folgendermaßen ab: Der geschlechtsreife Wurm lebt im Jejunum des Menschen als Endwirt (Länge 5–10 m, tägliches Wachstum 7 cm, meist tritt nur ein Wurm je Mensch auf). Jeweils die letzten Proglottiden werden abgestoßen und wandern aktiv durch den Anus aus, in der freien Natur werden die Wurmeier ausgestoßen. Werden die reifen Würmer vom Rind als dem spezifischen Zwischenwirt aufgenommen, so werden in dessen Magen-Darm-Kanal die Larven frei, sie durchbohren die Darmwand und gelangen mit dem Blutstrom in die quergestreifte Muskulatur. Hier entwickeln sich die Larven zu Finnen (Zystizerkus: Größe 7–9 mm). Beim Verzehr von rohem Rindfleisch (Kalbfleisch nur bei Grasfütterung) gelangen die Larven in den Magen des Endwirts Mensch und eine Skolexanlage wird frei, letztere heftet sich an der Dünndarmwand an und entwickelt sich zum fertigen Wurm. Die Lebensdauer eines Rinderfinnenbandwurms wurde bis zu 38 Jahren nachgewiesen. Die Finnen des Rinderfinnenbandwurms werden durch Erhitzen auf 50 °C und durch längeres Einfrieren abgetötet.

Medizinische Bedeutung. Der Rinderfinnenbandwurm verursacht verschiedenste, uncharakteristische Abdominalbeschwerden. Der eigene Nährstoffbedarf und toxische Wirkungen führen zu starker Abmagerung des Befallenen.

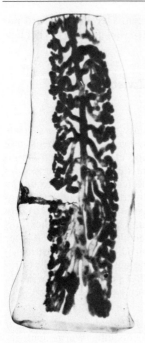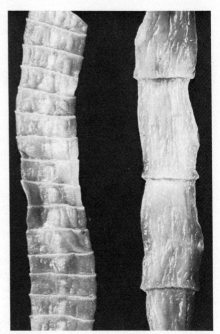

Abb. 43   a) Taenia-saginata-Proglottiden, b) Proglottiden von Taenia saginata (rechts) und Diphyllobothrium latum (links)

Verbreitung. Seine Verbreitung ist weltweit, hängt aber von der Rinderzucht ab. (Spezifischer Zwischenwirt ist nur das Rind, Endwirt nur der Mensch.) Der Rinderfinnenbandwurm kommt auch bei uns vor.

Diagnose. Nachweis der abgehenden Proglottiden (Uterus mit beiderseits 20–30 wenig verästelten Aussackungen) oder der Wurmeier, die sich aber im Stuhl ohne gleichzeitigen Proglottidenabgang nur selten finden lassen (s. Abb. 43 u. 44).

Therapie. Nidosamid oder Atebrin (mittels Duodenalsonde). Zur Therapiekontrolle sollte man versuchen, beim abgetriebenen Wurm den winzig kleinen Skolex mit der Lupe zu finden (Skolex mit vier Saugnäpfen ohne Haken, s. Abb. 44b). Wenn der Skolex zurückbleibt, erfolgt ein Rezidiv. Bei Verwendung von Nidosamid wird der Kopf des abgetöteten Wurmes häufig verdaut und läßt sich deshalb nicht nachweisen.

Prophylaxe. Rohes oder halbgares Fleisch (Gehacktes, Steak) sollte nicht gegessen werden, menschliche Fäkalien dürfen nicht auf Vieh-

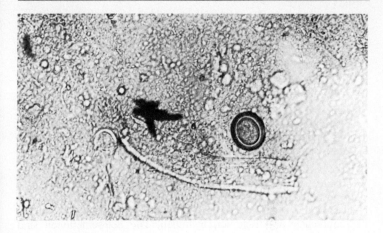

a

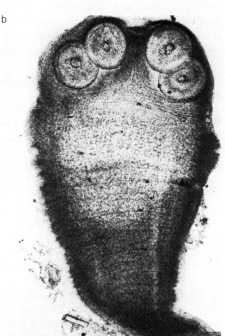

b

Abb. 44   Taenia saginata
a) Wurmei, b) Skolex mit vier
Saugnäpfen

weiden gelangen. Die obligatorische Fleischbeschau hat bei der Taenia saginata keinen durchschlagenden prophylaktischen Effekt, da die Finnen klein und wenig zahlreich sind.

Schweinefinnenbandwurm (Taenia solium). *Entwicklung und Kreislauf* erfolgen wie bei der Taenia saginata. Zwischenwirt ist aber hier das Schwein, Endwirt der Mensch.

Medizinische Bedeutung. Neben den Erscheinungen des Bandwurmbefalls kann bei der Taenia solium der Mensch auch Zwischenwirt werden, es entsteht dann das Krankheitsbild der Zystizerkose mit Finnen in der Muskulatur und im Gehirn. (Der Bandwurmträger kann gleichzeitig Zwischenwirt werden!)

Verbreitung. Den Schweinefinnenbandwurm findet man heute vor allem in Süd- und Osteuropa, Südamerika, Ostafrika und Asien. In Deutschland ist der Wurmbefall und die Zystizerkose dank der Fleischbeschau praktisch verschwunden. Die Schweinefinnen sind relativ gut zu erkennen, da sie größer sind als die Taenia-saginata-Finnen, und der Befall ist in der Regel massiv.

Diagnose. Wurmbefall wie bei der Taenia saginata, die Wurmeier beider Spezies sind praktisch nicht voneinander zu unterscheiden. Die Proglottiden besitzen nur 8–12 plumpe, verästelte Aussackungen, der Skolex weist neben Saugnäpfen auch einen Hakenkranz auf. Vorsicht bei der Untersuchung von Proglottiden, es besteht die Gefahr einer Zystizerkose!

Fischfinnenbandwurm (Grubenkopfbandwurm, Diphyllobothrium latum oder Bothriocephalus latus). Endwirte des Fischfinnenbandwurms sind vor allem der Mensch, aber auch verschiedene andere Warmblüter wie Hund, Katze, Schwein, Fuchs, Bär.

Entwicklung und Kreislauf. Der Wurm lebt im Dünndarm (Länge bis zu 20 m). Die endständigen reifen Proglottiden lösen sich schon im Darm auf, mit dem Stuhl werden nur die Wurmeier ausgeschieden. In der freien Natur, im Wasser, schlüpft aus dem Wurmei eine runde, bewimperte Larve (Korazidium). Sie wird vom ersten Zwischenwirt (Kleinkrebse, Wasserflöhe) gefressen und reift in ihm. Mit den Krebsen werden die Larven von Süßwasserfischen (Hecht, Barsch) als zweitem Zwischenwirt aufgenommen, durchwandern die Darmwand und gelangen in die Muskulatur, wo sie sich zur infektionstüchtigen Finne entwickeln. Bei Verzehr von rohem Fischfleisch wird der Endwirt infiziert.

Medizinische Bedeutung. Der Mensch ist meist von mehreren Würmern zugleich befallen, die Symptomatik besteht in uncharakteristischen Abdominalbeschwerden. Unter besonderen Bedingungen (Sitz des Skolex im Duodenum) kann sich eine Perniziosa entwickeln, da der Wurm praktisch das gesamte zugeführte Vitamin B$_{12}$ verbraucht.

Verbreitung. Etwa ein Zwanzigstel der Weltbevölkerung ist vom Fischfinnenbandwurm befallen, besonders im Ostseegebiet, in Sibirien, Alaska, Kanada, Nord-USA, Südchile und Australien. Bei uns kommt der Fischfinnenbandwurm praktisch nicht vor.

Diagnose. Nachweis der Wurmeier im Stuhl. Die Proglottiden sind breiter als lang und enthalten einen zentralen, sternförmig aufgeknäulten Uterus (s. Abb. 44b), der Kopf ist spatelförmig und besitzt zwei Sauggruben.

Therapie. Wie bei Taenia saginata.

Hundebandwurm (Taenia echinococcus). Bei der *Taenia echinococcus* werden zwei Arten voneinander abgegrenzt, die einen unterschiedlichen Kreislauf und auch verschiedene Entwicklungsformen im Zwischenwirt zeigen.

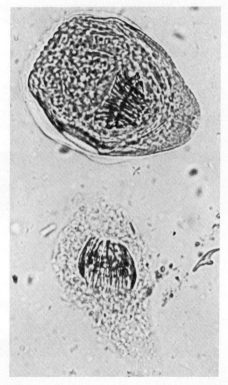

Abb. 45 Echinococcus granulosus (Kopfanlage mit Hakenkranz)

Echinococcus granulosus (Echinococcus cysticus oder Echinococcus unilocularis). Wirt ist der Hund, Zwischenwirt sind besonders Schafe, Rinder, Pferde, eventuell aber auch der Mensch.

Entwicklung und Kreislauf. Der geschlechtsreife Wurm lebt im Jejunum des Hundes. Der Wurm ist sehr klein, etwa 3 mm lang, und besteht aus Kopf und drei Proglottiden. Die Wurmeier gelangen über den Stuhl ins Freie, von hier werden sie durch den Zwischenwirt peroral aufgenommen. Die im Magen-Darm-Kanal freigesetzten Larven durchbohren die Schleimhaut und gelangen über den Blutkreislauf in die Leber und in die Lunge, wo sie sich zur Finne entwickeln. Nur selten siedeln sie sich auch in anderen Organen an. Obwohl der Wurm selbst sehr klein ist, kann die Finne bis zu Kindskopfgröße erreichen (ungeschlechtliche Vermehrung der Larve). Die Finnenblase (Hydatide) enthält viele Tochterblasen mit Skolexanlagen (s. Abb. 45).

Medizinische Bedeutung. Die objektiven und subjektiven klinischen Erscheinungen hängen vom Sitz der Finne ab, diese führt mit zunehmendem Wachstum zu Verdrängungserscheinungen. Evtl. kann die Blase rupturieren, zum Schock und zur sekundären Aussaat von Finnen führen (s. Abb. 46).

Verbreitung. Echinococcus granulosus kommt überall in Schafzuchtgebieten vor, der natürliche Kreislauf findet zwischen Schaf und Hund statt.

Diagnose. Serologisch können eine Komplementbindungsreaktion, eine indirekte Hämagglutination und der indirekte Immunfluoreszenztest durchgeführt werden. Der Hauttest nach Casoni sollte nur nach

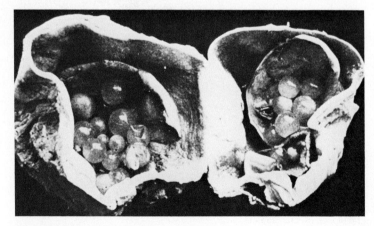

Abb. 46   Leber mit Echinococcus-Zysten

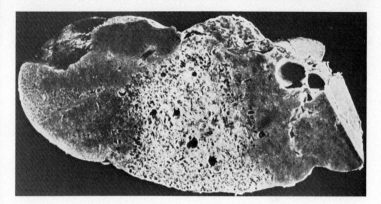

Abb. 47   Leber bei Echinococcus-multilocularis-Befall

der abgeschlossenen serologischen Diagnostik angewendet werden. Im übrigen lassen sich in den verdächtigen Organblasen typische Skolizes nachweisen. (Vorsicht bei der Punktion der Blase!)

Therapie. Hier kommt nur die Operation in Betracht. Wichtig ist die *Prophylaxe.* Regelmäßige Wurmkuren beim Hund, keine Fütterung der Hunde mit rohem Schaffleisch oder roher Leber.

Echinococcus multilocularis (Echinococcus alveolaris). Wirt ist hier der Fuchs, Zwischenwirt natürlicherweise die Feldmaus, unter Umständen aber auch der Mensch.

Medizinische Bedeutung. Im Gegensatz zum Echinococcus granulosus entsteht um die Hydatide des Echinococcus multilocularis keine Schutzmembran, dadurch kommt es zu einem infiltrativen tumorähnlichen Wachstum (s. Abb. 47). Echinococcus multilocularis ist in den Alpengebieten (Schweiz, Tirol) und im Schwarzwald verbreitet. Eine chirurgische *Therapie* ist hier meist nicht möglich, da die Diagnose oft erst im fortgeschrittenen Stadium gestellt wird.

6.2.2.2   Trichinen (Trichinella spiralis)

Trichinen sind zweigeschlechtliche Nematoden (Länge 1,5–4 mm, sehr dünn), bei denen sich Jugendstadium und geschlechtsreifer Wurm zwar im selben Wirt, aber in verschiedenen Organen entwickeln (Organwechsel, Wirt ist zugleich Zwischenwirt).

Entwicklung und Kreislauf. Die Larve (Muskeltrichine) wird mit dem infizierten Fleisch aufgenommen. Im Magen wird die Larve frei und reift im Dünndarm zum geschlechtsreifen Wurm (Stadium der Darmtrichinose). Nach der Begattung bohrt sich das Weibchen in die Dünn-

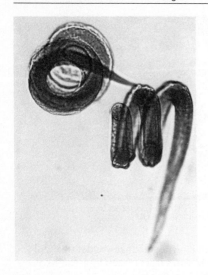

Abb. 48   Freie Trichinenlarven

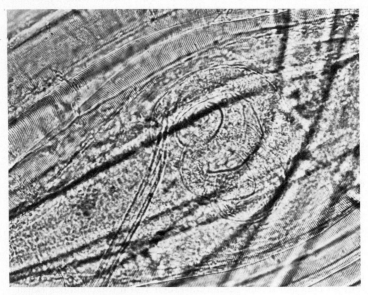

Abb. 49   Stadium der Muskeltrichinose (eingekapselte Trichinenlarve)

darmwand ein und legt dort lebende Larven ab. Diese Larven gelangen über den Lymph- und Blutstrom in alle Organe, bevorzugt wird die quergestreifte Muskulatur (Zwerchfell, Zwischenrippenmuskulatur, Zungen-, Augenmuskeln, Skelettmuskulatur). Hier kapseln sie sich ein und bleiben jahrzehntelang lebensfähig (Stadium der Muskeltrichinose) (s. Abb. 48 u. 49).

Medizinische Bedeutung. Im Stadium der Darmtrichinose treten nur bei massivem Befall enteritische Erscheinungen auf. Die Symptomatik der Muskeltrichinose hängt vom Sitz der Larven ab: Bei starkem Befall entsteht ein hochfieberhaftes Krankheitsbild mit rheumatischen Erscheinungen, Muskelschmerzen, Ödemen und Eosinophilie.

Verbreitung. Die Trichine ist ein Kosmopolit; sie befällt vor allem fleischfressende Tiere wie Wildschwein, Fuchs, Dachs, verschiedene Haustiere wie das Hausschwein. Auch der Mensch kann Trichinenträger werden. In Deutschland ist dank der strengen Fleischbeschaugesetze die Schweinetrichinose praktisch ausgerottet, entsprechend sind menschliche Infektionen zum Glück selten geworden (meist nach Schwarzschlachtungen oder durch infiziertes Wildschwein).

Diagnose. Bei akutem rheumatischem Krankheitsbild mit hoher Eosinophilie sollte stets an eine Trichinose gedacht werden. Für die serologische Diagnose existieren ein Intrakutantest und verschiedene Labortests. Außerdem kann der bioptische Muskeltrichinennachweis versucht werden, alte eingekapselte und verkalkte Muskeltrichinen können auch röntgenologisch gesehen werden.

Therapie. Thiabendazol (bis zu 3 g/Tag über 2–4 Tage) kann versucht werden. Außerordentlich wichtig ist hier die Prophylaxe in Form einer lückenlosen und sorgfältigen Fleischbeschau.

6.2.2.3 Medinawurm (Dracunculus medinensis)

Der Medinawurm ist der längste im Menschen lebende Fadenwurm: Weibchen können bis zu 1 m lang werden, Männchen dagegen nur bis zu 3 cm. Zwischenwirt ist der Wasserfloh, Wirt können der Mensch und gelegentlich auch Hund, Wolf, Katze sein.

Entwicklung und Kreislauf. Infizierte Wasserflöhe werden mit dem Wasser aufgenommen, die Larven durchdringen die Darmwand, gelangen in die Bauchhöhle und über das lymphatische System in die axillaren bzw. inguinalen Lymphknoten. Nach der Begattung sucht das Weibchen das subkutane Bindegewebe auf (meist Fuß- und Unterschenkelbereich) und bricht 10–14 Monate nach der Infektion durch die Haut, wenn die Hautstelle mit Wasser benetzt wird. Aus der am Kopf des Medinawurms liegenden Geschlechtsöffnung werden lebende Larven ausgestoßen. Die Larven werden dann von Wasserflöhen aufgenommen, worin sie innerhalb von 10–14 Tagen invasionsfähig werden. Die Mindesttemperatur zur Entwicklung im Zwischenwirt beträgt beim Medinawurm über längere Zeit 19°C.

Medizinische Bedeutung. Toxische und allergische Erscheinungen können auftreten. Beim Durchbruch des Weibchens kommt es unter heftigem Jucken und Brennen zu einem Geschwür, in dessen Mitte der Kopf des Weibchens erscheint. Bei unsachgemäßer Entfernung des Wurmes kann es zu schweren Sekundärinfektionen kommen.

Verbreitung. Naher Osten, Afrika und Asien. Etwa 5 Millionen Menschen gelten als befallen. Die Krankheit kommt typischerweise in ländlichen, ärmeren Gebieten vor. Bei uns kann sich der Medinawurm wegen der fehlenden Mindesttemperatur nicht halten.

Diagnose. Typisches Geschwür mit Sichtbarwerden des Wurmkopfes.

Therapie. Nach Betupfen des Geschwürs mit kaltem Wasser schiebt das Weibchen den Kopf vor, er kann vorsichtig gefaßt werden und während mehrerer Tage herausgezogen werden. Der so auf einem Holzstäbchen aufgewickelte Wurm wurde früher als Zeichen der erfolgreichen Behandlung zur Schau gestellt und soll nach R. MÜLLER Ursprung des Äskulapstabes sein. Eine Chemotherapie mit Niridazol, Thiabendazol oder Metronidazol kann ebenfalls versucht werden.

6.2.2.4 Chinesischer Leberegel (Clonorchis sinensis) und Katzenleberegel (Opisthorchis felineus)

Beide Trematoden leben in den Gallengängen verschiedener Tiere (u. a. Katze, Hund), auch der Mensch kann befallen sein. Die Entwicklung läuft über 2 Zwischenwirte: 1. Zwischenwirt sind Wasserschnecken, 2. Zwischenwirt Süßwasserfische. Die Übertragung erfolgt durch den Genuß roher oder ungenügend gekochter Süßwasserfische (Fischsalat!). Der chinesische Leberegel ist in Ostasien weit verbreitet, der Katzenleberegel kommt in Osteuropa, in Rußland, in Indien und in Japan vor. Viele Millionen Menschen sind mit diesen beiden Parasiten befallen. Therapie: Emetin, Resochin, Antimonpräparate.

6.2.2.5 Lungenegel (Paragonimus westermani)

Dieser Trematode kommt besonders in Ostasien weitverbreitet vor (Japan, Korea, China, Philippinen, Indonesien). Nicht nur der Mensch, auch viele Tiere (Hund, Katze, Schwein, Raubtiere wie Löwe, Tiger, Wolf u. a.) können den Lungenegel tragen. Bevorzugt wird die Lunge befallen, die Wurmeier werden ausgehustet. Auch dieser Egel muß in seiner Entwicklung zwei Zwischenwirte durchlaufen: 1. Zwischenwirt sind Wasserschnecken, 2. Zwischenwirt sind Krabben und Krebse. Die Übertragung auf den Menschen erfolgt über rohes Krabben- und Krebsfleisch (Salat!). Therapie: Resochin, Emetin, Bithionol.

6.2.3 Aktives Eindringen der Larven durch die intakte Haut oder Schleimhaut

6.2.3.1 Hakenwürmer

Ancylostoma duodenale (Grubenwurm). Wirt ist nur der Mensch. Der Grubenwurm kommt besonders in Europa vor, und zwar vor allem in Südeuropa, wo er im Freien die notwendigen Lebensbedingungen findet: Wärme und Feuchtigkeit. In nördlichen Gebieten findet er in Bergwerken und bei Tunnelbauten ebenfalls geeignete Entwicklungsmöglichkeiten, daher der Name Grubenwurm. Auch in Asien und Afrika ist der Grubenwurm anzutreffen.

Necator americanus (amerikanischer Hakenwurm). Wirt ist der Mensch; der Necator ist besonders in Amerika und Afrika, aber auch in Südasien zu finden.

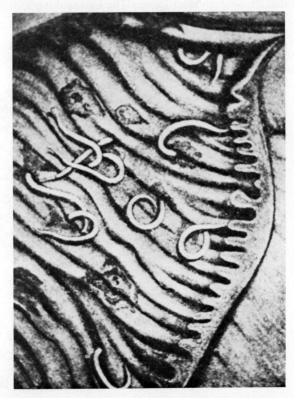

Abb. 50   Hakenwurmbefall des Dünndarmes (siehe Schleimhautdefekte!)

Beide Hakenwurmarten haben ihr Verbreitungsgebiet hauptsächlich zwischen dem 30. Grad südlicher Breite und dem 40. Grad nördlicher Breite. Insgesamt wird geschätzt, daß etwa ein Viertel der Weltbevölkerung befallen ist. Jährlich sterben etwa 1 Million Menschen am Hakenwurmbefall.

Entwicklung und Kreislauf (für beide Arten gleich). Die erwachsenen, etwa 10 mm langen Würmer leben im unteren Jejunum und Ileum; Ancylostoma trägt in einer festen Mundkapsel vier Haken, der Necator dagegen zwei Schneideplatten. Die Hakenwürmer beißen sich zum Blutsaugen in der Schleimhaut fest (s. Abb. 50 u. 51), bei rund 1500 Würmern bedeutet dies einen täglichen Blutverlust von 12 ml. Die jahrelang lebenden geschlechtsreifen Würmer produzieren Wurmeier, die mit dem Stuhl in die freie Natur gelangen. Bei ausreichender Feuchte und einer Mindesttemperatur von 18°C erfolgt die Eireifung und das Schlüpfen der Larven. Die Larven dringen dann aktiv durch

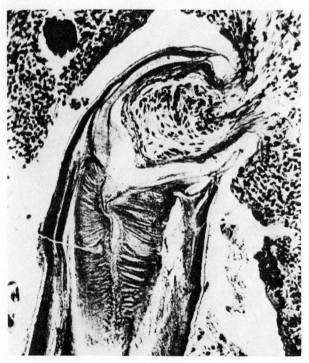

Abb. 51   Hakenwurm beim Blutsaugen

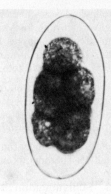

Abb. 52   Hakenwurmeier

die intakte Haut ein oder werden seltener verschluckt; sie gelangen über die Venen in Herz und Lunge, durchbohren die Alveolarwand, kommen ohne Reifung durch die Flimmerepithelaktivität in den Schlund, werden verschluckt und siedeln sich schließlich im Dünndarm an.

Medizinische Bedeutung. Bei perkutanem Eindringen der Larven können stark juckende Exantheme entstehen. Massiver Wurmbefall führt zu einer schweren progredienten Eisenmangelanämie. Der Blutverlust ist bedingt durch das von den Tieren aufgenommene Blut, durch Nachblutungen aus den Bißstellen (die Würmer bilden gerinnungshemmende Substanzen im Speichel) und durch häufigen Wechsel der Bißstelle (s. Abb. 50).

Diagnose. Wurmeinachweis im Stuhl (s. Abb. 52). Außerdem kann das sogenannte Koprokulturverfahren angewandt werden: 3–5 g Stuhl werden mit doppelter Menge Tierkohle zu einem Brei vermischt, davon wird ein Häufchen auf die Mitte einer Agarplatte aufgebracht und bebrütet. Schlüpfen Larven aus, so wandern sie über die feuchte Agaroberfläche und schleppen Bakterien mit, die ihren Weg durch eine Koloniespur markieren. Jeweils am Ende einer solchen Spur läßt sich die Larve mikroskopisch nachweisen. Die Therapie besteht in einer Behandlung der Anämie und Gaben von Mebendazol.

6.2.3.2   Strongyloides stercoralis (Zwergfadenwurm oder Kotälchen)

Strongyloides ist ein sehr kleiner Nematode, die Weibchen sind etwa 2 mm lang. Die Verbreitung, die Entwicklung und der Infektionsmodus des Zwergfadenwurms sind ähnlich wie bei den Hakenwürmern, jedoch bestehen folgende Ausnahmen:

1. Strongyloides zeichnet sich durch einen Generationswechsel aus. Die Vermehrung im Menschen erfolgt ungeschlechtlich. Aus den vom Menschen ausgeschiedenen Larven entstehen in der freien Natur Geschlechtsformen, deren Wurmeier sich zu infektionstüchtigen Larven entwickeln.

2. Die im Darm entstandenen Wurmeier entwickeln sich schon im Körper zu Larven, so daß im Stuhl in der Regel keine Eier sichtbar werden. Eine Autoinfektion ist hierbei möglich, wenn sich schon im menschlichen Darm infektionstüchtige Larven bilden.

Die medizinische Bedeutung gleicht der der Hakenwürmer; Thiabendazol gilt als Therapeutikum der Wahl.

6.2.3.3 Schistosomen (Bilharzien oder Pärchenegel)

Schistosomen sind, im Gegensatz zu den übrigen Trematoden des Menschen, getrenntgeschlechtlich. Männchen und Weibchen leben

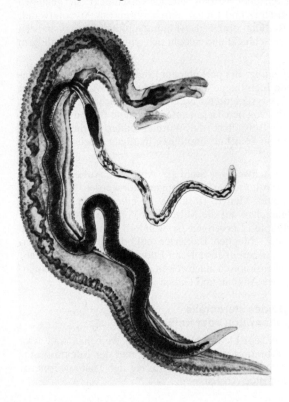

Abb. 53
Bilharzienpaar

paarweise zusammen in den Blutgefäßen des Menschen und einiger Säugetiere.

Entwicklung und Kreislauf. Die geschlechtsreifen Würmer (Länge 10–20 mm) leben in den Venen von Blase, Darm oder Leber, sie werden bis zu 30 Jahre alt (s. Abb. 53). Die Wurmeier werden in den Venen abgelegt, sie dringen dann durch die Gefäßwand in das Blasen- oder Darmlumen. Mit den menschlichen Ausscheidungen gelangen die Wurmeier in die freie Natur, im Wasser wird eine kurzlebige, sehr bewegliche Wimpernlarve frei, das sogenannte Mirazidium. Sie sucht aktiv den Zwischenwirt, eine Wasserschnecke, auf, in ihr erfolgt die Bildung von Zerkarien. Diese Zerkarien suchen ebenfalls aktiv den Endwirt auf, bohren ihren Kopf in die Haut, dringen in die Hautvenen ein und werden von hier aus passiv in die Lunge transportiert. Nach einer Reifungsphase gelangen die Larven in die Blutgefäße der Leber, wo sie weiter heranwachsen und von wo sie über das Venensystem in die feinen Beckenvenen einwandern.

Schistosoma haematobium. Schistosoma haematobium wurde von Theodor Bilharz in Ägypten entdeckt, nur der Mensch kommt als Endwirt in Betracht. Die erwachsenen Pärchenegel leben hier in den Venen der Harnblase, die Wurmeier werden entsprechend über den Urin ausgeschieden.

Schistosoma mansoni. Wirt ist ebenfalls nur der Mensch. Diese Art lebt in den Verzweigungen der Mesenterialvenen, die Wurmeiaus- scheidung erfolgt über den Stuhl (s. Abb. 54).

Schistosoma japonicum. Als Wirt fungiert nicht nur der Mensch, son- dern eine Reihe verschiedener Tiere, wie Hund, Katze, Schwein u. a., Schistosoma japonicum ist die gefährlichste Art, sie lebt in den Darm- oder Lebervenen, die Wurmeiausscheidung erfolgt ebenfalls über den Stuhl.

Medizinische Bedeutung. Beim Eindringen der Bilharzienlarven in die Haut entsteht die sogenannte Zerkariendermatitis. Nachdem sich die erwachsenen Würmer herangebildet haben, hängen die Beschwerden und objektiven Symptome vom Sitz der Tiere ab (Blasen-, Darm-, Leberbeschwerden). Gefürchtet ist die Entwicklung von bösartigen Tumoren in dem Gewebebereich, den die Wurmeier auf ihrer Wande- rung in die Blase oder in den Darm hinein durchdringen (chronischer karzinogener Reiz).

Verbreitung. Etwa 200 Millionen Menschen sind befallen, besonders in tropischen und subtropischen Gebieten, wo die für die Larven notwen- dige Entwicklungstemperatur gegeben ist. Die Befallsfrequenz liegt in manchen Gegenden bei bis zu 85%. Schistosoma haematobium kommt in Portugal, Afrika und Westasien vor. Schistosoma mansoni

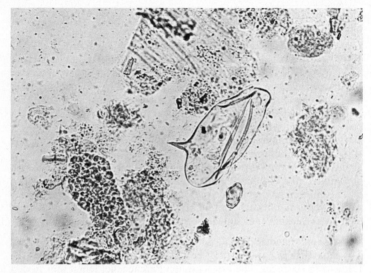

Abb. 54   Wurmei von Schistosoma mansoni

in Afrika, Südamerika, Westindien und Arabien; Schistosoma japonicum ist in Japan und China verbreitet.

Diagnose. Nachweis der Wurmeier im Stuhl oder Urin (s. Abb. 54). Eine *Prophylaxe* (Vernichtung der Schnecken) ist heute mit Na-Penta-Chlorphenat möglich, damit läßt sich ein Fluß schneckenfrei machen. Diese Wasserbehandlung muß jedoch wiederholt werden und ist entsprechend teuer. Als Chemotherapeutikum der Wahl wird heute Praziquantel angegeben. Weiterhin wirkt Metrifonat bei der Blasenbilharziose und Oxamniquin bei Schistosoma mansoni.

6.2.4   Invasion über Arthropoden

Filarien sind Nematoden, die von Mensch zu Mensch durch blutsaugende Arthropoden übertragen werden.

6.2.4.1   Wuchereria bancrofti

Entwicklung und Kreislauf. Die erwachsenen Filarien leben in den Lymphgefäßen, Lymphknoten und im Bindegewebe, sie werden 45–100 mm lang. Die Weibchen gebären zahlreiche Mikrofilarien, welche in die Hautgefäße gelangen, wo sie dann vom Zwischenwirt (Mücken) aufgenommen werden. Das Auftreten der Larven im peripheren Blut erfolgt periodisch nachts. In der Mücke entwickeln die

Larven sich zu infektionstüchtigen Formen, die beim Stich in die Haut des neuen Endwirtes gelangen.

Medizinische Bedeutung. Durch mechanische Blockade der Lymphgefäße kommt es zu Ödemen und zur Elephantiasis. Wuchereria bancrofti ist in den tropischen Gebieten Afrikas, Asiens und Südamerikas verbreitet. Die Diagnose erfolgt durch Nachweis der Mikrofilarien im Blut (frisches Blut oder dicker Tropfen), die Blutentnahme muß nachts erfolgen.

Chemotherapie. Diäthylcarbamazin.

6.2.4.2 Loa loa

Verhalten ähnlich wie bei Wuchereria bancrofti, aber mit folgenden Abweichungen: Der erwachsene Wurm lebt im subkutanen Gewebe, die Mikrofilarien erscheinen nur tags im peripheren Blut und der Parasit ist in Zentralafrika heimisch.

6.2.4.3 Onchocerca volvulus

Diese Filarienart ist den beiden vorgenannten Würmern ähnlich, die Mikrofilarien zeigen aber keine Periodizität und die Würmer finden sich hauptsächlich in den Lymphspalten der Haut.

Chemotherapie. Diäthylcarbamazin, Germanin.

6.3 Protozoen (s. Tab. 7)

6.3.1 Übertragung durch Schmutz-Schmier-Infektion und verunreinigte Nahrungsmittel

6.3.1.1 Toxoplasma gondii

Toxoplasma gondii ist der Erreger der Toxoplasmose. Diese Krankheit ist eine Anthropozoonose, welche von verschiedenen Säugetieren (Haustieren) auf den Menschen übertragen werden kann. Die beim Erwachsenen meist symptomlos verlaufende Infektion kann bei intrauteriner Übertragung auf den Fötus zu schweren Veränderungen führen (Hydrozephalus, Enzephalomyelitis, Chorioretinitis). Die Diagnose der Toxoplasmose ist in erster Linie serologisch möglich (Sabin-Feldman-Test, Immunfluoreszenztest, KBR, indirekter Hämagglutinationstest).

Chemotherapie. Sulfonamide zusammen mit Pyrimethamin, eventuell Spiramycin.

Tabelle 7 Medizinisch wichtige Protozoen

	Parasit	Erkrankung	Verbreitung
Flagellaten	*Trichomonas vaginalis*	Trichomoniasis	weltweit
	Giardia lamblia	Lamblienruhr	weltweit
	Trypanosoma cruzi	Chagas-Krankheit	Südamerika
	Trypanosoma gambiense	Schlafkrankheit	West- und Zentralafrika
	Trypanosoma rhodesiense	Schlafkrankheit	Ostafrika
	Leishmania donovani	Kala-Azar	Afrika, Asien, Südamerika, Mittelmeergebiet
	Leishmania tropica	Hautleishmaniose	Asien, Afrika, Mittelmeergebiet
	Leishmania major	Hautleishmaniose	
	Leishmania brasiliensis	Schleimhautleishmaniose	Südamerika
Rhizopoden	*Entamoeba histolytica*	Amöbenruhr	weltweit
Sporozoen	*Cryptosporidium*	Kryptosporidiose	weltweit
	Isospora belli	Kokzidiose	weltweit
	Pneumocystis carinii	Pneumonie	weltweit
	Sarcocystis	Sarkosporidiose	weltweit
	Toxoplasma gondii	Toxoplasmose	weltweit
	Plasmodium falciparum	Malaria tropica	Tropen
	Plasmodium vivax	Malaria tertiana	Tropen und Subtropen
	Plasmodium ovale	Malaria tertiana	Tropen
	Plasmodium malariae	Malaria quartana	Tropen und Subtropen
Ziliaten	*Balantidium coli*	Balantidienruhr	weltweit

6.3.1.2 Lamblia intestinalis (synonym: Giardia lamblia)

Lamblia intestinalis kann die sogenannte Lamblienruhr hervorrufen. Meist verläuft jedoch die Infektion mehr oder weniger symptomlos, die Frequenz erscheinungsfreier Tage ist hoch. Die Diagnose wird durch Nachweis der Zysten im Stuhl oder der Vegetativform im Duodenalsaft bzw. im Stuhl gestellt (Nativpräparat!).

6.3.1.3 Entamoeba histolytica

Entamoeba histolytica verursacht die Amöbenruhr; dieser Erreger ist ein Kosmopolit, die Erkrankung entsteht aber nur unter den Bedingungen südlicher Länder. Vom Dickdarm aus können fast alle anderen Organe befallen werden, insbesondere kann es zur Ausbildung von Leberabszessen kommen. Die Diagnose geschieht hier durch den Nachweis der Vegetativformen im frischen (nicht älter als 1 Std.) Stuhlpräparat, ansonsten werden die Zysten nachgewiesen. Bei invasiver Amöbiasis sollen serologische Tests eingesetzt werden.

Chemotherapie. 5-Nitroimidazole (z. B. Metronidazol, Tinidazol) gelten als Mittel der Wahl.

6.3.1.4 Sarcocystis

Sarcocystis-Arten kommen als Zysten im Muskelgewebe von Haustieren (besonders Rind, Schwein) vor. Nach Verzehr von rohem infiziertem Fleisch (Mett!) können sich diese Parasiten im Dünndarm des Menschen festsetzen und zu Durchfällen führen, die Erkrankung nennt man *Sarkosporidiose.* Zur Diagnose soll man nach charakteristischen Sporozysten im Stuhl suchen. Eine spezifische Behandlung ist nicht bekannt und wohl meist auch nicht erforderlich.

6.3.1.5 Isospora belli

Isospora belli ist der Erreger der *Kokzidiose,* einer auch beim Menschen auftretenden Durchfall-Erkrankung. Über Schmutz-Schmier-Infektion oder über verunreinigte Nahrungsmittel werden diese Parasiten aufgenommen und sie können dann im Stuhl nachgewiesen werden. Bei hartnäckigen Durchfällen kann man Sulfonamide versuchen.

6.3.1.6 Cryptosporidium

Kryptosporidien kommen bei vielen Säugetierarten und bei Vögeln vor, offensichtlich durch Schmutz-Schmier-Infektion oder über kontaminierte Lebensmittel werden sie auch auf den Menschen übertragen. Besonders beim resistenzgeschwächten Patienten (Immunsuppression, AIDS) kann es zu schweren Durchfällen kommen. Die Parasiten kann man im Stuhl nachweisen. Eine wirksame Chemotherapie ist bislang nicht bekannt.

6.3.1.7 Balantidium coli

Dieser Ziliat lebt im Dickdarm von Mensch, Schweinen und weiteren Tieren. Nach oraler Aufnahme von Zysten kann es zu ruhrähnlichen Durchfällen kommen, den Erreger findet man dann im Stuhl. Tetrazykline oder Metronidazol können, wenn erforderlich, zur Chemotherapie eingesetzt werden.

6.3.2 Übertragen durch Einatmen

6.3.2.1 Pneumocystis carinii

Über Entwicklungszyklus, Infektionswege und taxonomische Zugehörigkeit dieses Parasiten weiß man noch sehr wenig. Als Kommensale der Luftwege scheint *Pneumocystis carinii* im Tierreich und auch beim Menschen weit verbreitet zu sein. Bei resistenzgeschwächten Patienten (besonders bei AIDS-Infektionen) kann es zu einer sehr starken Vermehrung dieser Parasiten im Alveolarbereich kommen, wodurch eine lebensbedrohliche Pneumonie mit starken Ventilationsstörungen ausgelöst wird. Zur Diagnose muß Material aus dem Lungenbereich selbst (bronchoalveoläre Lavage, Punktat) gewonnen und untersucht werden, Sputum-Untersuchungen sind wertlos. Eine Behandlung kann mit Cotrimoxazol in hoher Dosierung oder mit Pentamidin versucht werden.

6.3.3 Übertragung durch engen körperlichen Kontakt (Geschlechtsverkehr)

Trichomonas vaginalis ist ein Flagellat, der im Bereich der Genitalorgane von Mann und Frau vorkommt, vorwiegend durch Geschlechtsverkehr übertragen wird und Verursacher einer Kolpitis oder Urethritis sein kann. Symptomlose Parasitenträger findet man nicht selten. Trichomonaden lassen sich gut im frisch entnommenen Urethral- und Vaginalsekret aufgrund ihrer typischen Bewegungen im Nativpräparat nachweisen. In gefärbten Präparaten ist ihr Nachweis schwieriger, sie können dann mit weißen Blutkörperchen verwechselt werden.

Chemotherapie. Metronidazol oder andere 5-Nitroimidazole.

6.3.4 Übertragung durch Arthropoden

6.3.4.1 Trypanosomen

Trypanosomen sind Flagellaten, die neben Geißeln eine undulierende Membran besitzen (s. Abb. 55). Im Gewebe erscheinen sie in der Leishmanienform, ohne Geißeln und ohne undulierende Membran.

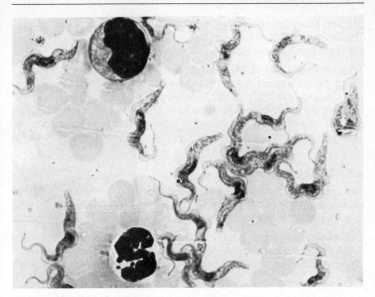

Abb. 55   Trypanosomen

Typanosoma gambiense und Trypanosoma rhodesiense. Diese beiden Trypanosomen sind die Erreger der Schlafkrankheit, die im tropischen Afrika vorkommt.

Entwicklung und Kreislauf. Diese Trypanosomen werden beim Stich der übertragenden Tsetse-Fliege (Glossina morsitans überträgt Trypanosoma rhodesiense, Glossina palpalis dagegen Trypanosoma gambiense) aufgenommen und machen hier eine Entwicklung durch. Schließlich besiedeln sie die Speicheldrüse der Stechfliegen und können von hier aus beim Stich auf den nächsten Wirt übertragen werden. Eine Übertragung auf Tiere ist möglich, insbesondere auf Antilopen und verschiedene Haustiere.

Medizinische Bedeutung. Die eingeimpften Erreger vermehren sich zunächst an der Stichstelle (Primäraffekt), dann brechen sie unter Fieber schubweise in die Blutbahn ein. Mit zunehmender Antikörperbildung nimmt die Frequenz der Fieberanfälle und die Zahl der Trypanosomen im Blut ab. Erst nach Monaten treten die Protozoen in den Liquor ein und befallen das Gehirn (bei Trypanosoma rhodesiense kann dieses Überwinden der Blut-Liquor-Schranke schon nach wenigen Wochen eintreten). Mit fortschreitender zerebraler Zerstörung stellt sich die Schlafsucht ein, die der Krankheit den Namen gegeben hat. Die Diagnose erfolgt durch den Parasitennachweis im Blut (dicker Tropfen), später auch im Liquor. Die Therapie erfolgt mit Germanin, eventuell mit Arsen- und Antimonpräparaten.

Trypanosoma cruzi (Chagas-Krankheit). Trypanosoma cruzi ist der Erreger der Chagas-Krankheit und wird durch Triatomen übertragen. Die Chagas-Krankheit ist eine chronisch verlaufende, besonders in Südamerika auftretende Volksseuche; die Menschen sterben häufig an einer Myokarditis, ausgelöst durch die Gewebsformen dieser Trypanosomen.

6.3.4.2 Leishmanien

Die Leishmanien stehen morphologisch den Trypanosomen sehr nahe, sie liegen primär in der unbegeißelten Form vor, können aber in eine trypanosomenartige begeißelte Form überwechseln.

Leishmania donovani. Der Erreger der *Kala-Azar* oder viszeralen Leishmaniose ist in Afrika, Asien, Südamerika und den Mittelmeerländern zu finden.

Entwicklung, Kreislauf und medizinische Bedeutung. Diese Krankheit wird durch Sandmücken (Phlebotomen) übertragen, in deren Magen-Darm-Kanal sich die Erreger vermehren. Im Menschen gelangen die Parasiten von der Stichstelle in die Lymphknoten, wo in den RES-Zellen eine intrazelluläre Vermehrung erfolgt (während der 2–4 Monate dauernden Inkubationszeit). Bei Resistenzminderung des Wirtes brechen die Erreger in die Blutbahn ein und blockieren praktisch das gesamte retikulohistiozytäre System. Als Folge dieser Blockierung treten dann ein: Schwellung der inneren Organe, Nebennierenschäden, Pigmentierungen. Die Letalität der unbehandelten Kala-Azar ist sehr hoch. Hunde spielen als Erregerreservoir eine wichtige Rolle, eine Übertragung von Mensch zu Mensch über die Mücke ist aber möglich.

Diagnose. Erregernachweis im Punktionsmaterial (Lymphknoten, Sternalmark, Milz).

Chemotherapie. Antimonpräparate.

Leishmania tropica, *Leishmania major.* Der Erreger der Orientbeule (Hautleishmaniose) ist in Südeuropa, Afrika und Asien verbreitet. Entwicklung, Übertragung, Formenwechsel und Chemotherapie sind sehr ähnlich wie bei Leishmania donovani.

Medizinische Bedeutung. Die Erreger bleiben lokalisiert an der Stichstelle des Phlebotomus, meist an den unbedeckten Körperteilen. Hier entwickelt sich eine größer werdende Papel, die schließlich zu einem Geschwür mit aufgeworfenem Rand und einer groben Kruste (Beule) wird. Eine Generalisierung findet nicht statt. Die Krankheit heilt meist unter Narbenbildung spontan nach etwa 1 Jahr aus. Als Parasitenreservoir kommen neben dem Menschen auch verschiedene Säugetiere in Betracht.

Diagnose. Erregernachweis im Material vom Rand des Geschwürs.

Leishmania brasiliensis. In Süd- und Mittelamerika kennt man eine Schleimhaut-Leishmaniose: Besonders im Nasen-Rachen-Raum kommt es zum Auftreten von Knoten, Geschwüren und eventuell auch von gewebszerstörenden Prozessen. Diese *Espundia* genannte Parasiteninfektion wird durch *Leishmania brasiliensis* hervorgerufen.

6.3.4.3 Plasmodien

Plasmodien verursachen die Malaria, die auch als Wechselfieber oder Sumpffieber bezeichnet wird. Die Malaria ist auch heute noch die wichtigste Weltseuche, an der laufend ca. ein Drittel der Weltbevölkerung erkrankt ist. Jährlich fordert allein die Malaria 3–5 Millionen Tote. Wir unterscheiden *Plasmodium vivax* und *Plasmodium ovale* als Erreger der *Malaria tertiana* (Dreitagefieber), das *Plasmodium malariae* als Erreger der *Malaria quartana* (Viertagefieber) und das *Plasmodium falciparum* als Erreger der *Malaria tropica*.

Entwicklung und Kreislauf. Die Plasmodien sind wie die Trypanosomen und Leishmanien zweiwirtig (Mensch, Anophelesmücke). Die Entwicklung der Erreger verläuft in drei Phasen: Im menschlichen Körper laufen zwei ungeschlechtliche Kreisläufe ab (erythrozytärer Blutzyklus und exoerythrozytärer E-Zyklus), in der Mücke dagegen ein Geschlechtszyklus. Mit Ausnahme von Bluttransfusionen erfolgt die Übertragung von Mensch zu Mensch ausschließlich über die Anophelesmücke (s. Abb. 56).

1. *E-Zyklus:* Beim Stich der Mücke gelangen die Plasmodien als Sporozoiten in den Körper, sie dringen in Leberparenchymzellen ein und vermehren sich hier ungeschlechtlich durch Teilung. Nach Platzen der infizierten Zellen ist die Infektion neuer Gewebszellen möglich. Nach einer gewissen Zeit werden sie in die Blutbahn ausgeschwemmt.

2. *Blutzyklus:* Die Parasiten dringen in Erythrozyten ein und vermehren sich dort. Durch Platzen der Erythrozyten (Fieberanfall) werden sogenannte Merozoiten frei und können weitere Erythrozyten befallen.

Plasmodium vivax und *Plasmodium ovale:* Alle 48 Stunden kommt es zu einem Fieberanfall. Der Name Dreitagefieber kommt daher, daß an jedem 3. Tag Fieber auftritt. Es werden nur junge Erythrozyten befallen, in den roten Blutkörperchen finden sich die Parasiten in der

Ringform (1 Ring/Erythrozyt) (s. Abb. 57). Die roten Blutkörperchen zeigen die sogenannte Schüffnersche Tüpfelung, das Morulastadium weist 16 Kerne auf.

Plasmodium malariae: Hier erfolgt der Fieberanfall alle 72 Stunden, d. h. jeden 4. Tag (daher der Name Viertagefieber). Es werden rote Blutkörperchen jeden Alters befallen, in ihnen findet man Ringformen (1 Ring/Erythrozyt) oder die Morulaformen mit 8 Kernen. Eine Tüpfelung fehlt.

Plasmodium falciparum: Diese Malariaform zeigt unregelmäßige Fieberschübe. Plasmodium falciparum befällt Erythrozyten jeden Alters, je rotes Blutkörperchen findet man mehrere Ringformen. Die Morulaform erscheint nicht im peripheren Blut, sie bleibt in den Kapillaren

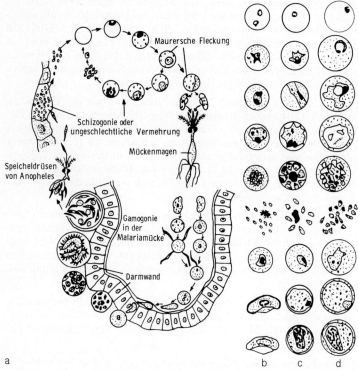

a   b   c   d

Abb. 56   Kreislauf der Malariaplasmodien (Mensch → Anophelesmücke → Mensch). b) Blutzyklus von *Plasmodium falciparum*, c) von *Plasmodium malariae* und d) von *Plasmodium vivax*

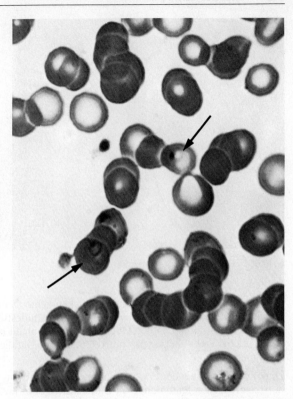

Abb. 57
Malaria-
plasmodien-
Ringform
(Tertiana)

der inneren Organe stecken. Typisch für die Malaria tropica ist der Nachweis der Geschlechtsformen, der sogenannten Laveranschen Halbmonde.

3. *Geschlechtszyklus in der Anophelesmücke:* Im menschlichen Blut entstehen neben Merozoiten auch Geschlechtsformen (Mikrogametozyt = männlich, Makrogametozyt = weiblich). Diese Geschlechtsformen werden beim Stich der weiblichen Anophelesmücke aufgesaugt (s. Abb. 58), und im Magen der Mücke entwikkeln sie sich zum Mikro- und Makrogameten. Nach der Befruchtung wird der Makrogamet zum Ookineten, der in die Magenwand eindringt und sich hier zur Oozyste weiterentwickelt. Die im Inneren dieser Oozyste (Sporozyste) gebildeten Sporozoiten sprengen schließlich die Zyste, entleeren sich in die Leibeshöhle und wandern in die Speicheldrüse ein. Damit ist die Mücke infektionstüchtig.

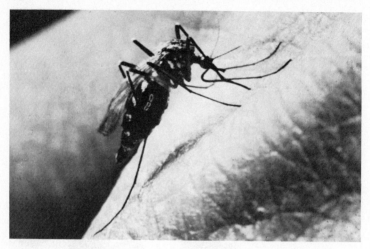

Abb. 58   Blutsaugende Stechmücke

Die *Verbreitung* ist abhängig von der Mückendichte (Sümpfe als Brutplätze für Mücken) und von der Temperatur (Mindesttemperatur für den Geschlechtszyklus in der Mücke). In Deutschland ist die Malaria heute nicht mehr heimisch, auftretende Malariafälle sind eingeschleppt.

Diagnose. Nachweis der erythrozytären Formen (Ringe, Morula) und der Laveranschen Halbmonde im Blutausstrich oder im „dicken Tropfen" (Giemsa-Färbung) (s. Abb. 57).

Therapie bei allen drei Arten. Chloroquin (Resochin), wirksam gegen Schizonten im Blut. Bei Malaria tertiana und quartana soll im Anschluß an die Chloroquintherapie Primaquine gegeben werden, welches auch gegen die exoerythrozytären Formen wirksam ist. Bei chloroquinresistenter Malaria tropica hat sich eine Kombinationstherapie von Pyrimethamin mit Sulfadoxin (Fansidar) bewährt. Auch Chinin ist ein wirksames Malaria-Medikament geblieben.

Prophylaxe. Chloroquingaben ein bis zwei Wochen vor Eintreffen in einem malariaverseuchten Gebiet, Fortsetzung dieser Prophylaxe bis 6 Wochen nach der letzten Exposition, d. h. Rückkehr aus dem Malariagebiet. Dosierung: entweder täglich 125 mg oder einmal wöchentlich 300–500 mg Chloroquin. In folgenden Gebieten kommen chloroquinresistente Stämme vor: Südostasien, indischer Subkontinent, Panama, Neuguinea, Südamerika und Teile Afrikas. Hier empfiehlt sich eine Prophylaxe mit Pyrimethamin + Sulfadoxin (Fansidar).

Anhang

Krankheits-erscheinungen bzw. Verdachtsdiagnose	Wichtigste Erregerarten	Art des Untersuchungs-materials
Abszesse (oberflächliche und tiefe), Wundinfektionen	*Staphylococcus aureus,* Enterobakterien, z. B. *Escherichia coli, Pseudomonas aeruginosa, Streptococcus pyogenes, Streptococcus pneumoniae, Streptococcus faecalis, Bacteroides*-Arten	Eiter und umgebendes Gewebe (gewonnen durch Punktion, Inzision, Exzision), nur bei wenig Material Entnahme mit Wattetupfer; Blutkulturen bei Fieber
Aktinomykose	*Actinomyces israelii (Arachnia propionica),* plus Begleitflora	Eiter, Gewebe, Fistelsekret (gewonnen durch extraorale Punktion, Inzision, Exzision)
Amöbenruhr	*Entamoeba histolytica*	frischer Stuhl, Schleimflocken
Angina Plaut-Vincenti	Fusobakterien, Treponemen	hitzefixiertes mikroskopisches Präparat vom Abstrich des Tonsillengeschwürs; Abstrichtupfer für differential-diagnostische Untersuchungen
Botulismus	Toxin von *Clostridium botulinum*	Nativblut oder Serum, Erbrochenes, verdächtige Lebensmittel
Brucellose (Morbus Bang, Maltafieber)	*Brucella abortus, Brucella melitensis, Brucella suis,* andere Brucellen-Spezies selten	Nativblut oder Serum, Blutkulturen (Eiter)
Cholera	*Vibrio cholerae* (Serogr. 01)	frischer Stuhl bzw. Schleim, Rektalabstrich

Transport des Materials ins Labor	Angewandte diagnostische Verfahren	Gedacht werden sollte auch an
möglichst im Transportmedium (unter Luftabschluß – Anaerobier!)	Gram-Präparat, aerobe und anaerobe bakteriologische Kultur, evtl. auch auf Mykobakterien und/oder Pilzen	im Gesichts-Hals-Bereich: Aktinomykose; Lymphknoten: Tuberkulose
möglichst im Transportmedium	mikroskopisches Präparat (Gram) von Eiter und Drusen (Körnchen im Eiter); Kultur auf Spezialnährböden	Tuberkulose, unspezifische Abszesse
muß innerhalb 1 Std. untersucht werden (sonst nur Zysten-Nachweis möglich)	Nativpräparat, MIF-Anreicherung	Bakterielle Ruhr; Enteritis durch Salmonellen, *Yersinia enterocolitica* oder *Campylobacter*-Spezies
bei RT	Gram-Präparat, Präparat mit 1:10 verdünnter Karbolfuchsinlösung färben	Streptokokken-Angina, Diphtherie
bei RT	Toxinnachweis in der Maus; Kultur	andere bakterielle Lebensmittelvergiftungen oder Intoxikationen
bei RT	Widal-Reaktion, KBR, Subkulturen aus Blutkulturen	andere fieberhafte Erkrankungen, z.B. Typhus
sofort, evtl. im Transportmedium	Kultur in alkalischem Peptonwasser und auf festen Nährböden	andere Enteritisformen, insbesondere durch enterotoxinbildende *E. coli* und andere Vibrionen

254 Tabelle 8: Anhang

Krankheits- erscheinungen bzw. Verdachtsdiagnose	Wichtigste Erregerarten	Art des Untersuchungs- materials
Diphtherie	*Corynebacterium diphtheriae*	Rachen- und Nasen- abstrich (vor Beginn einer antibiotischen Therapie!)
Endokarditis (Endocarditis lenta, akute Endokarditis)	Streptokokken (vergrü- nende und nicht-hämoly- sierende, Enterokokken), Staphylokokken	Blutkulturen (s. u.: Sepsis)
Gasbrand (Gasödem)	*Clostridium perfringens* und andere Clostridien	nekrotisches und umge- bendes Gewebe, Wund- sekret
Gonorrhoe	*Neisseria gonorrhoeae*	Urethralabstrich (beim Mann), Analabstrich, Zervikalabstrich
Keuchhusten	*Bordetella pertussis*	Nasopharyngeal-Abstrich: direkte Beimpfung von Spezial-Transport- oder Kulturmedien, Anfertigen eines mikrosko- pischen Präparates (luft- trocknen und hitzefixieren)
Konjunktivitis	*Haemophilus influenzae, Staphylococcus aureus, Streptococcus pneumo- niae, Streptococcus pyo- genes, Herpes-simplex- Viren, Chlamydia tracho- matis*	Abstrichtupfer (vor An- wendung eines Lokal- anaestheticums entneh- men!), Abradat Calcium-Alginat-Tupfer
Leptospirosen	*Leptospira interrogans* (versch. Serovare)	Liquor, Nativblut oder Serum

Transport des Materials ins Labor	Angewandte diagnostische Verfahren	Gedacht werden sollte auch an
sofort, evtl. im Transportmedium	Kultur, Toxinnachweis bei angezüchteten Diphtheriebakterien	Streptokokken-Pharyngitis, Plaut-Vincenti-Angina, inf. Mononukleose, Mundsoor
wie bei Sepsis (s. u.)	wie bei Sepsis (s. u.)	Sepsis ohne Endokarditis (s. auch bei Sepsis)
sofort	sofortiges Gram-Präparat: plumpe gram-positive Stäbchen, anaerobe Kultur	Staphylokokken- und Streptokokken-Eiterungen (Phlegmonen), andere aerob *(E. coli)*/anaerobe Mischinfektionen, Hautemphysem
im Transportmedium bei RT (innerhalb von 12 Std.) oder direkte Beimpfung von Spezialnährböden, 24 Std. bebrüten und dann ins Labor	Gram- und Methylenblau-Präparat (intrazelluläre Diplokokken), Kultur	„unspezifische" Urethritis durch Mykoplasmen, Chlamydien, andere Bakterien
bei RT in beimpften Spezial-Medien Objektträger bei RT	Kultur direkter IFT	virale Infekte des oberen und unteren Respirationstraktes, Epiglottitis
schneller Transport in Transportmedium Spezial-Transportmedium Spezial-Transportmedium	Gram-Präparat, bakterielle Kulturen Kultur, direkter IFT (Giemsa-Präparat), Kultur, direkter IFT	Fremdkörper, Verletzung, allergische Konjunktivitis
bei RT	KBR, Agglutinationsreaktionen	andere bakterielle Meningitisformen, Virushepatitis, Nephritis anderer Genese

Krankheits-erscheinungen bzw. Verdachtsdiagnose	Wichtigste Erregerarten	Art des Untersuchungs-materials
Lues (Syphilis)	*Treponema pallidum*	Nativblut oder Serum (Liquor)
Malaria	*Plasmodium falciparum, Plasmodium vivax (Plasmodium ovale) (Plasmodium malariae)*	Blutausstrich (dicker Tropfen), evtl. Heparin- oder EDTA-Blut
Meningitis (nicht-virale)	Meningokokken, Pneumokokken, *Haemophilus influenzae;* bei *Säuglingen:* Gruppe-B-Streptokokken, Escherichia coli *Cryptococcus neoformans*	Liquor cerebrospinalis Liquorkultur in Spezialmedium, Blutkulturen (s. Sepsis)
Osteomyelitis, hämatogene	*Staphylococcus aureus,* (Salmonella, Brucella), Gruppe-B-Streptokokken, evtl. *Haemophilus influenzae* (bei Kindern)	Wund- oder Fistelsekret, OP-Material, Blutkulturen
Osteomyelitis, posttraumatische/ postoperative („sekundäre“)	*Staphylococcus aureus, Pseudomonas aeruginosa,* Enterobakterien (Streptokokken) (Bacteroides)	
Otitis media	*Streptococcus pneumoniae, Haemophilus influenzae, Streptococcus pyogenes;* bei chronischer Otitis media: *Staphylococcus aureus,* Enterobakterien, *Pseudomonas aeruginosa, Bacteroides*-Arten	Mittelohr-Eiter

Transport des Materials ins Labor	Angewandte diagnostische Verfahren	Gedacht werden sollte auch an
bei RT	TPHA (Suchtest), FTA abs.-Test, VDRL (oder Cardiolipin-KBR, quantitativ), 19-S-IgM-FTA-abs.-Test	
sofort bei RT	Giemsa-gefärbte Präparate mikroskopieren	Typhus
Liquor: sofort bei RT	Gram-Präparat von Liquorsediment	Meningitis tuberculosa, Typhus, Malaria, Leptospirosen
Liquor- und Blutkulturen bis zum Transport bei 37° C bebrüten	Kultur von Liquor bzw. Subkultur von Liquor- und Blutkulturen, Antigennachweise aus Liquor (und Liquorkulturen) (Tusche-Präparat)	
möglichst im Transportmedium	Gram-Präparat, Kultur	
wie bei Abszessen	Gram-Präparat, Kultur	Otitis externa, Myringitis

Krankheits-erscheinungen bzw. Verdachtsdiagnose	Wichtigste Erregerarten	Art des Untersuchungs-materials
Pharyngitis (akute, exsudative, Scharlach)	Streptococcus pyogenes	Rachenabstrich (Tupfer)
Pneumonien, akute (nicht im Kranken-haus erworben)	*Streptococcus pneumo-niae, Staphylococcus aureus, Haemophilus influenzae*	Sputum, Trachealsekret, Blutkulturen
Pneumonie, atypische	*Mycoplasma pneumoniae*	Nativblut oder Serum
Pneumonie, „atypische": *Legionellose* *Ornithose* *Q-Fieber*	*Legionella pneumophila* *Chlamydia psittaci* *Coxiella burnetii*	Trachealsekret, Nativblut oder Serum Nativblut oder Serum Nativblut oder Serum
Viruspneumonie		Nativblut oder Serum, Rachensekret
Nosokomiale Pneumonie	*Staphylococcus aureus,* Enterobakterien, *Pseudo-monas aeruginosa,* Non-fermenters	Tracheal- oder Bronchial-sekret (Sputum)
Pneumonie bei Immun-supprimierten	*Mycobacterium tuberculo-sis,* „atypische" Myko-bakterien, Nocardia, Legionellen, Candida, Aspergillus, Cryptococcus, Pneumocystis carinii, Cyto-megalievirus u. a. Viren	s. entsprechende Abschnitte
Pyelonephritis, akute	*Escherichia coli,* andere Enterobakterien	Mittelstrahl-Urin, Blasen-punktat Eintauch-Objektträger

Transport des Materials ins Labor	Angewandte diagnostische Verfahren	Gedacht werden sollte auch an
möglichst im Transportmedium	Kultur und serologische Differenzierung der angezüchteten β-hämolysierenden Streptokokken (auch direkter Antigennachweis vom Abstrichtupfer)	Pharyngitis bei Virusinfekten, Diphtherie, infektiöse Mononukleose, Mundsoor
sofort ins Labor, kein Sammelsputum! (s. auch Sepsis)	Gram-Präparat, Kultur (s. auch Sepsis)	
	KBR, IHA	
Blut bzw. Seren 2mal im Abstand von 10–14 Tagen	direkter und indirekter IFT KBR KBR	
für Virusisolierungen: Spezial-Transportmedium	KBR, HHT, NT	
	Kultur	
	s. entsprechende Abschnitte	
gekühlt möglichst 16–18 Std. bebrüten, dann ins mikrobiologische Labor	Kultur mit Keimzählung	chron. Pyelonephritis (Zystitis), Urethritis

Krankheits-erscheinungen bzw. Verdachtsdiagnose	Wichtigste Erregerarten	Art des Untersuchungs-materials
Ruhr, bakterielle	*Shigella*-Spezies	Rektalabstrich (Stuhl)
Sepsis (Fieber unbekann-ter Ursache)	*Staphylococcus aureus, Escherichia coli,* andere Enterobakterien, *Pseudomonas aerugi-nosa,* Streptokokken; bei *Neugeborenen:* Gruppe-B-Streptokokken, koagulasenegative Sta-phylokokken, *Listeria monocytogenes,* Candida, *Corynebacte-rium* JK u.a.	mindestens 3 aerobe und anaerobe Blutkulturen in flüssigen Blutkulturmedien an 2 Tagen (mindestens eine vor Therapiebeginn), evtl. auch Lysis-Zentrifuga-tions-Röhrchen (Isolator) für Antigennachweise: Urin Serum
Toxoplasmose	*Toxoplasma gondii*	Nativblut oder Serum
Tuberkulose	*Mycobacterium tuberculo-sis, Mycobacterium bovis,* „atypische" Mykobakte-rien	je nach Organmanifesta-tion: Sputum und Magen-saft, Liquor, Eiter und Punktate, Morgenurin, Stuhl
Typhus abdominalis und *Paratyphus*	*Salmonella typhi, Salmo-nella paratyphi B* (selten A oder C)	Blutkulturen (1. Krankheits-woche), Stuhl, Urin, Nativblut oder Serum

Erregerarten in Klammer: Nachweis bei uns seltener

IFT = Indirekter Immunfluoreszenztest
RT   = Raumtemperatur
KBR = Komplementbindungsreaktion
IHA = Indirekte Hämagglutination
HHT = Hämagglutinationshemmtest
NT   = Neutralisationstest
MIF = Anreicherungsverfahren für Wurmeier

Transport des Materials ins Labor	Angewandte diagnostische Verfahren	Gedacht werden sollte auch an
sofort bei RT (evtl. in gepuffertem Transportmedium)	Kultur (Anreicherungs- und Selektivmedien)	Amöbenruhr, Enteritiden durch Salmonellen, *Yersinia enterocolitica, Campylobacter*
falls sofortiger Transport nicht möglich, Blutkulturen in flüssigen Nährmedien bis zum Transport bei 37 ° C bebrüten (Isolator bei RT)	Subkultur von flüssigen Blutkulturmedien, Kultur von Isolator-Röhrchen; evtl. Antigennachweis vom Blutkulturüberstand bei mikroskopischem oder klinischem Verdacht auf bestimmte Erreger; direkter Antigennachweis im Patienten-Urin bzw. Serum, z. B. Candida-Antigene	Brucellose, Endokarditis, Malaria, Typhus
bei RT	KBR, IFT, evtl. mit IgM-AK-Nachweis (Sabin-Feldman-Test)	infektiöse Mononukleose, Tuberkulose, Lymphome u. a.
bei RT Liquor sofort	Ziehl-Neelsen-Präparat (ggf. mit Anreicherung), Kultur, Tierversuch nach Entscheidung des Labors (Urin: nur Kultur) (Stuhl: nur Präparat)	
(s. o. Sepsis) bei RT bei RT	(Subkulturen) Kulturen (Anreicherungs- und Selektivmedien) Widal-Reaktion	Brucellose, Malaria (Meningitis) (Sepsis)

Sachverzeichnis